国医名师

黄疸诊治绝技

主编 陈 斌 张 涛 毛德文 王宪波

U0302186

科学技术文献出版社

SCIENTIFIC AND TECHNICAL DOCUMENTATION PRESS

·北京·

图书在版编目（CIP）数据

国医名师黄疸诊治绝技 / 陈斌等主编. -- 北京：科学技术文献出版社，2024.12. -- ISBN 978-7-5235-1876-2

Ⅰ. R256.41

中国国家版本馆 CIP 数据核字第 2024CG3107 号

国医名师黄疸诊治绝技

策划编辑：薛士兵　　责任编辑：郭　蓉　樊梦玉　　责任校对：张吲哚　　责任出版：张志平

出 版 者	科学技术文献出版社
地 址	北京市复兴路15号　邮编 100038
编 务 部	(010) 58882938，58882087（传真）
发 行 部	(010) 58882868，58882870（传真）
邮 购 部	(010) 58882873
官 方 网 址	www.stdp.com.cn
发 行 者	科学技术文献出版社发行　全国各地新华书店经销
印 刷 者	中煤（北京）印务有限公司
版 次	2024 年 12 月第 1 版　2024 年 12 月第 1 次印刷
开 本	710×1000　1/16
字 数	317千
印 张	19.5　彩插 2 面
书 号	ISBN 978-7-5235-1876-2
定 价	49.80元

编 委 会

主编简介

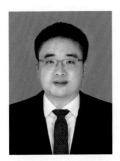

　　张涛，美国南卡罗来纳医科大学高级访问学者，第七批全国老中医药专家学术经验继承人，湖南省卫生健康高层次青年骨干人才，国家中医药管理局高水平重点学科后备学科带头人。中华中医药学会第三届肝胆病分会常务委员，湖南省中医药和中西医结合学会肝病与感染病委员会副主任委员，湖南省中医药和中西医结合学会脂肪肝和酒精性肝病学组组长，世界中医药学会联合会第二届中医诊断学专业委员会理事，湖南省医学会肝病学专业委员会委员，湖南省肝病专业委员会药物性肝病学组委员。

　　主持国家自然科学基金项目 1 项、国家中医药管理局专项 1 项、省部级及厅级科研项目 22 项；参与中药新药研制 2 个；发表学术论文 35 篇，科普论文 38 篇；编写论著 6 本，发明专利 2 项，参与制定临床指南 5 项。

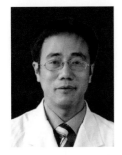

　　毛德文，二级教授，博士研究生导师。全国中西医结合优秀青年，广西壮族自治区优秀专家，广西名中医，广西高校卓越学者。中国中药协会肝病药物研究专业委员会副主任委员，中国中医药研究促进会中医肝胆病分会副会长，中国民族医药学会肝病分会副会长，中华中医药学会、中国中西医结合学会肝病分会常务委员，广西中西医结合学会肝病分会主任委员，广西中医药学会肝胆病专业委员会主任委员。《世界华人消化杂志》《中国癌症防治杂志》编委。

　　主持国家自然科学基金项目 8 项，参与国家重大科技专项 8 项。获广西科技进步奖一等奖 2 项、中国中西医结合学会科学技术奖一等奖 1 项、中国民族医药学会科学技术奖一等奖 2 项、广西科技进步奖二等奖、三等奖各 2 项。发表 SCI 收录论文 16 篇。

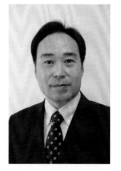

王宪波，首都医科大学附属北京地坛医院中西医结合中心主任医师，教授，博士研究生导师。全国首批优秀中医临床人才，首都名中医，全国老中医药专家学术经验继承指导老师，北京市卫生系统高层次人才（学科带头人）。

国家中医药管理局高水平重点学科带头人，国家区域中医肝病诊疗中心负责人，北京市重大疫情防治重点专科负责人。首都劳动奖章获得者，北京市抗击新型冠状病毒感染先进个人，首都中医榜样人物。中国民族医药学会传染病分会会长，中华中医药学会肝胆病分会副主任委员，中国医师协会中西医结合肝病分会副主任委员。

发表论文 200 余篇，其中包括在 *Journal of Hepatology*、*Clin Gastroenterol Hepatol*、*Phytomedicine* 等发表的 SCI 收录论文 90 余篇，授权发明专利 9 项（包括 PCT 专利 5 项），以第一完成人获省部级科技奖 5 项。

《黄帝内经》提出黄疸病名至今，历经数千载。医者求其因，或外因湿热寒湿，或内因酒食谷伤等，论其治或异病而同施，或同病异治，察其旨趣稍殊，方药治法迥异，皆各有其所精。时过境迁，虽然黄疸疾病之谱系发生了变化，但数千年来，无数能人志士，仍专注其因机证治，著述立说，留下璀璨明珠以启后世。吾等专职研究黄疸中医辨治，颇为感怀，传承守正，时不我待！适值中医复兴之机，吾辈更需备前人之美发扬而光大之，为中医药文化传承尽绵薄之力。

有鉴于此，现就黄疸之病，采撷当代诸多国医名师临床辨治之验案，以黄疸现代医学分类为纲，先总后分，中西互参。先总论其理论起源与发展，以知其经纬；提领挈纲病因病机，以知其所生；陈国医名师辨治之概要与临床研究进展于其中，概述国医名师主要学术思想于其后。再分章列述肝衰竭、病毒性肝炎、肝硬化、自身免疫性肝病等疾病之验案。于一病之中，先论其病以助读者明其临床诊断，述其源流、病因病机以知其病之渊源，案例之下示辨治之法则，录国医名师临床之验方秘方，或数病而方同，以病因病机为类常，或一病而数方，以尽各师辨治之细详，再添按语于其后，引经据典加以剖析，传承国医名师学术思想以启后贤。书中层次可观，纲举而目张，内容深入浅出，适合各层次中医学者学习，服务验证于临床，读者可觅其径而循其源，开卷之际，可依古训而不落窠臼，传验方以融会贯通，临证中能见微得过、用之不殆。

书虽已成，全集众人之功，在此一一深表谢意！然中医治学当溯本求源，古为今用。继承是基础，创新是归宿。认真继承中医经典理论和临床诊疗经验，读者于此若能开卷有益，做到中医不会丢，进而逐步实施中医现代化，亦是我等之幸事也！限于笔者学识粗浅，书中内容尚需日臻完善，希望业界同人及广大读者不吝赐教。

陈　斌

书于星城长沙

目录

第一章 总 论

黄疸是以目黄、身黄、尿黄为主症，尤以目睛黄染为主要表现的中医病证。西医学则认为黄疸是因胆红素代谢障碍致使血清胆红素升高，进而出现皮肤、黏膜、巩膜及其他组织和体液发生黄染的临床体征，可见于病毒性肝炎、酒精性肝病、自身免疫性肝病、代谢性肝病、药物性肝炎、肝硬化、肝衰竭等。中医学关于黄疸的论述由来已久，它作为一个独立的病名早在秦汉时期就进行了详尽的描述。两千多年来，随着历史的变迁，中医学对黄疸病因病机、证治方药等方面的认识不断深化与发展、丰富与完善，逐渐形成了独特的理论体系。

一、先秦两汉时期

中医学对黄疸的记载，最早可以追溯到长沙马王堆三号汉墓出土的《阴阳十一脉灸经》《马王堆汉墓帛书》中，《阴阳十一脉灸经》《足臂十一脉灸经》没有"黄疸（瘅）"一词，而只有与此相关的"瘅"字或"目黄"症状。齿脉……其所产病：齿痛，䪼（颐）穜（肿），目黄，口干，脯甬（痛）为五［病］（《阴阳十一脉灸经》乙本）。少阴脉……其所产病：舌坼、嗌干，上气，饐（噎），嗌中甬（痛），单（瘅），耆（嗜）卧，咳，音（瘖），为十病。（《阴阳十一脉灸经》丙本）。马继兴先生考证认为，"单""旦""瘅""疸"属于同音通假字。《黄帝内经》首次确切提出"黄疸"病名，并对其临床表现和脉象等做了记载。《素问·平人气象论》云："溺黄赤、安卧者，黄疸。以食如饥者胃疸……目黄者，曰黄疸。"《灵枢·论疾诊尺》指出："诊血脉者，多赤多热，多青多痛，多黑为久痹，多赤、多黑、多青皆见者，寒热身痛而色微黄，齿垢黄，爪甲上黄，黄疸也，安卧，小便黄赤，脉小而涩者，不嗜食。"强调了"目黄"是黄疸病有鉴别意义的症状。《灵枢·经脉》言"脾足太阴之脉是主脾所生病者……溏瘕泄水闭，黄疸，不能卧""风气与阳明入胃，则为热中而目黄"，则明确论述了黄疸病位在脾胃。进一步认为黄疸源于湿邪，《素问·阴阳应象大论》有"在天为湿，在地为土，在体为肉，在脏为脾，在色为黄"的论述。《黄帝内经》还提出了黄疸"可按可药可浴"的具体治疗原则。由此可以看出《黄帝内经》黄疸的记载奠定了其作为独立疾病的基础。《难经》曰："脾之积名曰痞气，在胃脘，覆大如盘，久不愈，令人四肢不收，发黄疸，饮食不为肌肤。"主要把黄疸作为脾积病久不愈后伴发的一个症状。

东汉末年，张仲景在《伤寒杂病论》中首次系统地讨论了黄疸的证治规律。《伤寒论》把黄疸简称"发黄"，在太阳病、阳明病、太阴病等篇中针对伤寒所出现发黄证提出具体证治。如"太阳病中风，以火劫发汗，邪风被火热，血气流溢，失其常度，两阳相熏灼，其身发黄"（《伤寒论》111条）；"阳明病无汗，小便不利，心中懊侬者，身必发黄"（《伤寒论》199条）。《金匮要略·黄疸病脉证并治》作为论述黄疸的专篇，对黄疸的命名更加丰富且进行了分类，指出黄疸为诸黄的总称，结合黄疸的成因与转归，将其分为黄疸、谷疸、酒疸、女劳疸及黑疸五种类型，后人称为"五疸"。其中有因"风寒相搏""阴被其寒，热流膀胱""谷气不消，胃中苦浊，浊气下流"而致湿蕴脾胃的谷疸；有"额上黑，微汗出，手足中热，薄暮即发，膀胱急，便自利，名曰女劳疸""黄家日晡所发热，而反恶寒，此为女劳得之"的肾虚之女劳疸；有因饮酒过度引发"心中懊侬而热，不能食，时呕吐，名曰酒疸"；此外，还有"酒疸下之，久久为黑疸""黄家……此为女劳得之。膀胱急，少腹满，身尽黄，额上黑，足下热，因作黑疸"。后世许多医家对黄疸分类，都是在张仲景"五疸"的基础上形成。张仲景所论黄疸之病因概括为外感六淫、内伤饮食劳倦、治疗失当所致发黄，其病机多为脾胃虚弱、湿邪不化、郁而化热、湿热相合、伤及血分或湿从寒化。其"瘀热以行""瘀热在里""寒湿在里"等总体概括了黄疸病机。并列举汗、吐、下、和、温、清、消、补八法，创立麻黄连翘赤小豆汤、瓜蒂散、大黄硝石汤、小柴胡汤、茵陈蒿汤、栀子大黄汤、硝石矾石散、小建中汤等治疗黄疸的代表方。此外，《伤寒论》中还论述了关于黄疸的治疗禁忌，如《伤寒论》（98条）："得病六七日，脉迟浮弱，恶风寒，手足温，医二三下之，不能食而胁下满痛，面目及身黄，颈项强，小便难者，与柴胡汤，后必下重。本渴饮水而呕者，柴胡汤不中与也，食谷者哕"，强调辨证论治，不可误用药物。这些有关黄疸禁忌的原则，给后世医家治疗黄疸提供重要参考。仲景医书在关于黄疸的预后方面也有许多可贵的经验。如"疸而渴者，其疸难治；疸而不渴者，其疸可治"（《金匮要略·黄疸病脉证并治》），通过兼症来判断预后。

黄疸作为一类独立疾病，在东汉末年，已经形成了系统的诊治原则，是黄疸中医辨证体系的初步形成阶段，为黄疸的诊治发展奠定了坚实的基础。

二、魏晋隋唐时期

本时期黄疸的相关文献在继承秦汉时期的基础上有了很大的发展：黄疸病名大量增加，诊断和症状描述更加细致，特别是记载了发病急促、死亡率高的"急黄"，病因病机和证治方药等方面也得到了丰富和发展。这一时期"疸（病）"作为黄疸类疾病的总称，所囊括的病名已经超出了黄疸的范围，其中包括萎黄、黄汗等。《诸病源候论》是我国现存第一部病因病理证候学专著，该书除"黄病诸候"中记载了二十八种黄病，还涉及了其他病候传变引起的黄疸，如"解散发黄候""伤寒变成黄候""时气变成黄候"等。这些证候，或从症状命名，或从病因命名，或从病机命名，或从脏腑命名，极大地丰富了黄疸的相关内容。《外台秘要》提到"急黄，身如金色"，还确切指出"阴黄"之黄"身面眼俱黄，小便如豉汁色"。形容明亮的黄色用橘柚、金色等；形容尿色则用黄柏汁、栀子汁，对不同分型黄疸的表现描述更加细致。孙思邈在《千金要方》中所述"治时行病急黄……"，指出急黄是时行病。《外台秘要·诸黄方》记载"《删繁》方疗天行毒热，通贯藏府，沉鼓骨髓之间，或为黄疸、黑瘅……"也说明黄疸可由"天行毒热"导致，认识到黄疸的传染性和危急性。在临床实践中，这一时期的医家已经认识到发病急促的"急黄"病，可以引起很高的死亡率。

本时期黄疸的治疗，大多继承张仲景的学术思想，以祛湿、通利二便及发汗为治疗大法，还增加了滴鼻、涌吐之法。诊断方法也趋于多样化，如比色验尿法、舌脉诊、病程观察法等，另外，注重黄疸的服药、饮食禁忌和运用针灸疗法也是这时期黄疸诊疗的重要特色。皇甫谧的《针灸甲乙经》最早将针法与灸法结合治疗黄疸。魏晋隋唐时期，黄疸类病名大量增加，其证治及药物治疗不断丰富，为后世黄疸辨病的细化及黄疸的临床治疗提供了参考。

三、宋金元时期

宋金元时期医学争鸣，促进了学术的发展。在这样的历史条件下，人们对黄疸的认识也有了新的见解。在北宋初期集大成的医书《太平圣惠方》中，汇集了宋代以前黄疸的诊治知识，概述了黄疸的基本症状及病因，列举了治疗各类黄疸的方剂。其中涉及黄疸类疾病有急黄、阴黄、内黄、劳黄、黄汗、黄病小便淋涩、黄疸、酒疸、谷疸、黑疸、风疸、女劳疸、三十六黄等。同样《圣济总录》也设立"黄疸门"，记载了三十六种"黄"并罗列诸方，表明对黄疸的认识进入一个辨病的高峰期。北宋韩祗和从《伤寒论》发黄"于寒湿中求之"，推导出"阴黄""阳黄"的辨证，并创制阴黄六方，开创了温热药治疗黄疸的先河，这一变化是宋金元时期黄疸治疗的一大发展。同时，区分湿热的轻重来治疗黄疸也是本时期黄疸证治方面的一个进步，温热药治疗阴黄对后世产生了深刻的影响，开创了黄疸病证论治的新时代。韩祗和之后，宋代窦材在《扁鹊心书》中对阳黄和阴黄在病机、症状、治法上进行鉴别，并首次提出"胆黄"一说。元代罗天益所著《卫生宝鉴·发黄》将阳黄和阴黄的辨证论治系统化，驭繁就简地指出：阳证若是"身热不大便而发黄者，用仲景茵陈蒿汤"；而阴证若是"皮肤凉又烦热，欲卧水中，喘呕，脉沉细迟无力而发黄者，治用茵陈四逆汤"，为黄疸的临床证治提供了简单明了、确切有效的方向。此后，成无己的《伤寒明理论》、王好古的《阴证略例》也在前人的基础上有所发挥，其证治方药日益完善。关于黄疸的病机无论偏湿偏热，都不外六淫所致。但在宋金元时期，有的医家提出了黄疸的形成与"毒"相关的学术见解，如郭雍在《伤寒补亡论》中提出："大抵寒邪中人，久不能去，变为热毒，假春风发动表为可出之时，既动则不可复回，而腠理不开，无由作汗而出，郁而在里，终不能散"，这为黄疸临床诊疗提供了一种新的辨证思路。在黄疸的治疗方面，该时期治疗大法已分出了寒、温两种方式。金元时期医家争鸣，不同学术主张的医家对黄疸的治疗也有所不同。其中张子和倡导采用涌吐和泻下法治疗黄疸；寒凉派刘完素主张从火热论治黄疸，并具体阐述湿热发黄与血虚发黄的辨证要点，使黄疸的范围进一步明确；朱丹溪则认为疸病不需要分五，同是湿热，将过去纷繁的黄疸分类简约到极致。

北宋时期黄疸的论述得到了空前汇总，黄疸的辨病论治在此时发展达到高峰。与此同时，在学术争鸣的背景下，诸多医家尝试用比较简洁的辨证方法区分阴阳、湿热，开创了黄疸论治的新时代。

四、明清时期

明清时期中医学在深入探讨仲景医论的同时，继承和发展了宋金元医家的阴阳黄理论和寒湿湿热说，黄疸证治体系日渐成熟，证分阴阳，治分寒热，并提出了"瘟黄"学说，黄疸是由胆汁外溢肌肤而致的认识逐渐确立。明代王纶在《明医杂著》中提到："若时气发热，变为黄病，所谓瘟黄也，治宜内泻湿热。"此时期"瘟黄"病名的提出，可能与当时瘟疫的流行有关。自北宋韩祗和开启阴黄、阳黄分类的先河，明清医家多将此作为黄疸的辨证纲领。如明代王肯堂在《证治准绳·幼科》中，以阴黄、阳黄分类，并罗列"阳黄诸方、阴黄诸方"。此外，诸多医家对阴黄的内涵又有了新的扩展，包括寒湿发黄、虚证发黄等多方面的内容。张景岳集前人之大成，确立阴黄、阳黄的病名及病因证治，基本完善了阴黄、阳黄理论。随着疾病诊治理论的深入研究，黄疸的辨证也从宋金元时期的疸分阴阳、疸主湿热进入到多种分类与多种辨证并存的局面。清代陈士铎在《辨证奇闻》与《辨证录》的"五疸"门中，除了讨论张仲景的谷疸、酒疸、女劳疸，还列举了肺疸、心疸、胆疸、脾疸、肾疸，以及胆怯湿乘、膀胱湿热之疸。李时珍在《本草纲目》中提出："黄疸有五，皆属热湿，有瘀热、脾虚、食积、瘀血、阴黄"，在湿热的前提下再按照病因分为五种情况。《景岳全书》中详细论述了胆黄一证："凡大惊大恐，及斗殴伤者皆有之。尝见有虎狼之惊，突然丧胆而病黄者，有酷吏之遭，或祸害之虑，恐怖不已而病黄者……凡此数证，皆因伤胆。盖胆伤则胆气败而胆液泄，故为此证"，明确指出胆汁外泄为黄疸的机制，在黄疸的认识史上产生了重要影响。此后，有关胆汁和黄疸关系的论述逐渐丰富。清代叶天士认为："胆液为湿所阻，渍于脾，浸淫肌肉，溢于皮肤，色如熏黄。"著名医家喻嘉言也指出了胆汁与发黄的关系："胆热既无可宣，又继以酒之热，时之燥，热淫内炽，脉见促急……故胆之热汁满而溢出于外，以渐渗于经络，则身目皆黄，为酒疸之病"，这可能是发黄与胆汁外溢病理关系最为详细的描述。明清时期黄疸的治疗在汇聚前人成就的基础上达到一个新的高峰。如清代《医学心悟》创制茵陈术附汤，至今仍为治疗寒湿黄疸的基本方剂。关于急黄的治疗，明清医家已比较系统地提出清热解毒、通里攻下、清瘟败毒、凉散血热、活血化瘀等法。如《慈幼新书》主张以犀角散（犀角、黄连、升麻、栀子、茵陈）救治。《杂病源流犀烛》根据急黄"杀人最急"等特点创立茵陈泻黄汤或济生茵陈汤。此外,明清时期还总结出许多黄疸外治法,如陈复正《幼幼集成》谓:"治湿热发黄,用生姜半斤、茵陈半斤同捣烂以布包之,时时周身擦之,其黄自退。"由于中医辨证论治水平的提高,明清时期黄疸处方用药与过去有了很大的变化,即从重方向重法转变,对各种疸证辨证求因、立法施治,并不拘于一病一方,是该时期黄疸治疗的重要特点。

五、近现代时期

受西学东渐的影响,许多医家尝试应用西医学理论来解释中医,由此中医对黄疸的认识也发生了相应的变化,其中以张锡纯、唐容川等为代表人物,他们将西医学知识融入中医黄疸理论,推动了中医黄疸理论的发展,强调黄疸病因为"血分说"和"胆汁入血说",治疗提出凉血活血、清肝胆湿热的大法,对后世中医黄疸的治疗产生了重要的影响。现代医家在继承经典的基础上,多从脾胃肝胆论治入手,以肝胆血为中心构建黄疸理论体系,在治疗上多以湿热、寒湿、血瘀、痰湿瘀阻血脉为主。如关幼波老中医在继承《黄帝内经》"湿热相薄"理论的基础上,同时从张仲景"瘀热在里,身必发黄""脾色必黄,瘀热以行"理论出发,认为黄疸为湿热伤及血分、痰湿瘀阻血脉、胆液外溢而发病,强调应从血分论治,多以解毒活血、化痰通络立法,提出"治黄必治血,血行黄易却"。陈继明老中医提出黄疸主要是由于肝经气郁,直接影响胆脾,邪郁日久,耗伤正气,损及阴血,累及心肾。邓铁涛教授认为《金匮要略》早有"见肝之病,知肝传脾,当先实脾"之明训,认为慢性肝病的病位在脾、肝两脏,尤以脾为主,病机以脾虚为本,治疗以健脾补气为主。也有针对黄疸阴阳分证时,存在阳黄向阴黄渐变的中间阶段,证候表现既不属阳黄也不属阴黄的特殊证候阶段,提出了"阴阳黄""介黄"证候名,其治以温阳健脾为本,兼以清热化湿或凉血解毒,并提出了黄疸的"阳黄—阴阳黄—阴黄"辨证论治新体系。

总之,纵观历代医家对黄疸的认识来看,随着时代更替,对黄疸的认识包括病名、病位、病因、病机、辨证、治则和方药等方面愈加完善。对病因的认识从最开始的湿邪发展到湿邪、热邪、寒邪、疫毒、瘀血、气滞等;对病位的认识从脾胃为中心扩展到肝胆脾胃皆可导致黄疸;对治疗的认识从最初的祛湿利小便到分阴阳论治,再到现代的"阳黄—阴阳黄—阴黄"辨证论治;祛湿利水—清热化湿 = 解毒化瘀—温阳健脾的治法;茵陈蒿汤—茵陈术附汤—解毒化瘀方＝温阳化瘀方的方药，无不将中医学论治黄疸的继承与发展过程体现得淋漓尽致。

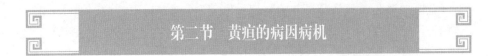

第二节 黄疸的病因病机

黄疸的病因分为外感、内伤两个方面，外感多属湿热疫毒所致，内伤常与饮食、劳倦、病后有关，内外病因又互有关联；亦可由他病继发，如砂石、虫体等阻滞胆道，积聚日久不消，或瘀血阻滞胆道，致胆汁外溢产生黄疸。其病理因素有湿邪、热邪、寒邪、疫毒、气滞、瘀血六种，主要以湿邪为主。

一、疫毒戾气之邪

疫毒戾气致病传变迅速，易内陷心包。明末吴又可《瘟疫论·发黄》曰："疫邪转里，遗热下焦，小便不利，邪无输泄，经气郁滞，其传为疸，身目如金。"对瘟黄已有初步认识。沈金鳌《沈氏尊生书·黄疸》指出："天行疫病，以致发黄者，俗称瘟黄，杀人最急。"对重症黄疸做了深入阐述。疫毒重者，其病势暴急凶险，而见热毒炽盛伤及营血之象，名曰急黄。疫毒之邪由表入里，内蕴中焦，脾胃运化失常，熏蒸于脾胃，累及肝胆，以致肝胆失于疏泄，胆汁外溢于皮肤，上注于肝窍，下流于膀胱，故身、目、小便俱黄；疫毒较重者，则可伤及营血，内陷心包，发为急黄、瘟黄。

二、湿热寒湿两端为患

《金匮悬解·黄疸》云："黄疸者，水旺土湿，外感风邪，湿郁为热，传于膀胱者也。"湿热之邪，从外侵袭，蕴阻中焦，或酒食所伤、饥饱无常，损伤脾胃，以致运化功能失常，湿浊内生，郁而化热，均可导致湿热交蒸于肝胆，肝失疏泄，胆汁外溢，浸渍于肌肤，下流于膀胱，使面、目、小便俱黄。

《伤寒论·辨阳明病脉证并治》称："伤寒发汗已，身目为黄，所以然者，以寒湿在里不解故也。"素体虚寒，湿从寒化，或过服寒凉药，损伤脾阳，内生寒湿，或劳伤太过，脾胃虚弱，不能运化水湿，湿从寒化，以致寒湿阻滞中焦，壅塞肝胆，胆液排泄受阻，不循常道，浸渍于肌肤而发黄疸。

三、内伤饮食

《金匮要略·黄疸病脉证并治》曰："谷气不消，胃中苦浊，浊气下流，小便不通，阴被其寒，热流膀胱，身体尽黄，名曰谷疸……腹如水状不治。心中懊憹而热，不能食，时欲吐，名曰酒疸。"饥饱失常或嗜酒过度，皆能损伤脾胃，以致运化功能失职，湿浊内生，随脾胃阴阳盛衰或从热化或从寒化，熏蒸或阻滞于脾胃肝胆，致肝失疏泄，胆液不循常道，随血泛溢，浸淫肌肤而发黄。

四、情志失调

五脏皆藏神，情志失调，可伤及五脏。恼怒忧思过度，损伤肝脾，肝喜调达主疏泄，怒伤肝而致肝疏泄失常，肝木横逆犯脾，日久脾气亏虚，脾失健运，脾阳不足，运化水湿失常，湿浊内生，湿邪从阳热化，湿热熏蒸肝胆，胆汁外溢肌肤而发黄疸；湿从阴化，则寒湿内生阻滞中焦，壅塞肝胆，胆液排泄受阻外溢则发黄疸。

或由情志不舒，气机怫郁，或经受大惊大恐，均能伤及肝胆，致使肝失条达，胆失疏泄，郁而化热；胆气不疏，胆汁受热煎熬，日积月累形成结石，阻塞胆液，或感染虫体，阻滞胆道，胆汁排泄不循常道，泛溢于肌肤而发为黄疸。

五、禀赋不足、素体虚弱，久病体虚、劳倦内伤

正如《景岳全书·杂证谟·黄疸》所说："阴黄证，则全非湿热，而总由血气之败。盖气不生血，所以血败，血不华色，所以色败。"脾胃素虚，或劳倦过度，脾伤失运，气血乏源，或病后气血亏虚，血败而不华色。脾虚血败，肝血、胆汁失其生化之源，胆腑失养，胆汁疏泄失常，胆汁失约，溢于肌肤而发生黄疸。

《金匮要略·黄疸病脉证并治》云："额上黑，微汗出，手足中热，薄暮即发，膀胱急，小便自利，名曰女劳疸。"《症因脉治·黄疸论》云："女劳疸之症，发热恶寒，膀胱急，小腹满，身黄额黑，足心热，大便或黑或溏，腹胀如水。"女劳疸之成，主要由于素体肝血瘀滞，纵欲房事，肾精亏损，精不化阴，则肝肾阴虚，阴虚则生内热，热耗阴血，则肝血愈瘀。

六、病后续发或胆石、蛊虫等他病所致

癥积或其他疾病之后，瘀血阻滞，湿热残留，日久损肝伤脾，湿遏瘀阻，胆汁泛溢肌肤，也可产生黄疸。如清代张璐《张氏医通·杂门》指出："以诸黄虽多湿热，然经脉久病，不无瘀血阻滞也。"并云："有瘀血发黄，大便必黑，腹胁有块或胀，脉沉或弦。"亦可由他病继发，如砂石、虫体等阻滞胆道，积聚日久不消，等均可使胆液不循常道、外溢体表肌肤而发黄疸。

黄疸发病中瘀血作为一种病理产物，在黄疸的发生发展中具有重要的意义。《诸病源候论·黄疸诸候》云："气、水、饮停滞，结聚成癖，因热气相搏，则郁蒸不散，故胁下满痛而身发黄，名曰瘀黄。"湿热疫毒伏于血分，日积月累正气亏虚，气血失调，气滞血瘀，形成积聚，或外伤七情，气血运行受阻，瘀血形成，日久不消，瘀血阻滞胆道，胆汁外溢亦可产生黄疸，甚则久聚不散而成积聚癥瘕。寒湿表邪治不如法，郁久不化，侵及血分，即可形成阴虚而夹血瘀之证，血瘀则胆汁疏泄失常，溢于肌肤而为黄疸。

总之，黄疸的发生，从病因来看，有外感和内伤两端，外感重在湿、毒，内伤重在虚、瘀，总体以湿邪为主，故《金匮要略·黄疸病脉证并治》有"黄家所得，从湿得之"的论断。从病机来看，基本病机是肝胆脾胃失常，胆汁不循常道，溢于血脉，渗于肌肤。从病位来看，不外肝胆脾胃，而且多是由脾胃累及肝胆。湿邪为病者，若湿从热化，则为阳黄；湿从寒化，则为阴黄；既不属阳黄亦不属阴黄者，则为阴阳黄（实为虚实夹杂之证）；疫毒所致多为急黄、瘟黄；气血衰败，则为虚黄。阳黄—阴阳黄—阴黄证候变化循序渐进，阳黄、阴黄、急黄、虚黄在一定条件下可相互转化，阳黄日久，热泄湿留，或过用寒凉之剂，损伤脾阳，则湿从寒化而转为阴黄；阴黄重感湿热之邪，又可发为阳黄。病性有虚实不同，虚实之间可相互转化，实证日久可转化为虚证或虚实夹杂证，虚证或虚实夹杂证亦可转化为实证。

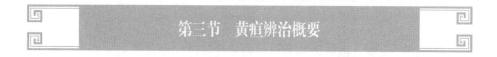

第三节　黄疸辨治概要

　　黄疸的辨治伴随着中医对其病因病机认识的发展而发展，仲景所言"诸病黄家，但利其小便"之说，成为后世辨治黄疸的根基。随着"阴黄"理论的发展，黄疸进入了"阴阳辨治"阶段。明清时期"急黄""胆黄""瘀血黄疸""阴虚黄疸"的因机证治与理法方药的发展，进一步丰富了黄疸的辨治内核。及至当代，依据黄疸患者的临床观察提出"阴阳黄"之说，即阳黄向阴黄渐变的特殊证候阶段，其治乃以温阳健脾为本。所以现代中医辨治黄疸多宗辨中医之病、辨西医之病和辨证论治三者充分结合的原则，多将其分论阴阳而治之。阳黄者，分湿、热、毒之轻重，多兼以化瘀；阴黄者，分寒湿、阳虚辨治；至于脾虚血瘀发黄、阳虚血瘀发黄、阴虚血瘀发黄等虚实夹杂之证，多可归属于阴阳黄范畴，可随机立法，随证治之。所治虽异，但总以清泄湿邪为核心，或兼以温化寒湿，或兼以清热解毒，或兼以活血化瘀，或兼以甘寒益阴等。

一、阳黄辨治

　　阳黄多见于黄疸初期，正如《医学津梁·黄疸》所言："瘅者，湿热所成，湿气不能发泄，则郁蒸而生热，热气不能宣畅，则固而生湿，湿得热而益深，热因湿而益炽。"脾为土脏，最易感受湿浊之气，湿郁热生，困遏中焦脾胃，涉及肝胆，胆汁外溢，故发为阳黄。临床辨治还需要进一步辨湿热孰轻孰重。

　　热重于湿：临床常见身目俱黄，黄色鲜明如橘皮，兼有发热口渴或心中懊憹、口干口苦、小便黄赤、大便秘结、舌苔黄腻、脉滑数等症状。治以清热通腑、利湿退黄为主，常用茵陈蒿汤加减治疗。若湿热虽重，但结滞未成，不伴有腹胀、便秘等症状，可选用栀子柏皮汤。湿热常与瘀血互结，清利湿热之外需谨记活血祛瘀，正如关幼波所言"治黄必治血，血行黄易却"。临证之时需要结合具体兼症进行加减，伴瘙痒者加防风、荆芥、苦参祛风燥湿止痒；伴胁肋疼痛加柴胡、郁金、延胡索疏理肝气止痛；伴恶心呕吐加橘皮、竹茹、半夏和胃止呕；或寒热往来，伴口苦咽干等症，多辨为胆腑郁热，常用大柴胡汤加减；兼有砂石阻滞，可加金钱草、海金沙、芒硝利胆化石。

湿重于热：临床常见身目俱黄，黄色不及前者鲜明，兼见头重身困、胸脘痞满、食欲减退、恶心呕吐、腹胀或大便溏垢、苔厚腻微黄、脉濡数或濡缓等症状。治法以运脾利湿为主，佐以清热化浊，常用茵陈四苓散合连朴饮化裁。

湿热并重：上述两组症状相兼并见，无明显偏重者，则属湿热并重，可选用甘露消毒丹加减。临证如湿阻气机较著，症见胸腹痞胀、呕恶纳差等，可酌加苍术、厚朴、半夏以健脾燥湿、行气和胃；兼有表证，症见头项强痛而无汗者，宜用麻黄连翘赤小豆汤疏表清热、利湿退黄，诚如仲景所言："伤寒瘀热在里，身必黄，麻黄连翘赤小豆汤主之。"

瘀血发黄证：多见于阳黄迁延日久，湿毒阻遏气血流通，以致肝失条达，胆汁外溢，临床多见胁下积块，皮肤可见赤丝红缕，舌质紫暗或有瘀斑、苔或白或黄，脉弦涩或细涩等表现。治疗当以活血化瘀、疏肝解郁为主，常用鳖甲煎丸加减，常加赤芍、丹参、刘寄奴等活血化瘀、凉血解毒，使瘀血去而新血生，共奏清热利湿解毒、凉血活血之功。

二、阴黄辨治

湿为阴邪，湿盛则阳微，久之必损脾阳，临床常表现为身目俱黄，黄色晦暗如烟熏，兼见脘腹闷胀、口淡不渴，纳少乏力，大便溏泄，肢冷畏寒，舌淡、苔多白腻，脉濡缓或沉迟等寒湿之象。治法以温中化湿、健脾和胃为主，常用茵陈术附汤加减。若尿少，加茯苓、泽泻、猪苓以加强利湿退黄；如脘腹胀满，胸闷呕恶显著，可加苍术、厚朴、半夏、陈皮以健脾燥湿，行气和胃；若胁腹疼痛作胀，酌加柴胡、香附以疏肝理气；若湿浊不清，气滞血结，胁下积结疼痛，腹部胀满，肤色苍黄或黧黑，可加服硝石矾石散以化浊祛瘀软坚。

三、急黄、瘟黄辨治

急黄辨治：属现代医学急性或亚急性肝衰竭范畴。多起病急骤，黄疸迅速加深，其色如金，兼见皮肤瘙痒，高热口渴，胁痛腹满，神昏谵语，烦躁抽搐，或衄血、便血，或肌肤瘀斑，舌质红绛、苔黄而燥，脉弦滑或数等临床表现。常按温病卫气营血辨证，初起疫毒之邪，入里化热燔灼营分，形成毒瘀胶结之态，常以清热解毒、凉血活血为法，可选清营汤加减，如入里在血，则治以清热解毒，凉血开窍为重，常用千金犀角散加味。见神昏谵语者，可急服安宫牛黄丸以凉开醒神透窍；动风抽搐者，可服紫雪丹或加用钩藤、石决明以息风止痉；衄血便血、肌肤瘀斑重者，可加地榆炭、侧柏叶、紫草、茜根炭等凉血止血；如腹大有水，小便短少不利，可加马鞭草、白茅根、车前草，并另吞琥珀、蟋蟀、沉香粉，以通利小便。

瘟黄辨治：属现代医学慢加急性/亚急性肝衰竭和慢性肝衰竭范畴。常按阳黄—阴阳黄—阴黄模式来辨治，阳黄证仍需要分清湿与热孰轻孰重，但目前认为阳黄阶段多见湿热疫毒互相胶结，或可选用凉血解毒化瘀方化裁。脾气虚弱者，可加黄芪、茯苓、白术等健脾益气；肝血不足者，酌加当归、何首乌、枸杞子等养血柔肝；若兼见衄血者，方中减破血行血之品，加茜草、三七等化瘀止血之物。阴阳黄证乃阳黄向阴黄渐变的特殊证候阶段，证候实质属虚实夹杂证，临床可见气虚瘀黄证、阳虚瘀黄证、阴虚瘀黄证等。常见脾虚血瘀发黄证：其因在于素体虚损，或久病失治、耗伤正气，或疾病前期过度使用清热解毒之品，损伤中焦脾胃，以中焦虚损为主要表现，湿滞残留，脾色外露。临床常见面目及肌肤淡黄，甚则晦暗不泽，兼见肢软乏力，心悸气短，腹胀纳少，大便溏薄，舌质淡、苔薄，脉濡或细弱。治法以健脾养血、祛湿退黄为重，方用温阳化瘀方加减。如气虚乏力明显者，应重用黄芪，并加党参、白术，以增强补气作用；畏寒、肢冷、舌淡者，宜加附子、肉桂温阳祛寒；血败源于精不化血者，酌加淫羊藿、巴戟天等温补命门。阴虚发黄证多见于黄疸后期，黄疸用药多辛苦燥烈，加之湿热搏结，热邪耗阴，易致下焦肝肾精血亏虚，故阴虚发黄，阴虚黄疸常兼湿热、血瘀之候。阴虚之黄疸多色黄不显或黄而晦暗，症见两颧潮红，手足心热，咽干口燥，舌红、少苔、乏津，脉细数等。其治当滋阴益脾化湿以养后天，乙癸同滋以固先天，共奏清补同施、化瘀通络之功。若湿象较著，兼见不思饮食、食后腹胀、大便不调者，方用石斛六神汤加减，以四君子汤补益脾气，辅以石斛、山药、白扁豆，益气祛湿，顾护脾阴。若瘀象较著，兼见面色黧黑、胸胁隐痛或腰膝酸软者，以滋养肝肾、化瘀解毒退黄为法，选方一贯煎合六味地黄汤加减以滋养肝肾、调达肝气，参以活血化瘀之品，遵循"治黄必治血，血行黄易却"的治疗思路。

第四节 中医治疗黄疸临床研究进展

黄疸是中医常见病之一，几千年来，中医学对黄疸的认识积累了大量的文献资料和丰富的临床诊疗经验，黄疸内治法已形成了一套完整且行之有效的辨证论治体系，其外治法也在临床诊疗中充分发挥优势。从临床疗效看，中医药治疗黄疸展现了一定的优势和特色，内外联合施治的综合疗法呈现热衷趋势。

一、辨证分型研究

《金匮要略》首列黄疸专篇，开创了黄疸辨证论治之先河。宋金元时期，将黄疸分为阴黄、阳黄两证，然后辨湿热轻重而治之。随着黄疸疾病谱的不断变化，传统分型已不能全面涵盖、完全有效地指导临床。湖南中医药大学第一附属医院创新性地提出慢性重型肝炎黄疸阳黄—阴阳黄—阳黄的辨证论治模式，突破了黄疸传统辨证分型的限制。由于病因不同，各类黄疸证型亦不相同。有研究显示慢性重型肝炎高黄疸证型的分布情况为瘀热发黄证＞湿热发黄＞气虚瘀黄证＞阳虚瘀黄证，其中与血瘀相关的证型比例占76.7%，认为血瘀证可以作为慢性重型肝炎高黄疸的基本证型。通过对黄疸证型的相关文献进行总结，发现其常见证型为湿热壅盛型、肝胆湿热型、肝郁脾虚型、血瘀型、肝肾阴虚型、热毒炽盛型、寒湿阻滞型。聂广等将重型肝炎按黄疸、腹腔积液、出血、昏迷4个主症进行辨证分型，其中按黄疸辨证分为湿热壅盛型、热毒炽盛型及肝肾阴虚型，初步得出了重型肝炎的中医辨证分型方案。有研究对黄疸型肝炎中医分型及辨证施治进行探讨，认为其临床常见的证型为湿热兼表、肝胆湿热、疫毒发黄、肝郁脾虚、寒湿困脾、痰瘀互结、瘀热内积、正虚痰阻，其中肝胆湿热型黄疸最为多见。

综上所述，关于黄疸的辨证分型，现代医家一方面汲取和继承经典；另一方面运用中西医思维结合黄疸临床实践，提出了不少关于临床辨证分型的新思路、新见解，对指导临床辨证治疗起到重要作用。

二、中医内治法研究

中医内治法主要包括复方、单方和单味药等的研究。中药复方相对来讲要丰富得多，涵盖了经方的研究与发挥、时方的研究等。

治疗黄疸的中药复方较多，而复方的运用体现了中医药辨证论治。张仲景创立了麻黄连翘赤小豆汤、大黄硝石汤、栀子柏皮汤、栀子大黄汤、小柴胡汤、大柴胡汤、硝石矾石散、茵陈五苓散、小建中汤等多首治疗黄疸的方剂，且一直沿用至今，临床疗效突出。其中，茵陈蒿汤作为治疗湿热型黄疸的代表方，在众多中医典籍中均有论述，是历代医家治疗黄疸的基础方剂，特别是临床上治疗阳黄的首选。后世多以此为基础方化裁使用，衍生出茵陈术附汤、茵陈理中汤、茵陈四逆汤、五味茵陈汤等诸多组方。作为经方治疗黄疸的典型方剂，近现代文献中对茵陈蒿汤的临床研究颇多，收效显著。除经方在临床中被广泛应用外，时方也在黄疸的治疗中发挥重要作用。其中包含了活血祛瘀之血府逐瘀汤、膈下逐瘀汤，疏肝理气之柴胡疏肝散，清热利湿之三仁汤、蒿芩清胆汤，健脾益气之黄芪汤等。在长期使用中药治疗黄疸的过程中，许多自拟方也取得了较好疗效。如以清热利湿为主的消黄方治疗慢性乙型肝炎轻度黄疸；从"痰湿"入手的化痰活血方治疗难治性高黄疸；益气温阳的健脾化滞汤治疗慢性乙型肝炎高黄疸；温阳解毒化瘀方治疗慢加急性肝衰竭黄疸等。在黄疸的治疗中，无论是经方、时方还是自拟方都作为有效手段，扮演着不可或缺的角色。

目前关于单方验方治疗黄疸的临床研究较少，主要以清热解毒药为主，其中以赤芍、大黄为代表。大黄功善通下，走而不守，有泻下攻积、利湿退黄、清热解毒等功效。其有效成分大黄酸、大黄素可抑制星状细胞胶原合成，并能促进排便，减少内毒素吸收，有效地预防肝昏迷等并发症的发生。有研究报道，用生大黄开水浸泡的上清液口服或鼻饲，在治疗黄疸型肝病中取得了满意疗效。另外，也有学者将熟大黄口服液用于预防新生儿黄疸，也取得了突出效果。赤芍，苦，微寒，功善清热凉血、散瘀止痛。现代药理研究发现，赤芍具有减轻炎症反应、利胆退黄、免疫调节等作用。赤芍被认为是凉血活血药中消退黄疸的主药，单味赤芍的大剂量使用对重症黄疸有明显的治疗作用。此外，邓存国采用白花蛇舌草治疗黄疸型肝炎发现其有加快黄疸消退之效。袁凯文等采用半截叶鲜品为主配密蒙花根及龙胆草鲜品煎服治疗急性黄疸型肝炎，临床疗效确切。同时，也有验方如用青黛、白矾二药制成青矾片，具有凉血解毒、清热燥湿、去腐生新的作用，针对湿热型黄疸有较好疗效。

三、中医外治法

《素问·玉机真藏论》也提出了治疗黄疸"可按、可药、可浴"，为黄疸的外治法提供了理论依据。外治法在临床运用中相对简便、不良反应较小且应用措施较多，与内治法相辅相成，其有效性在临床研究中得到了证实。

中药保留灌肠主要是将药液通过直肠给药，尽可能地保证药物的有效成分经直肠黏膜吸收进入血液循环，避免首过效应，减少了药物诱发的胃肠道不良反应。秉承"六腑以通为用，以降为顺"的原理，药物经肠黏膜吸收入血，发挥通腑降浊的作用，促进排便，抑制内毒素产生和吸收，减少胆红素的肠肝循环。在急性黄疸型肝炎、慢性活动性肝炎、重度黄疸型肝炎中，中药保留灌肠均在临床上取得了显著疗效。

药浴疗法是通过用药煎汁洗浴的方式，借助药物疗法和热力刺激使药物的有效成分通过皮肤屏障进入血液，或通过经络发挥全身治疗作用。古籍中"洗""浴""熏""淋"等皆属于药浴疗法的范畴。宋朝韩祗和最早记载民间用洗浴法治疗黄疸，刘纯在《玉机微义》中也明确提出阴黄的治疗方式"多以热汤温之，或汤渍布搭其胸腹，或以汤盛瓢中坐于脐下熨之"。在常规治疗基础上采用中药药浴疗法可有效改善患者的临床症状，提高治疗总有效率。

黄疸作为临床难治性疾病之一，中医药在其治疗过程中具有独特优势。中医学完善、有效的辨证论治体系适应着不断变化的时代，也在中医学者守正创新的理念下焕发新彩。依据辨证论治理论，在现代科学技术的支持下，黄疸的治疗手段日渐丰富，形成了中药汤剂、灌肠、贴敷等多种特色疗法，在缓解临床症状、改善生化指标等方面取得了突出效果。另外，由于黄疸病机较为复杂，不同阶段病理变化不同。因此，有效地将多种治疗方法联合起来，进行多层次、多途径的综合治疗是本病治疗的趋势。而将临床研究与基础研究相结合，探究中医药防治黄疸的确切机制也成为未来研究的重要方向。

第五节 国医名师诊治黄疸主要学术思想概括

一、国医名师诊治肝衰竭所致黄疸主要学术思想概括

急性/亚急性肝衰竭属于中医学的"急黄"范畴，多数患者为热毒炽盛、熏于肝胆、蒙蔽心窍所致，病势颇为凶险。谌宁生教授认为该病病情凶险，传变极快，治疗时不必按照一般辨证论治的原则，也不可用叶天士治疗温病按卫气营血发展顺序的尾随治则，而应遵照张仲景"见肝之病，知肝传脾，当先实脾"，以及《黄帝内经》"治病必求于本""审证求因""审因施治"的根本原则。对肝衰竭必须采取快速截断的果断治疗措施，以阻断瘟邪热毒侵入营血，扭转病机，不致内陷心包。康良石在治疗亚急性肝衰竭时注重未病先防、既病防变，认为早期主要矛盾在于邪盛，务必重视驱邪。中后期的"黄疸"与"阳黄"有所不同，常系正气渐损，湿热瘀血胶着，则需益气健脾、滋养肝肾、活血化瘀来阻断正虚邪实的恶性循环。李寿山、张润轩等认为本病有较强的传染性，且传变迅速，病情危重，如治疗不当，可危及生命。治疗上多采用《千金要方》之犀角散和黄连解毒汤、神犀丹之类。善用大剂清热解毒、凉血开窍为治，方以犀角为主清血分之热毒，奏清心、安神、定惊之效；合菖蒲、郁金开窍醒神；再配以茵陈、玄参、麦冬、生地黄等清热育阴之品，使热毒燔灼营血之候，速获改善。

慢加急性/亚急性肝衰竭属中医"瘟黄、肝瘟"范畴。李昌源认为本病是湿热疫毒内侵肝胆、热蕴于内、不得外散所致，故治疗以清热解毒、凉血化瘀为基本治法，佐以利湿通腑之品。谌宁生教授认为该病证候千变万化，病机错综复杂，但其病因病理不外"毒""瘀"二字，毒为致病之因，毒盛必导致瘀甚，而瘀甚则必定生毒，从而加重肝脏血瘀病变，形成恶性循环，最后形成瘀毒胶结难解的局面，治则必须重在解毒、贵在化瘀，自拟经验方解毒化瘀方和凉血化瘀方；及至中后期所见正虚邪实、虚实夹杂之候，既不属于传统的阳黄，亦不属于阴黄，谌宁生教授谓之"阴阳黄"，临证既要解毒化瘀以祛邪，也须益气健脾温阳以扶正，正所谓"见肝之病，知肝传脾，当先实脾"是也。钱英教授以《黄帝内经》"上工就其萌芽"为指导思想，

将"截断法"和"逆流挽舟法"两法融合于一体而成"截断逆挽法",提出了治疗肝衰竭的新方法。临证重用清热利湿解毒之茵陈,但不可投过多大苦大寒之品,避免胃气大伤,凉血化瘀的同时重视养血活血,于凉血化瘀药中配伍养血活血之三七,避免使用破血攻伐之品。韩增教授认为初期为火热瘟毒壅盛,不得发越,喜用水牛角、栀子、升麻、菖蒲清热、解毒、通窍,牡丹皮、生地黄清热、凉营、养阴,茵陈、黄柏、虎杖清热退黄,大黄通腑泄热,葛根、丹参、赤芍活血退黄;中期热毒已减,湿热之邪偏盛故以茵陈四苓汤清热利湿;后期邪去正伤故当扶正,常常健脾理气祛湿。汪承柏教授认为长期高黄疸,湿热日久深陷血络以致血瘀,瘀热胶结,致使黄疸持久不退或进行性加深。治疗宜着重于"血瘀",临床常重用赤芍以凉血活血。王鸿士教授认为该病可由湿浊瘀积深重,常兼阴虚、气虚等肾元不足之象,治疗需在茵陈蒿汤、茵陈五苓散基础上加用附子、桂枝、补骨脂少许以化湿浊。

慢性肝衰竭多有肝硬化基础,病程长久,故诸家多认为多虚证、阴证或虚实夹杂,往往湿热兼夹阴虚、气虚或阳虚等。乔保钧教授强调抓住"中阳不振""脾虚胃弱""证属阴黄"的病理特点,大胆采用温中健脾法,既用桂枝,又用附子,才能药切病机,在中阳得振、脾运得健且寒欲化热之时,不失时机地加重疏肝活瘀、清热化湿之品,做到药随病转,施治有序。

二、国医名师诊治急性黄疸性肝炎主要学术思想概括

吕承全认为中医辨治急性黄疸性肝炎,可以分为三个阶段:第一个阶段,黄疸初起,湿热内蕴,脾胃之气尚未虚弱,治疗上应该以清利湿热祛邪为主,佐以安正,治以自拟清肝解毒汤;第二个阶段,黄疸表证已退,湿热仍盛,仍以清热化湿治疗为主,自拟清热利肝汤;第三个阶段,为黄疸恢复期,湿热黄疸已退,脾胃虚弱,治以清利湿热,兼顾脾胃,自拟健脾保肝汤。谌宁生教授治疗该病常从阳黄着手,需分清是热重于湿还是湿重于热,治以清热解毒、利湿退黄,方可选用茵陈蒿汤、茵陈五苓散、甘露消毒丹或自拟急肝方,注意治疗不应过早补脾滋阴,以免湿热之邪难去而致病症缠绵。进入恢复期则需要顾护脾胃,常以柴芍六君子汤加减疏肝理气、健脾利湿。汪承柏教授认为急性肝炎所致黄疸常因湿浊瘀阻肝胆脉络,导致血热血瘀,因而气血失调,发为黄疸,治疗常选用大剂量赤芍、丹参、牡丹皮等以清热凉血化瘀;若黄疸日久、肝内严重胆汁郁积,则易见"饮停心下",常

需在大剂量清热凉血药基础上加用桂枝、茯苓温化水饮。王文彦教授认为该病常因肝胆湿热，热重于湿，发为阳黄，又复感暑湿，使湿热益甚，治疗以清热利湿、活血退黄为主，佐以祛暑，常在清热利湿基础上合用新雪丹及藿香、佩兰祛暑，共奏清热利湿祛暑、活血退黄之效。

三、国医名师诊治慢性肝炎、肝硬化所致黄疸主要学术思想概括

慢性肝炎所致黄疸常见于重度患者，需要警惕进展至肝衰竭，因此可参照肝衰竭黄疸辨治。早期以中焦肝胆脾胃湿热为主，从阳黄辨治，后期需要注意脾气亏虚和脾阳不足，可从阴黄辨治，往往又需要虚实夹杂证候，则既要清热化湿，又需健脾温阳益气。钱英教授治疗慢性肝炎所致黄疸注重体用同调，滋阴养血为常用治法，但滋补肝阴不可呆补，用药宜轻灵而不滋腻，多用益气养阴法，常加以理气、通络而不伤阴之品，养血活血相结合，临证最喜用三七，常用丹参、郁金等药活血与化瘀相结合。童光东教授受姜春华老先生在20世纪70年代首次提出"截断扭转法"的启发，针对慢性肝炎所致黄疸的瘀热病机，重用大黄、茵陈、郁金等清热解毒之品，并辅以大黄乌梅汤通腑攻下，截断病势，使疾病随泻而安。

肝硬化属于中医的"胁痛""积聚""黄疸""酒癖""酒疸""鼓胀"等范畴，其基本病机可归纳为虚损生积、正虚血瘀。治当权衡虚实，注意补虚不忘实，泻实不忘虚。江一平教授认为肝硬化所致黄疸以"湿黄"和"瘀黄"最为常见，且两者常常并见，因此对久病顽固黄疸，当化瘀或从"湿瘀"论治，瘀热于内以散、行、破为治则，以发汗、祛湿、利小便为湿邪三条去路，正虚邪恋是黄疸后期的主要病机，正虚重在脾胃，邪恋的主要病理产物是"痰""瘀"，用药主以扶正，少佐化瘀除痰之品。廖志峰教授认为本病主因"湿热疫毒"，但前提是正气不足，治疗当以"驱邪治标"为主，"扶正治本"亦不可忽视。驱邪常用板蓝根、半边莲、虎杖、茵陈等，扶正之药多用黄芪、当归、白芍、太子参、五味子等。久之瘀血阻络为患，肝内络脉受阻，积聚内结，属正虚邪盛期，治宜扶正祛邪并重，活血化瘀、软坚消积兼施。吕志平老先生创新性提出"肝主疏泄，为气机之中枢，位于中焦，调肝可安五脏"的学术观点，治疗慢性肝炎、肝硬化所致黄疸特别强调"首重疏肝健脾调气机"。国医大师徐经世治疗肝硬化所致黄疸需遵循肝胆病的治疗核心"郁"，应调达木郁、治气为先，早期当以疏肝理气、调达木郁为主，药味多辛香开郁；若阴液有伤，肝失所养，则应滋水涵木、

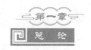
芳香开郁；若痰湿内结，壅遏中焦，郁久化热，致湿热中阻，则清化郁热、利湿退黄，药多辛开苦降。国医大师张琪认为感受湿热疫邪是引起肝炎后肝硬化和转氨酶升高的主要原因，肝旺乘脾，肝脾不和，贯穿本病的始终。治疗需清热利湿退黄，以茵陈五苓散、中满分消丸、甘露消毒丹等方剂化裁；还需疏肝柔肝、益气健脾，以四苓散加参芪苓术等方药加减。

治疗酒精性肝硬化所致黄疸既要遵循肝硬化黄疸一般的辨治原则，又要重视酒毒之殊。辛伟教授认为酒疸多为湿热内蕴所致，喜用茵陈蒿汤加减，常用药物有茵陈、栀子、大黄、黄芩、黄柏、苍术、车前草、黄芪、白花蛇舌草、太子参、茯苓、泽泻、神曲、白术、炒麦芽、炒稻芽等。卢秉久老先生强调，湿邪贯穿酒精性肝硬化的全过程，初期又多合热邪，湿热已成，须及早应用清热利湿药，治疗上一是注意二便的通利，给邪以出路，助黄疸消退；二是用药切忌苦寒，以防伤脾碍胃，阻滞气机，且常善用枳椇子与楮实子解除体内酒毒。王邦才教授指出，本病之初多以酒毒瘀积、肝脾失调等实证为主，酒毒日渐深入，则影响肝脾肾三脏功能，正气受损，虚实夹杂，治疗应谨守病机，审时度势，以清热化湿、祛瘀解毒为主，同时兼顾肝脾同调。

四、国医名师诊治自身免疫性肝病所致黄疸主要学术思想概括

自身免疫性肝病主要有自身免疫性肝炎、原发性胆汁性胆管炎（既往也称原发性胆汁性肝硬化）和原发性硬化性胆管炎等，黄疸是其最为常见、最为突出的临床症状，当代医家多数认为本病病性属于"本虚标实"，病机为肝胆、脾胃、肾功能失调，病理因素有"湿、热、毒、瘀"等。临床多用疏肝理气、活血化瘀、清热利湿、滋补肝肾等多种治则治法。

国医大师张磊认为自身免疫性肝炎的病因与禀赋情志相关，初期精气不衰，浊气阻络，治疗以通络涤浊为主；随之可见水气郁胀，夹瘀夹热，应别邪气而驱之；后期精气匮乏，肝失敷和，血瘀阴亏，治以养肝之体、助肝之用、解肝之毒。王国三先生认为本病属虚实夹杂之证，治以祛邪扶正，尤需注重脾胃，久病入络，治疗中选择活血化瘀药以活血通络。吕文良教授认为气血不和为该病的根本病机，治以调和气血为基本，常以滋养肝血、疏肝理气、清热利湿、活血化瘀为法，拟方补而不腻、清而不寒，方中多重用黄芪为君药至 60～150 g，能补一身之气，促进气血的运行，而适量配伍黄芩、黄连、黄柏合用可清热燥湿，苦寒直折，且可作为补益、升散的反佐之药，

赤芍、山楂凉血活血，延胡索、川楝子行气止痛等，需随症加减。

国医大师杨震辨治原发性胆汁性胆管炎所致黄疸，倡导元代医家朱丹溪《相火论》的观点，提出"相火虚衰"理论，认为肝气肝阳虚证是导致疏泄不及的重要病机。针对肝气虚型者，杨老自拟"补肝益气汤"（柴胡、升麻、当归、生黄芪、山萸肉、白芍、茯苓、陈皮、远志、夜交藤、合欢皮等）加减以补肝益气。对于肝阳虚型者，自拟"桂附二仙汤"（桂枝、黑附片、白芍、炙甘草、淫羊藿、巴戟天、仙茅、石楠叶、鸡内金、醋鳖甲、青黛、白矾等）加减以温生肝肾阳气。王灵台教授认为本病多由于先天禀赋不足等各类因素影响脾、肝、肾三脏的生理功能，造成气血功能紊乱，导致湿、热、瘀血蕴积于内而发，据此提出本病应采用调三脏、清湿热、祛瘀黄的治疗大法。金实教授认为本病病机关键为肝脾受损，湿阻瘀滞，胆络失畅。临证时需注意"辛散理用、酸敛治体、甘缓理虚"三法的具体运用，自拟茵芍二金汤为基本方随症辨证加减施治。常占杰教授认为该病本虚标实，中焦脾虚、肝肾阴虚为本病之本，瘀血阻滞为本病之标，阴虚夹湿是本病病情缠绵的主要因素，治疗中应着重以健脾疏肝、养阴化湿、活血化瘀为法，临床上多以黄芪四君子合逍遥散加减。卢秉久教授强调该病属虚实夹杂、本虚标实。本虚是指气血的阴阳虚损，标实主要在于病后的瘀血阻络、气滞血瘀、胆汁瘀阻。临床治疗早期宜健脾开郁，中期清热利湿兼用活血化瘀或温补脾肾、化气利水，晚期活血化瘀、行气利水。

钱英教授辨治原发性硬化性胆管炎所致黄疸，常以活血为治，而瘀血的病机各有不同，需分清主次，伴有瘀热者多用牡丹皮、赤芍、紫草、茜草、生地黄、白茅根、小蓟凉血活血；伴有血虚者则多用川芎、三七、泽兰补血活血；病久者多用桂枝、苏木、鸡血藤以温通活血。同时强调久病及肾、肝肾同源，治时注意调补肾阳、滋养肾阴。孔庆辉教授认为本病为本虚标实、虚实交错，湿邪为患者发病的根本因素，治疗均以健脾利湿退黄为治则，以茵陈五苓散加减治之。

五、国医名师诊治脂肪肝所致黄疸主要学术思想概括

脂肪肝属中医"肝癖""胁痛""积聚"范畴。大多数临床现代医家认为本病的病因主要是饮食不节、劳逸失度、情志失调、久病体虚、禀赋不足等导致肝失疏泄、脾失健运、肾虚气化不利，痰、湿、浊、瘀、热等病理产物蕴于肝体。证属本虚标实，以脾肾亏虚为本，痰浊血瘀为标。治疗初期应疏肝理气，健脾和胃；中后期应健脾益肾，化瘀散结，佐以清热化湿。

全小林院士认为该病常由过食肥甘、饮食不节等致脾胃难以运化膏脂，水谷精微输布失常，水液运化无权，聚而成痰。全老认为脂肪肝的病机包括"中满"和"内热"，治疗以清法为主，消膏降浊为辅，认为虎杖和鬼箭羽是治疗脂肪肝的常用靶药。徐湘江教授将"痰（湿）、瘀、热、虚"视为脂肪肝的核心病因，其病机为肝气郁滞、脾失健运，即"土壅木郁"。临床辨治常分为湿浊中阻和湿热蕴结两大类，或健脾除湿，疏肝行气，或清热化湿，健脾行气，常以茯苓、白术、虎杖、丹参、柴胡、枳实为基础方，同时注重内服外用兼施，常配合脐部贴敷。李金生老先生认为脂肪肝的发生多由痰阻、肝郁、血瘀等因素共同作用，导致气滞脂停，长期积累形成，治以健脾疏肝、涤痰化瘀，自拟健脾疏肝降脂汤。李青教授认为肥胖所致脂肪肝的病理机制主要表现为痰瘀互结，导致肝经脉络闭阻，治疗应该根据痰湿和瘀血的程度加以区分，以祛瘀化痰为主要治法。治疗方案以化痰为主，同时兼顾祛瘀；或以祛瘀为主，同时兼顾化痰，辅以理气、补益脾肾等方法。

六、国医名师诊治胆石症所致黄疸主要学术思想概括

中医将胆石症归属于"胁痛""黄疸""胆胀""腹痛""癖黄"等范畴，病因病机为饮食失调、情绪不畅等导致肝失疏泄，胆汁分泌失畅，造成胆汁淤积，瘀而化热，酿生湿热，胆汁与湿热胶着煎熬日久，凝聚成石。治疗上大都以健脾疏肝理气、清热利湿排石为主。

乔振刚教授治疗本病的基本经验：细究病机，肝胆气滞为本，湿热瘀阻为标；治守病机，立足疏肝利胆，理气化湿活血；从长计议，结石虽难排出，终究可溶可化；疗程冗长，用药轻剂缓图，时时顾护脾胃。徐景藩教授治疗本病主张疏肝理气、清化通络，用药较为严谨。疏肝理气宜用柴胡、延胡索、香附、枳壳、青皮、陈皮等药；"清"是清利肝胆湿热，常用茵陈、青蒿、黄芩、山栀、虎杖等；"化"之意一是常用的"清化"，即"三金汤"（金钱草、海金沙、鸡内金）、"四金汤"（三金汤加郁金）之意；二是"化坚"，因结石较为固定，可加用化坚散结之药，常用如皂角刺、鳖甲等；"通络"则除常用的活血通络法外，还常用攻窜通络法及温经通络法。周珉教授认为胆石症发作期，首先当疏利肝胆，其次清化湿热、活血化瘀、软坚散结、通里攻下，缓解期注重调整患者体质，从本调治。崔金海教授认为其病机离不开湿热蕴结、瘀血阻络，故治疗以清热化湿、凉血活血为基本法

则，兼顾调肝理脾。常用治疗黄疸基本方为茵陈、赤芍、生大黄（同煎）、郁金、茯苓、白术（便溏用炒白术，便秘用生白术）。郭为汀教授认为发病多为肝失疏泄，胆汁排泄不畅，胆腑郁而化热，炼津成石，石阻胆道，血行不畅，热与血结，熏蒸肌肤所致，治疗以疏肝利胆、清热化湿、活血排石为法，常以自拟方清胆排石汤加减治疗。牛兴东老先生认为胆石症所致重症黄疸属于热毒蕴滞，砂石淤积之阳黄重症，结石积于胆腑，据六腑以通为用的原则，治则以通、下、清、利法为主，自拟柴金芪黄汤为基础方。田玉美教授认为，胆石症所致黄疸病机为少阳胆腑郁热，治宜通腑泄热、利胆退黄，常投以大柴胡汤合自拟"四金汤"（金钱草、郁金、鸡内金、海金沙）为基本方加减。

七、国医名师诊治急、慢性胆囊炎，胰腺炎所致黄疸主要学术思想概括

急性胆管炎虽然没有直接对应的中医病名，但可与中医黄疸疫毒炽盛证互参，治则治法多以益气养阴、凉血解毒为主，佐以疏肝利胆、泄热通腑，以扶正祛邪，标本兼治。急、慢性胆囊炎可归属于中医"胁痛""胆胀""黄疸"等范畴，病机主要不离肝失疏泄、胆腑失降，治疗当以疏肝清热、利胆退黄、通腑泄浊为主要原则。急、慢性胰腺炎归属于中医"胃心痛""脾心痛""胰瘅"范畴，基本病机为腑气不通，治以通里攻下、清热解毒、利胆退黄为主，方选大柴胡汤、龙胆泻肝汤等。

赵纪生教授认为胆管结石引发急性胆管炎导致的黄疸是胆管梗阻、胆汁排流不畅、腑气不通所致，病理因素包括气滞、湿热、血瘀、热毒等，甚则热毒内陷、热入心营，治疗以化瘀解毒、利胆退黄为主，自拟虎杖红藤大黄汤。

谢晶日教授提出"消""补"并举治疗结石性胆囊炎的原则，"消"以消食散积、消瘀散结、利胆化积为主，常用炒山楂、炒麦芽、焦神曲等消食散积，赤芍、桃仁等消瘀散结，金钱草、郁金等利胆化积。"补"以滋阴柔肝、健脾益气、调补气血为主，常用白芍、炙甘草、茵陈等滋阴柔肝，炒白术、白扁豆等健脾益气，党参、黄芪等调补气血。简裕光老中医用疏肝利胆、清热除湿、镇静止痛治疗胆囊结石、胆囊炎并发黄疸，自拟"柴胆牡蛎汤"。谢长津教授以利胆化瘀、清热解毒为治疗急、慢性胆囊炎的基本原则，临床辨证在选用张仲景的大柴胡汤、小柴胡汤、小陷胸汤、茵陈蒿汤等方的基础上，拟定了一个治疗急、慢性胆囊炎的基本方，方药由柴胡、黄

芩、法半夏、郁金、枳实、赤芍、虎杖、蒲公英、甘草组成。

姚乃礼教授提出从膜原论治急性胆源性胰腺炎，认为急性胆源性胰腺炎属湿热阻遏于半表半里之膜原证，基本病机为湿热蕴阻膜原、阻遏气血、肝胆疏泄失司、脾胃气机壅塞，治当责之肝胆、脾胃，多以达原饮加柴胡剂，宣达膜原湿热之邪、疏利全身气机。朱培庭教授认为急性胆源性胰腺炎病位在胰，与肝胆、脾胃、肠腑关系密切，治疗上应正本清源，从肝论治，疏肝通络、清肝祛湿、养肝益阴为其大法，同时不忘脏腑同治，注重利胆通腑。盛国荣老先生认为急性胰腺炎多属肝气郁滞、湿热蕴结，治疗以疏肝理气、清热利湿、通腑泻下为主。石志超教授认为急性胰腺炎发热、腹痛、黄疸属现代医学"急腹症"范畴，临床辨治可以小柴胡汤为基础方，随症加减，初起体质尚实者多见少阳阳明合病，宜合承气汤之类和解攻下；但遇久病患者或年老体弱或用苦寒攻泄之品致虚者，当从少阳太阴合病论治，宜合理中丸、补中益气汤之类治疗以补虚扶正。万铭教授认为胆源性胰腺炎原发病灶在胆，肝疏泄不利、胆汁排泄不畅进一步影响胰而使之失去正常功能，故治疗应胆胰同治，从腑论治，治宗《医方集解》龙胆泻肝丸及《小儿药证直诀》泻青丸化裁，着重于清泻结合。

八、国医名师诊治恶性肿瘤所致黄疸主要学术思想概括

肝内胆管细胞癌、胆囊癌、胰腺癌等肝胆部肿瘤可引起胆道梗阻导致黄疸。根据临床症状可将其归属于中医学"黄疸""胁痛""虚劳""痞块""积聚""脘痛""膈痛"等范畴，病理因素不外乎"湿、热、瘀、毒、虚"，基本病机为正气亏虚，癌毒内生，肝胆瘀滞，热瘀毒结。病初多为邪实，久则虚实夹杂，后期则为正虚邪实。治疗上多以疏肝利胆、健脾理气、软坚散结、抗癌解毒等为主，临床上应在辨明病因病机后对症施治。

于尔辛教授认为胆管细胞癌所致黄疸一般多为湿热留滞所致，治以清热利湿、消导通利为主，方用茵陈蒿汤或茵陈五苓散加减，如属阻塞性黄疸，多责之于寒湿或瘀塞。寒湿所致者，多选用茵陈四逆散加减，以温里助阳、利湿退黄，可酌加皂角刺，以加强散结消肿的作用，有利于黄疸的消退。国医大师周岱翰教授临证论治原发性肝癌（肝细胞癌、胆管细胞癌）抓住热、瘀、虚，分肝热血瘀、肝盛脾虚、肝肾阴虚三型，早期多见肝热血瘀，中期呈肝盛脾虚，晚期常为肝肾阴虚。治疗早期着重清肝解毒、祛瘀消瘤；药用半枝莲、白花蛇舌草、重楼、栀子、大黄、羚羊角、牛黄等；祛瘀消瘤用土

鳖虫、桃仁、莪术、丹参、蜈蚣、全蝎等。中期着重清肝健脾，常选党参、生晒参、白术、茯苓、薏苡仁等。晚期着重滋养肝肾、育阴培本，常选女贞子、山萸肉、墨旱莲、生地黄、白芍、西洋参、麦冬等，以期患者"带瘤生存"。王晞星教授在肿瘤治疗中，善于抓住病机，用专药，执简驭繁，注意辨病与辨症结合，对于胆系肿瘤，常归结于肝胆湿热，以大柴胡汤为主，出现黄疸常加郁金、片姜黄等。

国医大师朱良春治疗胆囊癌梗阻性黄疸注重消癥散结治其本、利胆退黄治其标，时时注意顾护脾胃，其消癥散结以清泄热毒、化痰散结、化瘀软坚为主，拟定治疗胆囊癌的基本方为扶正消癥方：龙葵、白花蛇舌草、生黄芪、莪术、守宫、僵蚕、白毛藤、半枝莲、甘草。国医大师潘敏求提出"瘀、毒、虚"贯穿胆囊癌发展的整个过程。临床诊治应以清为主而无忘乎补，或以补为主而无忘乎清。裴正学老先生认为胆囊癌初以肝气郁结、胆失通降、疏泄不利为主；逐步发展为湿浊内生、郁而化热；最终使脾气虚弱、水湿不化，致痰湿互结、湿热交蒸、瘀毒内阻，逐渐化为癥块。治疗始终贯彻"通腑利湿"之基本法则，自拟胆胰合症方。周仲瑛老先生治疗胆囊癌抗癌解毒贯穿始终，配以辨证审因，病分阶段，随证治之，偏于肝胆湿热者疏肝利胆、祛湿退黄，偏于痰瘀者化痰消瘀、软坚散结，治疗注意理气调中、顾护胃气，重视药物药效与归经，复法大方综合辨治，擅用虫类药物以毒攻毒，且顺应胆腑通降的生理特性，灵活运用通腑药物。

李佩文教授认为脾虚湿热内蕴是贯穿胰腺癌发病始终的核心病机，提出以健脾益气、清热化湿为主要治则，临证常用健脾益气、清热化湿之品，方选参苓白术散化裁，并将疏肝散结、补肝血、调肝用作为胰腺癌重要的补充治则。何世东教授认为胰腺癌为本虚标实，其本在脾胃，总因胃失和降、脾失运化、肝失疏泄，致使胆腑藏泄失司，湿热发于皮肤，故可见黄疸。国医大师梅国强认为胰腺癌患者化疗后出现黄疸、发热、恶心、纳差为少阳枢机不利，进而湿热弥漫三焦所致，故用和法、清法治之，常以小柴胡汤合蒿芩清胆汤治之。国医大师张磊善用大柴胡汤治疗胰腺癌，常常加用麦冬汤防大柴胡泻下伤津，是一众驱邪药中之扶正剂，一举两得。朴炳奎教授认为胰腺癌的发病首先责之于正气内虚，正气内虚则血滞，血脉循行不利，痰浊瘀毒互结，久成癥积结块，主张"扶正培本"治则，强调和胃气、调阴阳。路志正教授反对癌症术后惯例进补，治疗时须以养、和、通为主，养阴柔肝、和血通络为法。

九、国医名师诊治其他病所致黄疸主要学术思想概括

药物性肝损伤所致黄疸根据患者感受的病邪轻重或体质差异，可有不同的证候类型表现，故在临证治疗时，应病证结合、基本治法与辨证论治结合，灵活运用。杨震教授认为本病病性为本虚标实，体虚为本，药毒伤肝为标，其病理因素为虚、毒、热、瘀。王邦才教授认为药毒随血入肝，瘀积于内，损害肝体，使肝失疏泄、气机不畅、络脉失和，治疗上用药多从疏肝、健脾、解毒入手。路志正教授诊治药物性肝损伤明辨病性之阴阳寒热，治以小柴胡汤合茵陈术附汤加减。

妊娠期急性脂肪肝属于中医"急黄"范畴。病机主要为正气亏虚，感受湿热疫毒之邪，正气无力驱邪外出，湿热毒邪充斥于周身。治疗上大都以清热解毒、化瘀豁痰为主，常用茵陈蒿汤和犀角地黄汤化裁。

童康尔教授认为肝豆状核变性早期主要为湿热炽盛、瘀血内阻，治以清热解毒、活血化瘀。中晚期湿热已解，瘀血仍在而气血已亏，改用益气养阴、活血化瘀法治疗。此外还有新生儿黄疸、巨细胞病毒、EB病毒感染所致黄疸等，可见相应章节。

第二章　肝衰竭

第一节　急性/亚急性肝衰竭

　　急性肝衰竭（acute liver failure，ALF）是指肝细胞呈一次性坏死，可呈大块或亚大块坏死，或桥接坏死，伴存活肝细胞严重变性，肝窦网状支架塌陷或部分塌陷。亚急性肝衰竭是指肝组织呈新旧不等的亚大块坏死或桥接坏死；较陈旧的坏死区网状纤维塌陷或有胶原纤维沉积；残留肝细胞有程度不等的再生，并可见细、小胆管增生和胆汁淤积。在我国引起肝衰竭的主要病因是肝炎病毒，其次是药物及肝毒性物质，如乙醇、化学制剂等，病死率极高，有报道 60 岁以上重型肝炎患者病死率大于 80%。中医学早在《素问》中就有关于肝衰竭的记载："肝热病者，小便先黄，腹痛多卧，身热，热争则狂言及惊，胁满痛，手足躁，不得安卧；庚立辛甚，甲乙大汗，气逆则庚辛死。"肝衰竭患者黄疸明显、神昏，中医学将其归属于"急黄"等。其病因主要是感受湿热疫毒之邪，巢元方《诸病源候论》曰："脾胃有热，谷气郁蒸，因为热毒所加，故卒然发黄，心满气喘，命在顷刻，故云急黄也。有得病即身体面目发黄者，有初不知是黄，死后乃身面黄者，其候得病但发热心战者，是急黄。"主要病机为湿热疫毒深入血分，瘀毒内蕴，气滞血瘀，腑气不通，如《金匮要略》中"诸病黄家虽多湿热，经脉久病不无瘀血阻滞也""一身尽发热而黄，胆热，热在里"的理论。

一、康良石诊治亚急性肝衰竭医案 1 则

患者，女，31 岁。

初诊：2012 年 6 月 18 日。

主诉：乏力、纳差、尿黄 5 天，身目发黄 2 天。

病史：患者无明显诱因发病，外院查肝功能：谷丙转氨酶（ALT）2870 IU/L，谷草转氨酶（AST）2398 IU/L，总胆红素（TBIL）216.2 μmol/L，提示重度损害；凝血酶原时间（PT）29.6 s；乙肝五项："大三阳"；腹部彩超：左肾强回声斑（结石可能），肝胰脾右肾未见异常。考虑"急性肝衰竭"而转诊入院。

现症见：患者乏力明显加重，纳差，进食量极少，口干口苦，明显恶心，呕吐胃内物，身目尿黄加深，大便日行 1 次、黄色成形软便，寐尚安。

查肝功能：白蛋白（ALB）27 g/L，TBIL 280.6 μmol/L，直接胆红素（DBIL）154.6 μmol/L，ALT 2655 IU/L，AST 1888 IU/L，总胆汁酸（TBA）340 μmol/L，总胆固醇（TCHO）2.0 mmol/L。乙肝病毒基因（HBV-DNA）5.65×10^3 IU/mL。皮肤、黏膜重度黄染，巩膜重度黄染。舌红、苔黄厚腻，脉弦滑。

西医诊断：急性黄疸型（亚）急性肝衰竭，病毒性肝炎（乙型）。

中医诊断：急黄（瘟黄）。

辨证：热毒炽盛，胃气上逆。

治法：苦寒通下，清热解毒。

方药：自拟灌肠方。

处方：大黄 9 g，麸炒枳实 10 g，芒硝 6 g，黄连 6 g，赤芍 30 g，黄芩 10 g，石菖蒲 5 g，绵茵陈 30 g。3 剂，水煎取汁 300 mL，高位保留灌肠，每日 1 次。

二诊：2012 年 6 月 19 日。患者灌肠后大便 3 次，进食量较前增加，稍恶心，未再呕吐，余症同前，舌红、苔黄厚腻，脉弦滑。病势受挫，继续中药灌肠，并增加口服中药，以加强祛邪之功，治取清热解毒退黄、止吐消胀为法。方药：栀子根 45 g，郁金 10 g，白花蛇舌草 15 g，黄花草 15 g，赤芍 30 g，砂仁 6 g，生代赭石 30 g，大黄 6 g，玄参 10 g，玉米须 30 g，麸炒枳实 10 g，甘草 6 g，麦芽 15 g。6 剂，每日 1 剂，早晚餐后分次温服。

三诊：2012 年 6 月 26 日。患者稍乏力，纳食基本正常，身目尿黄，无明显口干口苦，每日大便 6～10 次，舌红、苔薄黄厚腻，脉弦滑。凝血酶原活动度（PTA）50.0%，肝功能：ALB 32 g/L，TBIL 390.2 μmol/L，DBIL 222.5 μmol/L，ALT 601 IU/L，AST 132 IU/L，γ-谷氨酰转移酶（GGT）118 U/L，TBA 358 μmol/L，TCHO 2.3 mmol/L。临床症状改善，大便次数增多考虑与中药灌肠有关，且灌肠 6 次已完成，予暂停。中药继前清热解毒、凉血退黄为主法，酌加健脾化湿之品，前方去赭石，加用荷叶10 g，山药30 g。6剂，每日1剂，早晚餐后分次温服。

四诊：2012年7月3日。症状体征好转，舌红、苔薄黄腻，脉弦。病情稳定，中药效不更方。

五诊：2012年7月14日。患者一般情况好，身目尿稍黄，大便正常，寐可。舌红、苔薄白腻，脉弦。肝功能：TBIL 73.8 μmol/L，DBIL 40.9 μmol/L，ALT 35 IU/L，AST 35 IU/L，TBA 28 μmol/L。血常规及凝血四项均正常。病情稳定，中药祛邪扶正并重，继前清热凉血法，加重健脾养阴利湿之品，栀子根减至30 g，加予北沙参10 g，黄芪25 g，合欢皮15 g。2012年7月19日复查肝功能基本正常，2012年7月20日带药出院。门诊中药调理随访。

按语：康老根据亚急性重型肝炎的病机及其传变规律，秉承《黄帝内经》"治未病"及《伤寒论》中"见肝之病，知肝传脾，当先实脾"的原则，康老在治疗亚急性肝衰竭时注重未病先防、既病防变，采取"两重视""三及早"的措施。亚急性肝衰竭前期及早期多因热毒猖獗、邪盛正气难支而发生，主要矛盾在于邪盛，务必重视驱邪。康老主张重视用栀子根、白花蛇舌草、郁金、玉米须等清里驱导肝胆、营血之邪速从小便而去，或重用通腑之品使蕴结胃肠之湿热火毒随燥便而下，使邪有出路，既防止邪热化火、热毒内陷而致肝衰竭，又可防止肝衰竭病情加重。若毒漫三焦，黄疸迅速加深，并见极度疲惫困重，消化道症状明显，舌质红绛、苔黄燥，脉弦大或弦滑数时，须及早速投重剂黄芩、黄连、栀子根、白花蛇舌草、郁金、玄参等，或使用通腑攻下之剂灌肠等治疗，防止神昏、鼓胀、厥脱诸凶险逆证的出现。中后期表现为湿热毒邪胶着，而正气虚损明显，重视扶正祛邪。康老在临证中关注患者正气受损表现，分别脏腑病变的相互关系，以采取不同的扶正祛邪措施，认为亚急性肝衰竭中后期的"黄疸"与"阳黄"有所不同，其黄不深，疸色晦滞，类似"阴黄"，常是正气日益虚损，湿热瘀血胶着，则投赤芍、牡丹皮等益气健脾、滋养肝肾、活血化瘀等扶正祛邪药物，阻断正虚邪实的恶性循环，延缓、控制病情的恶化，促进病情恢复。

二、谌宁生诊治急性肝衰竭医案2则

案1：患者，男，62岁。

初诊：2001年6月5日。

主诉：巩膜皮肤黄染加深伴恶心呕吐 1 周，昏迷 2 天。

现症见：患者神识昏聩、谵语，肤色黄染，腹胀，大便秘结 5 日未解，尿色如酱，闻及尸臭味，鼻齿衄血，口干唇燥，舌质红绛、苔焦黄厚燥，脉洪数。

诊查：体温 39 ℃，神志昏迷，瞳孔对光反射略迟钝，巩膜重度黄染，有肝臭，肝浊音界缩小，肝脏肋下未及，腹部胀满，移动性浊音（＋）。实验室检查，肝功能：ALT 464.5 U/L，TBIL 262.5 μmol/L，PT 26 s；血常规：WBC 15.6×10^9/L。

西医诊断：急性重型肝炎，肝性昏迷。

中医诊断：肝瘟。

辨证：热入心包证。

病机：肝风挟湿热瘟毒，入营动血，内陷心包。

治法：予清热解毒、开窍醒神、凉血化瘀、通腑导滞、平肝息风之重剂。

方药：清营汤加减加安宫牛黄丸、紫雪丹。

处方：水牛角 30 g，羚羊角 3 g，生地黄 15 g，牡丹皮 15 g，大青叶 30 g，生大黄 15 g，丹参 15 g，芒硝 12 g，山栀子 12 g，茵陈 50 g，石膏 30 g，连翘 15 g，黄芩 12 g，茜草 15 g，玄参 15 g，竹叶心 15 g，莲子心 15 g，麦冬 15 g。

另用紫雪丹、安宫牛黄丸各 2 份，分 4 次灌服。上方连服 6 剂，排出大量黑褐色粪块，夹少量血性黏液，秽臭难闻，4 日后谵止神清，衄血得止，继去紫雪丹、安宫牛黄丸，改退黄平肝、凉血养阴之剂。调治 3 月余，痊愈出院。

按语：热毒之邪，毒性猛烈，熏灼肝胆，内陷心包，胆汁大量外溢而致黄疸急速加深加重，热毒继则内传营血迫血妄行，见鼻衄，甚则便血、呕血，热扰神明则神昏谵妄。清营汤方中水牛角入心、肝二经，清心肝而解热毒，气血两清，直入血分而凉血；牡丹皮、丹参、生大黄清热凉血，活血散瘀；茵陈、山栀子、黄芩清热解毒，利湿退黄；生地黄凉血滋阴，麦冬清热养阴生津，玄参滋阴降火解毒，三药共同固护阴津；连翘清热解毒，清宣透邪，使营分之邪透出气分而解，竹叶心专于清心除烦。全方共奏清营、凉血、散瘀之效。加用安宫牛黄丸、紫雪丹等药物以清热解毒，芳香开窍。

重症肝炎病变虽在中焦肝胆脾胃，但因热毒炽盛，弥漫三焦，可向上逆传心包，出现各种"变证"，如昏迷、抽搐、血症等。是由于肝风挟湿热瘟毒，入营动血，内陷心包而致。本病证候虽然千变万化，其病因病理不外"毒、瘀"二字，毒为致病之因，瘀为病变之本。当代著名中医肝病专家关幼波先生更明确提出"治黄需解毒，毒解黄易除"和"治黄必治血，血行黄易却"的重要法则。该患者发病急骤，证属邪热深陷心包，急投清营解毒、凉血化瘀、开窍醒神之重剂，4日好转，再辅以凉血养阴之品，3月痊愈。

案2：患者，男，29岁。

初诊：2002年2月8日。

主诉：持续高热，身黄、目黄迅速加深5天。

现症见：患者神志尚清，但烦躁不安，频频呵欠，巩膜、皮肤深度黄染，脘腹胀满，口干欲饮，大便秘结，小便短赤腥臊，舌红绛、苔黄腻，脉弦滑。

诊查：体温39.5℃。神志尚清，精神差，烦躁不安，瞳孔对光反射略迟钝，巩膜皮肤黄染（＋＋＋），无明显出血点，心肺（－），腹软，肝脾肋下2 cm，上腹压痛，无明显反跳痛，移动性浊音（－），双肾叩击痛（－）。实验室检查：TBIL 421.2 μmol/L，ALT 211 U/L，ALB 32.60 g/L，PT 25.26 s，血氨97.40 μmol/L，乙肝表面抗原（HBsAg）（＋），大便隐血（－）。西医治疗予新鲜血浆、肌苷、维生素C等静脉滴注以对症支持治疗。

西医诊断：病毒性肝炎（乙型），急性肝衰竭（中期）。

中医诊断：急黄（肝瘟）。

辨证：热毒内盛。

治法：清热解毒，祛湿化瘀，通腑泄浊，疏利三焦。

方药：茵陈蒿汤合甘露消毒丹化裁。

处方：绵茵陈30 g，生大黄（后下）20 g，山栀子10 g，白茅根30 g，半边莲30 g，柴胡6 g，龙胆草9 g，赤芍60 g，石菖蒲9 g，通草6 g，车前草15 g，泽兰12 g。同时施以凉开之剂，兑服安宫牛黄丸、神犀丹各1粒。

二诊：3剂后大便溏泄日2~3次，尿量日增，神志渐清，体温下降，黄疸稍降。舌质红绛、苔黄腻，脉弦滑。效不更方，减安宫牛黄丸、神犀丹。

三诊：8天后病情稳定，黄疸减轻，尿色仍深黄如茶水，感乏力，纳食增加，大便日行 3~4 次、质偏稀，舌质红、苔黄微腻，脉弦。查肝功能：TBIL 345.2 μmol/L，ALT 181 U/L。辨证仍属热毒炽盛。续用上方，赤芍改为 40 g，生大黄改为 15 g，以防损伤脾胃。

四诊：2 周后患者自觉乏力，伴有食欲降低，但无口干口苦等，尿色明显变浅，大便稀溏，舌质淡红、苔稍腻不黄，脉弦偏细。复查肝功能：TBIL 81.7 μmol/L，ALT 105 U/L。辨证：热毒内蕴，兼脾虚血瘀。治法：清热化湿，健脾活血。续用原方：赤芍减为 30 g，加用白术 20 g，茯苓 15 g，薏苡仁 20 g 以健脾利湿。上方服用月余，患者黄疸消退，痊愈出院。续用甘平之剂调理肝脾。随访 1 年，病情稳定，已参加日常工作。

按语：急性重型肝炎是黄疸之重症，属中医"急黄""瘟黄"范畴，该病起病急，变证多，发病是由于疫毒与热邪胶着，弥漫三焦，三焦气化失司，邪毒鸱张，熏蒸肝胆，胆汁外泄，发于皮肤及全身，可按温病卫气营血传变，易内陷心包和变生血证等。治疗原则重在解毒祛邪，阻止毒邪深陷，预防出现"变证"危候，至关重要。本案证属热毒炽盛，治以清热解毒、祛湿化瘀、通腑泄浊，但烦躁不安，为热毒加重内陷心包之征象，故兑服安宫牛黄丸、神犀丹开窍醒神，预防变证之发生。治疗 8 日病症渐轻，续用原方，但清热寒凉之品用量逐渐减轻，且逐渐加用甘平之剂以养肝健脾，最终痊愈。

三、谢裕东诊治亚急性肝衰竭 1 例

陈某，男，14 岁。

初诊：1976 年 2 月 20 日。

病史：患者以急性黄疸型肝炎收入本院。住院 1 个月，症情不减，反而加重，每日发热，朝轻暮重，体温 39.3 ℃，剧烈头痛，并伴有喷射样呕吐，神昏谵语，甚至昏迷，肝区及胃脘胀疼，动则尤甚，全身皮肤及巩膜深度黄染，小便短少黄赤，全身浮肿，腹大如鼓（腹围 112 cm）。查肝功能：黄疸指数 160 μmol/L，脑磷脂胆固醇絮状试验（CCFT）（＋＋＋＋），血清 ALT 600 IU/L。血清 BIL 直接与间接反应均阳性。会诊诊为亚急性肝衰竭。建议转上级医院。家属恐有不测不便转院，特要求中医治疗。

现症见：口唇干燥，舌苔黄腻、中间稍黑，脉细数。

西医诊断：亚急性肝衰竭。

中医诊断：黄疸。

辨证：湿热邪毒郁蒸肝胆，痰浊上蔽清窍。

治法：清热解毒，利湿开窍。

方药：茵陈蒿汤加减。

处方：茵陈60 g，黄柏15 g，栀子12 g，大青根15 g，马勃15 g，朱菖蒲10 g，朱远志8 g，川贝母8 g，钩藤12 g，白芷8 g，菊花15 g，藿香10 g，龟板15 g，甘草6 g。

二诊：服药7剂后，神志清醒，体温正常，头痛呕吐大轻。又继服10剂，黄疸明显减退，小便增加，头痛呕吐均止，黄腻舌苔变薄，但腹围未减，仍右胁痛，下肢浮肿未消。以清热利湿、行气消胀为法。药用：茵陈50 g，黄柏15 g，栀子12 g，木香6 g，青木香6 g，沉香8 g，槟榔8 g，枳壳8 g，冬瓜皮15 g，大腹皮20 g，五加皮15 g，茯苓皮15 g，防己5 g，海金沙12 g，甘草6 g。

三诊：依上方治疗1个月后，全身黄疸基本消失，腹腔积液、肢肿均大减。后以香砂六君子汤加黄芪、丹参、鳖甲等药以善后。

前后共服中药100剂。患儿食睡正常，腹部平坦，腹腔积液尽除。查肝功能：黄疸指数5 μmol/L，ALT 54 IU/L，CCFT（-）。痊愈出院。1978年随访，患者身高体健，肝病未犯。

按语：亚急性肝衰竭属于中医学阳黄、急黄的范畴。初起证多属实热，若治疗不善，则病势发展迅急，虚实杂见，险象迭出，常可突然死亡。治疗本病，清热解毒、清利二便应是其常法。然病程阶段不同，选法当有所侧重，不可偏执。如见高热昏迷，此时病机重点为热重于湿，治需大剂量清热解毒之品以挫其邪势，待热清毒解神清之后，视其水势之轻重、黄疸之深浅，再稍作调理。水势较甚者，当以利水为先，水势较缓者，可于扶正之中佐以利水柔肝之品。此为治法之大要。急黄症情险恶，病程绵长，临证须有胆有识，危时能应变，缓时能守方，此亦为成功之诀。

四、张润轩诊治亚急性肝衰竭1例

李某，男，17岁。

初诊：1963年4月10日。

主诉：恶心纳呆1个月，周身发黄3天。

病史：患者1个月前感周身不适，头晕头痛，右前胸痛，伴有体倦乏力、食欲缺乏等。曾经各方面治疗而未见好转，于3日前上述症状突然加剧而迅速出现黄疸，发烧，小便不利、有烧灼感、如浓茶状，并伴有昏迷、谵语，大便时溏、1日2~3次。

诊查：周身皮肤及巩膜深度黄染，呈进行性加深，如橘皮色，意识不清，呈木僵状，并有谵语、呕恶、口渴、纳呆。体温37.3℃，肝大，其下界在右肋下3 cm，脾下界在左肋下1 cm，有明显压痛，但无明显腹腔积液。肝功能检查：CCFT（＋＋＋），麝香草酚浊度试验（TTT）9单位，硫酸锌浊度试验（ZnTT）13 U，碘试验（＋＋），黄疸指数60 μmol/L。TBIL 1.5 μmol/L，凡登白试验直接、间接试验均为阳性。舌质红、无苔而光滑，脉弦滑而数。

西医诊断：亚急性肝衰竭。

中医诊断：急黄。

辨证：本证主要是热毒炽盛，故发病迅速；热毒迫使胆汁外溢于皮肤，故现黄疸，并迅速加深；病在肝胆，热郁气壅，故腹胀肋痛；毒热内陷心包，扰乱神明，故出现神昏谵语；毒热壅盛，不得发越，故发烧、口渴、溲黄；热毒蕴结中焦，脾胃运化功能失调，故有纳呆、呕恶、便溏、脉滑数；舌质红为热毒内攻，伤及营血。综观诸症，乃为湿热蕴郁中焦，郁久化火，火毒入心，发为危候。

治法：清热解毒，凉血救阴。

方药：《千金要方》之犀角散加减。

处方：犀角粉（冲服）3 g，茵陈30 g，牡丹皮10 g，麦冬10 g，石斛12 g，玄参10 g，白芍10 g，生地黄10 g，金银花12 g，郁金10 g，菖蒲6 g，龙胆草6 g，大枣5枚，1剂。

二诊：1963年4月10日。上药服后全部吐出，此时病情迅速恶化，高热（体温40℃），神志模糊，时常哭笑，口唇及两手不自主地颤动，黄疸加深。在原方基础上，犀角粉增为6 g。频服2剂。

三诊：1963年4月13日。上药服后未再呕吐，热势已减（体温37.6℃），神志转清，肢体、口唇已不颤动，稍能进食，尿量增加，皮肤、巩膜黄染未再加深，舌质仍红、苔黄燥，脉弦滑而数。仍进上方2剂。

四诊：1963年4月15日。方进后，精神明显好转，饮食增加，腹胀减轻，小便量增多，大便如常，皮肤、巩膜之黄染明显减退。舌质红绛而干、苔转薄白，脉细而弦。证有所减，仍遵上方去石斛、大枣，加栀子。方为：犀角粉（冲服）3 g，茵陈30 g，栀子6 g，牡丹皮9 g，麦冬10 g，白芍

10 g，生地黄 10 g，菖蒲 6 g，龙胆草 6 g，金银花 12 g，郁金 10 g，玄参 10 g。共进 3 剂。

五诊：1963 年 4 月 18 日。患者已显著好转，已能下床活动，自述上腹部仍感闷胀，但程度较前减轻，食欲转佳，二便正常，巩膜、皮肤仍有黄染。以上方减玄参、生地黄，加建曲 10 g，陈皮 6 g。

六诊：1963 年 4 月 23 日。上药服 5 剂后，精神好转，食欲增加，但小便色仍深黄，大便如酱色（无潜血），巩膜仍有黄染。脉弦数，舌质红、苔薄白。此时火毒入心、热入营血的情况已彻底改善，症状也由原来的高热、昏迷、震颤，转变为温热郁蒸之黄疸，原方已不能胜任，必须改弦易辙，以栀子柏皮汤清热利湿为治。方用：茵陈 30 g，栀子 10 g，黄柏 5 g，金银花 12 g，牡丹皮 10 g，龙胆草 6 g，郁金 10 g，六一散 12 g，陈皮 6 g，大枣 3 枚。以此方加减又服 20 余剂。

七诊：1963 年 5 月 12 日。服上药后，症状基本消失，肝功能检查已恢复正常，痊愈出院。出院后 11 个月追访复查，身体健康，已上班工作。

按语：亚急性肝衰竭，属中医学的急黄范畴，这在一千多年前的《诸病源候论》中就有明确记载："脾胃有热，谷气郁蒸，为热毒所加，故卒然发黄，心满气喘，命在顷刻，……身体面目发黄……但发热心战者，是急黄也。"《沈氏尊生书》谓之"天行疫病"，说明本病有较强的传染性，且传变迅速，病情危重，如治疗不当，可危及生命。在治疗上多采用《千金要方》之犀角散和黄连解毒汤、神犀丹之类，如治疗及时、方法得当，可转危为安。本例患者住院后曾一度用西药治疗，病情不但没有好转，反而迅速恶化，后采用中药治疗，以大剂清热解毒、凉血开窍为治方，以犀角粉为主清血分之热毒，奏清心、安神、定惊之效；合菖蒲、郁金开窍而醒神；再配以茵陈、玄参、麦冬、生地黄等清热育阴之品，使热毒燔灼营血之候速获改善。后又出现湿热内蕴之黄疸，方随证易，用栀子柏皮汤清热利湿，终获痊愈。

五、田小石诊治亚急性肝衰竭 1 例

朱某，男，45 岁。

初诊：1975 年 11 月 1 日。

病史：有肝炎病史。患者于 1975 年 8 月中旬感冒后，出现头晕头痛、周身酸痛、烦躁、腹胀恶心，继则肝区剧痛。于 8 月 27 日到某医院检查，肝未

触及，脾在肋下 2 cm。肝功能：TTT 22 单位，麝香草酚絮状试验（＋＋＋），ALT 732 IU/L，黄疸指数 22 μmol/L。尿三胆（＋＋＋）。大便潜血（＋）。诊断为亚急性肝衰竭而收住院。给以保肝药物、补液及能量合剂等药物治疗 2 个月，未见明显好转而逐渐出现腹腔积液，最后昏迷。遂于 11 月 1 日延予会诊。

现症见：患者呈嗜睡状，面、巩膜及周身黄而晦暗。

诊查：腹部膨隆，腹腔积液征（＋）。下肢浮肿明显，舌苔黄腻，脉象虚大。

西医诊断：亚急性肝衰竭。

中医诊断：急黄。

辨证：根据脉象及症情，属于暑证失治、湿聚热蕴、三焦郁闭、气机失宣、湿热熏蒸、清窍被蒙所致。

治法：疏表透暑，宣中化湿。

方药：香葛汤。

处方：香薷 6 g，葛根 6 g，扁豆 9 g，厚朴 5 g，赤、白芍各 6 g，荆芥 5 g，薄荷 5 g，连翘 9 g，杏仁 6 g，滑石 13 g，栀子 5 g，茵陈 13 g，焦神曲 6 g，茯苓 9 g，陈皮 6 g，竹叶 5 g，甘草 3 g，水煎服，日 1 剂。

二诊：1975 年 11 月 3 日。服药 2 剂后神识稍清，余症同前。病势虽减，但湿势尚未消退。遵黄连香薷饮之意，原方增黄连 3 g，木通 5 g，继服。

三诊：1975 年 11 月 5 日。服上药 2 剂后神识已清醒，烦躁略减。自感头晕头痛，脘闷腹满，周身倦怠酸痛。苔腻微黄，脉虚，右手为甚。此清窍已启，热势得减。治以上方去黄连，加大腹皮 9 g，以宽中利湿。

四诊：1975 年 11 月 8 日。服药 3 剂后精神好，周身倦怠减退，头及全身疼痛消失，口不干而微苦，脘腹胀满大减，思食，唯午后发热，两肋下疼痛，小便仍发黄。舌红、苔腻微黄，脉见左盛尺弱之象。根据证情，湿热之邪虽减，但余热内伏阴分，秽浊瘀血结于肋下。改拟达原饮合青蒿鳖甲汤化裁，以辟秽化浊，活血散瘀。方药：白芍 9 g，知母 6 g，黄芩 5 g，枳壳 5 g，草果仁 3 g，厚朴 5 g，青蒿 6 g，鳖甲 16 g，丹参 13 g，牡丹皮 9 g，地骨皮 9 g，川楝子 9 g，茵陈 13 g，甘草 3 g。

五诊：1975 年 11 月 10 日。服药 2 剂后食欲较前增加，精神尚好，大便泻下酱色黏液，日便 2 次，午后发热略减；仍食后胀满，腹腔积液及下肢浮肿已减。苔白腻，脉左盛尺弱。病情转稳，原方加三棱 5 g，莪术 6 g，青皮 5 g。

六诊：1975 年 11 月 17 日。服上方 6 剂后，患者精神较佳，已能下地活动，微觉头晕，饮食较好，两肋痛大减；腹腔积液及下肢浮肿明显消退。仍疲倦，四肢欠温及小腹坠胀。舌淡苔白，尺脉弱。根据脉证，阴分之邪得以透达。但因病久阴损及阳，故改拟温阳利水，佐以活血化瘀之剂，以真武汤加味治之。方药：茯苓 30 g，白术 6 g，白芍 9 g，附子 5 g，鳖甲 13 g，丹参 13 g，茵陈 13 g，大腹皮 9 g，桂枝 5 g，莪术 6 g，生姜 3 片。

七诊：1975 年 11 月 20 日。上药服 3 剂，精神、饮食转佳，下地活动不再头晕，腹腔积液及下肢浮肿基本消失，四肢温度如常。二便平调，肝区痛消退。唯弯腰时左肋不适。额面黑，小腹胀坠。舌淡、苔薄白，尺脉弱。此为脾肾阴虚、瘀血内结之故，仿《金匮要略》化癥法，以桂枝茯苓丸加味治之。方药：桂枝 6 g，茯苓 25 g，桃仁 9 g，牡丹皮 9 g，白芍 9 g，鳖甲 16 g，附子 5 g，丹参 13 g，莪术 6 g，茵陈 13 g。服药数剂后，诸症尽消，出院回家调理。

按语：亚急性肝衰竭属于中医学的"急黄"范畴，多数患者为热毒炽盛、熏于肝胆、蒙蔽心窍所致，病势颇为凶险。但本例患者系由暑月外感之后，出现发热、黄疸、烦躁、脘腹胀满、溲赤涩及周身疼等症状，证属暑邪外袭、湿热蕴蒸肝胆、蒙蔽清窍所致。故初治以疏表解暑、宽中化湿之剂，以使暑邪解、神识清。本患者之午后发热较甚，似为热邪伤阴所致，但患者口不干而微苦，苔不燥而色黄，知其非为阴伤，乃余热秽浊深伏阴分，故进达原饮合青蒿鳖甲汤化裁，使伏邪透达，低热随之而解。由于病延日久，阳气日衰，故表现为周身乏力，四肢欠温，以及腹腔积液、下肢浮肿消退缓慢。鉴于肾阳不足、气化不利之病机，予以真武汤加味，使肾阳得复，水湿得化，腹腔积液及下肢浮肿等均大消减。脾大、小腹坠胀、面黑为瘀血内结之故，仿《金匮要略》化癥法，桂枝茯苓丸治之，诸症始解。

参 考 文 献

[1] 李兰娟，韩涛. 肝衰竭诊治指南（2018 年版）[J]. 西南医科大学学报，2019，42（2）：99 - 106.

[2] 汪西江，高生，何丽华，等. 肝功能衰竭治疗一得 [J]. 江西中医药，2013，44（6）：37 - 38.

［3］朱文芳，孙克伟．谌宁生医案精华［M］．北京：人民卫生出版社，2015.

［4］河南省卫生厅．河南省名老中医经验集锦［M］．郑州：河南科学技术出版社，1983.

［5］《河北中医验案选》编选组编．河北中医验案选［M］．石家庄：河北人民出版社，1982.

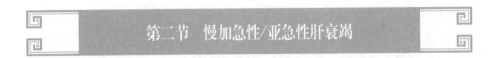

第二节　慢加急性/亚急性肝衰竭

慢加急性/亚急性肝衰竭是在慢性肝病基础上，由各种诱因引起的以急性黄疸加深、凝血功能障碍为肝衰竭表现的临床综合征，以慢性肝病急性失代偿、多脏器衰竭及高病死率为主要特征。患者黄疸迅速加深，血清TBIL≥10×正常值上限或每日上升≥17.1 μmol/L；有出血表现，PTA≤40%（INR≥1.5）。根据不同慢性肝病基础分为3型，A型：在慢性非肝硬化肝病基础上发生的慢加急性肝衰竭；B型：在代偿期肝硬化基础上发生的慢加急性肝衰竭，通常在4周内发生；C型：在失代偿期肝硬化基础上发生的慢加急性肝衰竭。在我国，引起肝衰竭的主要病因是肝炎病毒（尤其是乙型肝炎病毒），其次为药物及肝毒性物质（如酒精、化学制剂等），儿童肝衰竭还可见于遗传代谢性疾病。目前临床治疗方案主要包括病因治疗、内科综合治疗、人工肝支持治疗及肝移植。常用的内科治疗方法包括保护肝细胞、促进肝细胞再生、改善微循环、调节微生态和免疫状态、加强全身支持、监护和维护脏器功能、防治并发症等。肝衰竭的内科治疗尚缺乏特效药物和手段，虽然越来越多的新疗法（如体外细胞治疗、干细胞移植等）应用于肝衰竭的治疗中，但仍处于探索阶段，疗效有待验证。中西医结合治疗能有效缓解患者的临床症状、促进黄疸消退、改善患者的预后，其治疗有独特之道。

慢加急性/亚急性肝衰竭属于中医学急黄（或瘟黄）的范畴。患者主要证候为面目、皮肤、小便骤然发黄，伴有极度乏力、恶心、呕吐等全身及消化道症状，部分患者可伴身热、烦渴，甚则神昏、谵语或嗜睡，舌红绛、苔黄燥，脉弦数或弦细数。其致病因素包括外感时邪疫毒，或饮食所伤、饥饱失常、嗜酒，或脾胃虚弱，或药物毒物等。其病位主要在肝，横连于胆，克伐脾胃，上行于脑或陷于心包，下及于肾，最终导致血脉受损，脾肾亏虚，肝胆脾肾俱损。基本病机为在慢性肝病基础上，湿热毒邪互结交蒸于脾胃，蕴结中焦，熏蒸肝胆，肝胆疏泄失司，胆液不循常道，则外溢肌肤而见身、目、小便发黄。慢加急性/亚急性肝衰竭证候均为本虚标实，实证中以毒、热、湿、瘀为主，虚证以阳虚、气虚、阴虚最为常见，疾病早期以实证为主，中期多表现为虚实夹杂，晚期多表现为阴阳气血俱损，则以虚证为主。治疗上根据不同发病阶段的特点，根据主要病机、主症遣方用药，同时根据次症、兼夹症进行辨证加减。临床上采用中西医结合治疗的方法，各取所长从而优势互补，达到提高临床疗效、减轻患者痛苦、改善预后的目的。

一、李昌源诊治慢加急性肝衰竭医案 1 则

孙某，男，36 岁。

初诊：1978 年 5 月 28 日。

主诉：身目发黄，腹胀呕吐 1 月余。

病史：既往身体健壮，但有肝炎病史，嗜酒史。1978 年 4 月突发身目发黄，腹胀呕吐，于某西医院住院治疗 1 月余病情逐渐加重。

现症见：身目发黄，黄色鲜明，其色如金，口唇指甲唾液均黄，烦躁嗜卧，胁胀满，高热呕吐，不能食，鼻衄，齿衄，大便六七日不解，小便量少，色如浓茶汁。

诊查：黄疸指数 120 μmol/L，ALT 480 IU/L。

西医诊断：慢加急性肝衰竭。

中医诊断：瘟黄。

辨证：热毒炽盛，灼伤肝胆，并阳明腑实证。

治法：清热通腑。

方药：茵陈蒿汤合小承气汤加味。

处方：茵陈 30 g，栀子 12 g，大黄（后下）15 g，枳实 12 g，厚朴 10 g，消石 30 g，猪苓 10 g，泽泻 10 g，滑石 30 g，板蓝根 20 g，鲜车前草 10 株，金钱草 30 g，田基黄 20 g，鲜茅根 20 g，犀角粉（吞）1.5 g，牡丹皮 10 g。服法：1 日 3 次，水煎服。并加用安宫牛黄丸，1 日 2 次，每次温开水吞 1 丸。中药连服 3 剂。

二诊：大便通畅，胁胀减轻，病情好转，守原方再进 3 剂。

三诊：饮食增加，烦躁嗜卧消失，腹平软，小便色赤量多。方用茵陈蒿汤合大柴胡汤加减以和解攻里、清热退黄为治。药用：茵陈 30 g，大黄（后下）10 g，栀子 10 g，柴胡 10 g，黄芩 10 g，生地黄 20 g，牡丹皮 10 g，金钱草 20 g，田基黄 20 g，犀角粉（吞）1.5 g，大青叶 10 g，板蓝根 20 g，鲜车前草 10 株，鲜茅根 20 g，连服 6 剂，停服安宫牛黄丸。

四诊：诸症消除，精神舒畅，脉舌正常。肝功能 3 次检查属正常范围。给予健脾和胃、清热解毒药以巩固疗效。方用香砂六君子汤佐以清热解毒之品，调理月余，痊愈出院。

按语：李昌源是第一批全国老中医药专家学术经验继承工作指导老师。他从中医论治肝衰竭的治疗，主要注重四个方面：①清热解毒。李老认为本病是湿热疫毒内侵肝胆、热蕴于内、不得外散所致，故清热解毒是针对病因的治本之法，重清热解毒之品，以捣其根，折其势，多能阻止病情恶化。李老治疗本病，常以较大剂量清热解毒之品投之。②利湿通腑，前后分消。黄疸多为湿热内盛、邪无从出而致，出现身目尿黄、发热、腹胀满、恶心呕吐、鼻衄、齿衄等症状，正如仲景在《金匮要略》中指出："诸病黄家，当利其小便""黄疸腹满，小便不利而赤，自汗出，此为表和里实，当下之"。利湿通腑，前后分消，则可使湿热疫毒速从二便出，邪气去，则诸病可解，乃标本兼治之法。李老治疗本病，喜用茵陈蒿汤合小承气汤加味，或用茵陈蒿汤合大柴胡汤随证加减。③活血化瘀。肝主藏血，湿热疫毒内侵肝胆，疏泄失常，则瘀血内停，瘀血不去，可使黄疸加深，病情加重，即黄疸越深，瘀越重；瘀越重，黄疸亦越深，故黄疸持续不退。因此，李老认为清热泄腑，需佐以化瘀之品。④凉血开窍。若见邪伤营血，内陷心包的证候，当急投清营凉血之品，增用安宫牛黄丸或紫雪丹之类，以凉血解毒，清心开窍，可转危为安。此则医案从标本论治，以清热解毒、凉血化瘀为基本治法，佐以利湿通腑之品，方切病机，辨证合拍，同时注意顾护胃气，故获奇效。

二、谌宁生诊治慢加急性肝衰竭医案 2 则

案 1：陈某，男，45 岁。

初诊：2007 年 5 月 13 日。

主诉：发现 HBsAg/HBeAg/HBcAb（＋）3 年，身目黄染、食欲下降 10 天。

病史：患者因"发现 HBsAg/HBeAg/HBcAb（＋）3 年，身目黄染、食欲下降 10 天"，于 2007 年 5 月 13 日入院。

现症见：巩膜、皮肤黄染，高度乏力、纳呆、腹胀、口干、口苦，朱砂掌，舌尖红、舌苔腻稍黄，脉弦。

诊查：入院后查 ALT 159 U/L，TBIL/DBIL 619/382 μmol/L，HBV-DNA 5.49×10^5 IU/mL，PT 44 s（PTA 13%）；

西医诊断：慢性乙型病毒性肝炎；慢加亚急性肝衰竭（晚期）。

中医诊断：肝瘟。

辨证：湿热瘀黄（阳黄证）。

治法：凉血解毒，化瘀退黄。

方药：清营汤加减。

入院后西医予以血浆、白蛋白支持疗法、拉米夫定抗病毒治疗、促肝细胞生长素、前列地尔、还原性谷胱甘肽护肝治疗，期间进行人工肝血浆置换治疗4次。治疗后患者无明显好转，并出现腹腔积液、急性胰腺炎、肠道感染等。

二诊：2007年5月29日。临床表现同前，并见腹胀、食后加重，舌质淡、苔白腻。辨证：脾虚湿热（阴阳黄证）。治法：温阳化湿，化瘀退黄。处方：绵茵陈30 g，白术10 g，制附片6 g，生大黄（后下）6 g，赤芍50 g，葛根30 g，丹参15 g，郁金10 g，薏苡仁30 g，白花蛇舌草15 g。

三诊：2007年6月6日。服药后情况：腹胀好转、食欲逐步增加。26日出院时情况：TBIL/DBIL 80/26 μmol/L，HBV-DNA $< 10^3$ IU/mL，PT 22 s（PTA 38%）。目前该患者仍在随访，肝功能一直正常。

按语：本例为慢加亚急性肝衰竭，凝血酶原活动度<20%，属晚期患者。该类患者病死率极高，达90%以上。有慢性肝病病史，急性起病，表现为黄疸，腹胀，口干口苦，舌质红、舌苔腻，中医辨证为湿热疫毒，应用清营汤加减以清热凉血解毒。治疗后患者无明显好转，并出现腹腔积液、急性胰腺炎、肠道感染，出现腹胀、食后加重，舌质转淡、苔仍腻等，考虑为虚实夹杂，虚为脾虚、实为湿热，总为脾虚湿热为患，应用茵陈术附汤加减以温阳化湿、化瘀退黄，用药后症状逐步改善、黄疸逐渐消退而出院。

慢加亚急性肝衰竭与过去所说慢性重型肝炎有许多共同之处，多在慢性肝病（尤其是肝硬化）的基础上，由于病毒的重新活动、合并其他病毒感染、服用损肝药物、缺氧、缺血等多种原因，引起肝衰竭。与传统黄疸以阳黄为主的情况不一样，其黄疸虽然出现较急，有湿热或瘀热的病机，但不能完全归于阳黄的范畴；同时，虽有乏力、食后腹胀、大便溏等脾虚因素，也不能完全归于阴黄，其病机实质为虚实夹杂，我们谓之阴阳黄。这类患者慢加亚急性肝衰竭较为常见。究其原因主要有三：一是该类患者多在肝硬化的基础上进一步发病，病程较长，久病必虚；二是该类患者长期用药，而且多为苦寒药物，久用易伤脾胃；三是该类患者多有门静脉高压性胃病、肠病，并有肠道菌群失调，易出现食欲下降、食后腹胀、大便溏泄等脾虚的表现，所以容易出现虚实夹杂的病因。在治疗过程中应注意顾护脾胃，并实时应用温阳通经的药物，以促使黄疸消退。

案 2：余某，男，40 岁。

初诊：1981 年 10 月 31 日。

主诉：慢性肝炎 5 年，觉神倦、纳差半个月。

病史：曾患慢性肝炎 5 年，近半月来，觉神倦、纳差、厌油，肝区胀痛，身目发黄，溲如浓茶，舌质红、苔黄腻，脉弦滑。因肝功能转氨酶明显异常，于 1981 年 10 月 27 日门诊以慢性活动性肝炎收入住院。以肝郁气滞兼湿热内蕴论治，予疏肝行气兼清湿热之剂，症情加重，黄疸加深，舌脉同前。10 月 31 日复查结果：转氨酶大于 200 单位（赖氏法），黄疸指数 105 μmol/L，TBIL 10.2 μmol/L，TTT 30 单位，ZnTT 20 U，HBsAg（＋）。

西医诊断：慢性重症肝炎。

中医诊断：肝瘟。

辨证：湿热内蕴证。

治法：清热解毒，利湿退黄。

方药：甘露消毒饮加减。

处方：藿香 10 g，石菖蒲 10 g，茵陈 30 g，滑石 15 g，木通 10 g，土茯苓 20 g，半枝莲 15 g，蔻仁 5 g，山栀 10 g，田基黄 15 g，板蓝根 15 g，甘草 5 g。

二诊：1981 年 11 月 5 日。上方连进 10 剂，病情日见好转，精神纳食渐佳，黄疸减退。11 月 9 日复查，转氨酶 43 单位，黄疸指数 55 μmol/L，TBIL 6 μmol/L，TTT 20 单位，ZnTT 17 U。前方获效，守方治疗。

三诊：1981 年 11 月 30 日。再进 20 剂，至 11 月 30 日化验，除 TTT 17 单位外，余皆正常。精神纳食均可，每餐进食 2~3 两，唯尚有轻微胁痛，腹胀，大便稀，日行 1~2 次。舌质淡红、边有齿痕，脉细微。热毒已清，肝郁脾虚之候未除，改拟疏肝行气、健脾利湿之法，用柴芍六君子汤加味。

四诊：1981 年 12 月 13 日。进服 10 余剂后，症状消失，精神、纳食恢复正常。复查肝功能正常。12 月 21 日痊愈出院，住院 55 天。

按语：中医无"重症肝炎"病名，但类似本病的记载，却屡见不鲜。如巢氏《诸病源候论》曰："脾胃有热，谷气郁蒸，因为热毒所加，故卒然发黄，心满气喘，命在顷刻，故为急黄也。"又《医宗金鉴》曰："天行疫疠发黄，名曰瘟黄，死人最暴也，盖是急黄耳。"由此可知重症肝炎属中医"急黄""瘟黄"范畴。乃湿热毒盛，弥漫三焦，侵犯脾胃，损伤肝胆，致胆汁排泄不循常道，浸渍于全身肌肤。因本症起病急骤，病情险恶，变化极快，属黄疸中之重症，与一般黄疸不同，应按温病辨证施治。甘露消毒饮乃是叶天士之方，王孟英推崇为"治湿温时疫之主方"。本方具有清热解毒、化浊利湿之功。方中豆蔻、菖蒲芳香化湿，宣升气机，使湿从上焦而解；茵陈、滑石清热利湿退黄，使热从下焦而除；治疗本证，常去射干、贝母、薄荷等清咽化痰之品，加板蓝根、白花蛇舌草、半枝莲、生大黄、枳壳等药，加强清热解毒作用，以达邪去正安之目的。此则医案使用甘露消毒丹后疗效颇佳。病情好转，黄疸渐退，精神纳食转佳，则宜按脏腑辨证，从滋补肝肾或调理脾胃着手。因本病病因为湿热瘟毒之邪最易消耗人的肝肾之阴和损伤人的脾胃之阳，故病情好转进入恢复期时，多见头晕疲乏、纳差腹胀、便溏、舌质淡白或白腻、脉细弱，为脾气虚弱，治宜益气健脾、疏肝和胃，可选用柴芍六君汤或参苓白术散加减。

三、陈建杰诊治慢加急性肝衰竭医案 1 则

徐某，男，53 岁。

初诊：2015 年 3 月 8 日。

主诉：反复乏力伴身目俱黄、溲黄 2 个月。

病史：患者既往有 HBsAg 阳性史 10 余年，未定期复查与进一步诊治。2015 年 1 月初，患者因劳累后出现乏力、纳差，继而身黄、目黄、溲色如浓茶。2 周前曾在外院住院治疗，诊断为慢性乙型肝炎，经治疗后无明显缓解，2015 年 3 月 5 日查肝功能：ALT 106 U/L，AST 92 U/L，TBIL 508.6 μmol/L，DBIL 308 μmol/L，ALB 29 g/L，PT 20.6 s，HBV-DNA 1.12×10^4 copies/mL。

现症见：患者身目俱黄，纳谷不馨，恶心，厌油，乏力，腹略胀，口苦口干，溲黄赤、色如浓茶，大便日行 1 次、色偏淡。舌质红、苔黄腻，脉弦数。

诊查：HBsAg（＋），抗 - HBs（－），HBeAg（－），抗 - HBe（＋），

抗-HBc（+）。腹部B超：肝损图像，胆囊炎，胆囊结晶，胰腺未显示。脾稍大。心电图：窦性心律，左前分支传导阻滞。肝脏MRI：未见占位和肝内胆管扩张。

西医诊断：慢加急性肝衰竭；慢性乙型病毒性肝炎。

中医诊断：急黄。

辨证：湿热蕴阻证。

治法：清热利湿，凉血解毒。

方药：茵陈五苓散加减。

处方：绵茵陈30g，虎杖30g，赤芍30g，金钱草30g，车前草30g，丹参30g，茯苓15g，黄芩5g，鸡内金15g，陈皮6g，制半夏9g，枳壳9g，猪苓15g，郁金15g。

二诊：2015年3月12日。患者身目俱黄，胃纳欠馨，乏力，腹胀明显，无恶心呕吐，口苦口干减轻，溲黄赤、色如浓茶，大便溏。舌质红、苔薄黄腻，脉弦。治疗继续前上方加苍术、白术各12g，青皮6g，继服。

三诊：2015年3月27日。患者身目色黄明显好转，口苦干不显，腹仍胀，无腹痛，无呕恶，无发热，纳寐可，大便可、日2次、色转淡黄。舌质红、苔薄白腻，脉弦。肝功能：ALB 28 g/L，ALT 67 U/L，AST 104 U/L，TBIL 258.2 μmol/L，PT 18.8 s。B超检查：大量腹腔积液。守前方加陈葫芦瓢60g，煎汤代水，继服。

四诊：2015年4月23日。患者目略黄，无口苦口干，无腹胀腹痛，无恶心呕吐，纳寐可，溲略黄，大便微溏。舌淡红、苔薄白腻，脉弦。肝功能：ALB 32 g/L，ALT 46 U/L，AST 63 U/L，TBIL 52 μmol/L，DBIL 35.6 μmol/L。PT 16.3 s。HBV-DNA低于检测下限。B超提示腹腔积液基本消退。因症情基本平复，予出院门诊继续服药调治，随访半年，症情平稳，实验室检查均基本复常。

按语：慢性肝炎病程绵长，甚者长达数十年之久，"湿"邪在其发病过程中扮演着重要角色，正如《金匮要略》所云："黄家所得，从湿得之。"湿性缠绵，郁于体内，郁而化热，湿热蕴结，阻滞气机，肝气郁结，横犯脾土，脾失健运，出现"黄疸""胁痛""积聚"等临床病证。慢加急性肝衰竭则是在慢性肝炎基础上出现急性肝衰竭的表现，当归因于体内毒邪炽盛，湿热毒邪，诸邪竞盛，出现"急黄""瘟黄"等病证。医者认为其毒邪主要是外来之毒，因乙型肝炎是由乙型肝炎病毒引起的，故属于中医毒邪的

"外来之邪"范畴。在其发病机制中，湿热之邪与外来毒邪致病贯穿始终，因此清热化湿解毒的治则也应贯穿始终。故此案采用茵陈五苓散加减，方中绵茵陈、虎杖、金钱草、黄芩清热利胆，茯苓、猪苓、车前草淡渗利湿，赤芍、丹参凉血活血，鸡内金、枳壳、郁金、陈皮、制半夏疏肝理气消滞。二诊时考虑"伤中碍胃，徒损正气"，故先从"湿"邪入手。《本草崇原》云："凡欲补脾，则用白术；凡欲运脾，则用苍术；欲补运相兼，则相兼而用。"苍术燥湿以运脾兼可解表除湿，白术健脾以燥湿兼以益气固表，二术相伍，补运相兼，脾气得健，湿浊得化，可图病瘥。陈皮行气健脾兼可除湿，加青皮疏肝破气兼可散结止痛，二者相配，陈皮以升为主，青皮以降为要，一升一降，既可调和肝脾，又可化三焦湿邪，既奏疏肝健脾、理气除湿之功，又助二术化湿，此为健脾化湿之用。三诊患者邪势渐退，病情始缓，肝功能指标明显改善，但出现水湿内停，聚于腹腔，有成鼓胀之虞，遂以陈葫芦瓢利水消肿，更利湿邪自小便而去，不令反复。至四诊患者病势渐平，终使疾病痊愈。

四、乔保钧诊治慢加急性肝衰竭医案 1 则

田某，30 岁，医院职工。

初诊：1967 年 12 月 29 日。

主诉：患肝炎 10 余年，腹胀、黄疸 1 个月。

病史：病者患肝炎 10 余载，屡经中西药治疗及长期休养未获显效，半个月前出现腹部胀大、周身黄疸，确诊为肝硬化腹腔积液，由疗养院转住某医院，经西药保肝、利尿治疗 10 多天，病情不减，继而昏迷，于 12 月 29 日转回所在医院。

现症见：意识模糊，时而嗜睡难醒，时而烦躁谵语，全身皮肤发黄，形体消瘦如柴，口气秽臭难闻，多日不知索食，小便点滴不畅，大便秘结不通。

诊查：腹部膨隆如蛙（腹围 87 cm），触之有液体波动感及移动性浊音，腹壁静脉明显曲张，肝脾触及不满意；右下肺可闻及细湿啰音，肠鸣音减弱，肝功能：黄疸指数 50 μmol/L，TTT 6 单位，CCFT （+++），ZnTT 11 U，ALT 170 U/L，TP 66 g/L，ALB 25 g/L，GLO 41 g/L。

西医诊断：昏迷（肝昏迷）；鼓胀（肝硬化腹腔积液）；黄疸（肝细胞性）。

中医诊断：肝瘟。

辨证：察其舌质红暗略紫、苔微黄厚腻，切其脉弦细无力。此系肝病日

久，脾胃受损；气虚血瘀，痰湿内聚，湿郁化热，痰热交阻，蒙蔽心窍。

治法：急宜清心豁痰宣窍治其标，兼益气健脾、疏肝清热、活血化瘀治其本。

方药：①安宫牛黄丸3粒，用犀角粉3g煎水化服，每4小时1次，每次半粒；②党参15g，麦冬9g，金钗石斛3g，白术15g，郁金9g，山栀子5g，清半夏5g，赤芍9g，田三七（冲服）3g，生白芍30g，白茯苓30g，连翘30g，炙甘草5g，生姜1片，水煎服，徐徐服进。

二诊：1968年1月1日。精神好转，意识渐清，知饥欲食，黄疸有退，小便增加，但腹痛拒按，大便5日未解，舌苔黄厚腻微黑，脉弦细而实。病情呈缓解之势，治仍以原法为主，佐以理气导滞。处方：党参9g，麦冬9g，金钗石斛5g，郁金9g，牡丹皮12g，山栀子9g，赤芍15g，白芍30g，连翘30g，槟榔8g，枳实9g，白术9g，犀角粉（冲服）5g，炙甘草3g，水煎温频服。

三诊：1968年1月4日。服上药后，当晚排燥屎10余枚，腹痛减轻，遂去枳实、槟榔，增厚朴5g，又进2剂，大便通畅、日行3次、量多成形、其色棕黑，二目黄染明显消退，皮肤黄染已微，舌质红、苔薄黄微黑，脉弦细数、但较前有力。病邪败退，宜穷追不舍，再宗上方：党参12g，麦冬9g，金钗石斛6g，郁金9g，牡丹皮12g，山栀子9g，赤芍15g，白芍30g，连翘30g，犀角粉5g，白术12g，生地黄12g，炙甘草3g，2剂水煎服。

四诊：1968年1月5日。患者自诉昨晚因过食柿饼等食品至次晨8点腹痛难忍，当即予川楝子12g，延胡索12g，急煎服用，又给砂仁9g，吴茱萸15g，研末冲服5g，余药以醋调涂于痛处，10时许解便1次，有不消化食物，便后又给吴萸砂仁散5g，痛减，渐而入睡。下午解大便时受凉，发烧，12时体温达38.7℃，肌内注射百尔定1支，14时体温39.1℃，心率114次/分，神志又昏糊不清。此乃外感内伤，邪热闭窍。治以原法为基础，增疏表清热、消食和胃之品。处方：党参9g，柴胡9g，黄芩9g，连翘45g，郁金9g，牡丹皮9g，山栀子9g，赤芍12g，犀角粉6g，神曲12g，金钗石斛3g，麦冬12g，天花粉9g，生甘草3g。

五诊：1968年1月8日。上方服1剂，腹痛消失，神志略清，但体温不降（38.5℃），腹部胀满，大便不通，加生石膏15g，滑石9g，生山药9g，又服1剂，体温下降，但腹部仍胀大，上腹有压痛，小便深黄，粪稀如水，脉虚弦而数，舌质红、有瘀血点。依原方去生石膏、山药、赤芍，加三七 3 g，生白术 24 g，白芍 30 g，大腹皮 30 g，枳壳 6 g，又服 2 剂，体温复常，神志转清，饮食增进，仍腹部胀满，大便质软、色微黑，脉略数（84 次/分），舌质红、苔黄少津。上方略作加减：党参 9 g，柴胡 5 g，黄芩 9 g，连翘 30 g，牡丹皮 12 g，郁金 12 g，山栀子 12 g，赤芍 12 g，犀角粉 5 g（冲服），白芍 30 g，厚朴 9 g，田三七 6 g，广橘络 9 g，滑石 10 g，生地黄 9 g，白术 30 g，海南沉香 1 g（冲服），水煎服。

六诊：1968 年 1 月 23 日。上方出入服 12 剂，腹围递减至 70 cm，饮食增加，精神转佳，已能坐起，周身黄疸消退已尽，小便清长，大便成形，舌质淡红、苔黄，脉弦细弱，原方略行加减：党参 12 g，柴胡 5 g，黄芩 9 g，佩兰 15 g，山栀子 9 g，薏苡仁 30 g，牡丹皮 12 g，郁金 9 g，厚朴 12 g，猪苓 12 g，白术 45 g，茯苓 30 g，杭白芍 15 g，广橘络 9 g，连翘 15 g，海南沉香 1 g（冲），田三七 5 g（冲），水煎服。

七诊：1968 年 2 月 7 日。上方间或加阿胶、青皮、川芎等，续服 16 剂，病情日渐好转，精神大振，自行穿衣，下床活动，腹围减至 66 cm，舌质红、苔略黄腻，脉细弱；肝功能：TP 66 g/L，ALB 31 g/L，GLO 35 g/L，黄疸指数 14 μmol/L，TTT 4 单位，CCFT（+）。病情稳定，仍以原法进退：柴胡 5 g，生地黄 15 g，黄芩 12 g，麦冬 24 g，佩兰 15 g，山栀子 12 g，厚朴 9 g，川芎 5 g，杭芍 12 g，白术 45 g，党参 12 g，猪苓 12 g，泽泻 12 g，海南沉香 1 g，水煎服。

至 10 月 5 日，始终以疏肝健脾、活血化瘀、淡渗利湿之法调理 10 个月，诸症基本消失，继以软坚散结、除癥消积之法，药用京三棱、莪术、藏红花、广陈皮、生大黄、炙土鳖虫、炙僵蚕、生黄芪炼蜜为丸，巩固疗效。1969 年 4 月 26 日肝功能复查：除 CCFT（+）、碘过敏试验（++）外，余皆正常，病瘥出院。1980 年 11 月追访，坚持全日上班，一直未再复发。

按语：本案初诊，病情重笃，乃肝病日久，脾胃受损，运化无权，痰湿内聚，湿郁化热，湿热交蒸，淫于营血，蒙闭心窍所致。当此神志昏迷、生命垂危之际，速投安宫牛黄丸（犀角煎水化服），清心豁痰宣窍，急治其标，待君主复明，危逆已过，再以益气养阴、疏肝健脾、清热凉血、理气活瘀治其本。因其病程迁延，邪气久羁，体虚气馁，虽腹腔积液严重，亦始终不用峻利逐水之剂，贸然用之，必耗伤元气，重伐脾胃，湿疫复生，腹腔积液再起，昏迷再现，再治难矣，诚如张景岳所云："去水斗许，肿胀顿消，效诚速，但不顾人之虚实，不虑人之生死，惟以见效索谢而去，不知随消随胀，不数日而腹胀必愈甚……"；虽应补气，亦不轻用温补大剂，以防壅滞助热，如叶天士所云："不可就云虚寒而投补剂，恐炉烟虽熄，灰中有火也"；虽当益阴，亦避免滋腻厚味，以防滋腻困脾助湿，胶着难解，如吴鞠通所言："润之则病深不解"；虽腹痛、拒按、便结不通，仅用槟榔、积实理气导滞，不用大黄、芒硝荡涤导泄，否则更伤脾阳，将如吴鞠通所诫："下之则洞"；虽有身热外感表证，但不宜辛温解表发汗，仅加连翘、柴胡、黄芩疏表清热，以防辛温之品助热伤阴，更蒙清窍内闭心包，酿成大患。总之，治疗始终，时时以顾护正气为要，审时度势，且战且防（益气且防过而化燥，养阴且防滋腻助湿，清热且防寒凉伤阳，理气且防耗散正气，泻下且防脾气下陷），清利疏下寓于补法之中，使正气渐复、邪气败退，不仅转危为安，而且彻底治愈。

五、汪承柏诊治慢加急性肝衰竭医案 1 则

白某，男性，37 岁。

初诊：1991 年 9 月 25 日。

主诉：不规则发热、黄疸进行性加深半个月。

病史：患者因慢性活动性肝炎曾用免疫激活剂治疗而逐渐发展为慢性重症肝炎，于 1992 年 2 月 28 日转入我科后，经用中、西药物治疗，TBIL 由 205 μmol/L 降至 133 μmol/L，PT/PTA 由 23.5 s/25.8% 恢复至 16 s/52%，因故未坚持治疗，自 6 月 22 日又出现不规则发热，体温 37.5～38 ℃，黄疸逐渐加深（TBIL 最高升至 260 μmol/L），PT/PTA 逐降至 21.5 s/18.3%，于 1992 年 7 月 7 日重新调整治疗。

诊查：TBIL 260 μmol/L，PT/PTA 21.5 s/18.3%，ALT 81 U/L，AST 110 U/L，T/A 75/36 g/L，WBC 3500～5500/mm³，中性粒细胞 48%～55%，红细胞沉降率正常。体温 37.5～38 ℃，皮肤、巩膜重度黄染，有肝掌、蜘蛛痣，心肺未发现异常，腹软，肝脾肋下未及，移动性浊音（－），双下肢无水肿。辅助检查：胸片正常。

治疗经过：用辨证中药治疗的同时，加用黄连素 2 g/d，口服，人血白蛋白 10 g/w，静脉滴注。

现症见：无明显自觉症状，不规则发热（下午体温最高 38 ℃），不用退热剂入夜体温自然正常，发热前无畏寒，热退后无汗。面色晦暗，舌质

暗、舌下络脉增粗延长、苔白。

西医诊断：慢性乙型重症肝炎；发热原因待查。

中医诊断：瘟黄。

辨证：气阴两虚，血分热毒。

治法：益气养阴，凉血解毒。

处方：生黄芪30 g，当归15 g，板蓝根30 g，赤芍60 g，葛根30 g，穿心莲30 g，丹参30 g，川芎15 g，金银花30 g，并于7月9日将人血白蛋白加至40 g/L。

二诊：1992年7月15日，加用人血白蛋白后第2天体温正常，TBIL 151 μmol/L，ALT 100 U/L，T/A 66/35 g/L，PT/PTA 20.5 s/36.4%。原方加金钱草30 g，海金沙30 g，郁金15 g，改丹参60 g，川芎20 g。

三诊：1992年7月30日，体温正常，TBIL 133 μmol/L，ALT 71 U/L，T/A 66/39 g/L，PT/PTA 19 s/41.7%。因 TBIL > 171 μmol/L 长达9个月，虽然其中有时下降到较低水平，但反复上升。长期高黄疸疑有肝内泥沙样结石，故加熊去氧胆酸100 mg，每日两次，口服。

四诊：1992年9月15日。未诉不适，TBIL 66 μmol/L，ALT 正常，T/A 77/44 g/L，PT/PTA 16 s/52%，出院后继续服药。

1993年1月5日复查，自我感觉良好，脸色红润有光泽，舌脉正常。查血 ALT < 30 U/L，TBIL 36 μmol/L，T/A 72/44 g/L，PTA 65.5%。继续服用中药调治。

按语：从本则医案可以看到重用赤芍治疗黄疸，是原中国人民解放军302医院汪承柏教授的经验。他首创的"凉血活血重用赤芍"治疗重症淤胆型肝炎在国内享有盛名。汪教授分析：长期高黄疸，湿热内蕴日久，深陷血络以致血瘀，瘀久化热，瘀热胶结，致使黄疸持久不退或进行性加深。"血瘀在内，则时时体热而发黄""蓄血在下焦，使之黄"。现代医学研究也证实，长期重度黄疸肝炎有血液黏滞度增加、肝脏血流量减少、肝脏微循环障碍等特点。病程长是血瘀之根，血瘀重导致血热。重度黄疸治疗宜着重于血瘀，"蓄血一行，热随血泄，黄随泄减"。故重用赤芍起到凉血活血之功效。

六、成冬生诊治慢加急性肝衰竭医案1则

张某，男，38岁。

初诊：2013年12月20日。

主诉：间断身目小便黄染 14 年，本次发作 8 天。

病史：患者 14 年前不明原因出现身目小便黄染，曾去当地医院诊断为急性黄疸型乙型肝炎，经治疗 1 个月后，各项化验指标恢复正常后停止治疗。10 年前劳累后诸症复发，出现身目小便黄染，伴乏力、纳少，在当地医院服中药治疗 1 个月后，症状消失。之后病情稳定，时觉身困乏力，间断在当地医院口服中药治疗。2013 年 12 月 12 日劳累后病情反复，出现深度黄疸，明显消化道症状及极度疲乏等。肝功能：TBIL 187.5 μmol/L，DBIL 105.2 μmol/L，ALT 452 U/L，AST 507 U/L，A/G 35/30；乙肝系列：HBsAg、HBeAg、HBcAb（＋）；PTA 35%；腹部 B 超：肝光点增多，脾稍大。诊断为慢性重型乙型肝炎住某西医医院，给西医"抗病毒（恩替卡韦片 0.5 mg，每日 1 次，口服）、促肝细胞再生、调整免疫、改善凝血机制、补充新鲜血浆和人血白蛋白注射液及对症支持"等治疗 1 周，未见明显效果而来中医就诊。

现症见：身目小便俱黄、面色晦暗，伴畏寒乏力，脘腹胀满，纳差，恶心欲吐，鼻衄少许，大便溏稀，舌质淡红、体胖、苔白腻，脉沉细弱。

西医诊断：慢性重型乙型肝炎。

中医诊断：黄疸（阴黄）。

辨证：寒湿中阻证。此为湿热毒邪，羁留日久，迁延难愈，湿胜伤阳致阳虚湿盛，而发展为阴黄。由阳虚寒湿内生，阻滞中焦，影响肝胆之疏泄功能，胆汁不循常道而外溢导致。

治法：健脾和胃，温化寒湿，利胆退黄。

处方：茵陈术附汤加味。

方药：茵陈 30 g，白术 25 g，茯苓 20 g，干姜 10 g，制附子 10 g，清半夏 10 g，厚朴 15 g，鸡内金 15 g，仙鹤草 30 g，赤芍 15 g，茜草 10 g，金钱草 30 g。水煎分早、晚 2 次温服，每日 1 剂。

二诊：2013 年 12 月 27 日。身目小便黄染好转，畏寒乏力较前减轻，纳食增加，舌脉同前，继原方加黄芪 30 g 以加强健脾益气之力。

三诊：2014 年 1 月 5 日。身目、小便黄染明显减轻，恶心欲吐、脘腹胀满消失，畏寒乏力好转，纳食增加，大便正常，夜寐多梦。原方加炒枣仁 30 g 以宁心安神。

四诊：2014 年 1 月 12 日。诸症明显减轻，复查肝功能明显改善。此后一直守方治疗 3 个月，黄疸消退，诸症消失。肝功能：TBIL 15.4 μmol/L，

ALT 68 U/L，AST 70 U/L，A/G 38/30；PTA 56%；乙肝系列：HBsAg、HBcAb（+）；腹部 B 超：肝光点增多，脾稍大。以归芍六君子汤加味柔肝健脾、活血软坚，巩固治疗半年余。于 2014 年 6 月随访，健康状况良好，脾脏回缩至正常范围。肝功能：正常；乙肝系列：HBsAg、HBeAb、HBcAb（+）；腹部 B 超：肝光点增多，胆胰脾声像图未见明显异常。

按语：本案例初起患急性黄疸型乙型肝炎，此后逐渐演变成慢性乙型肝炎，经过 10 多年时间，最后发展成慢性重型乙型肝炎。辨病属中医"黄疸"范畴。病本于湿，湿从热化，湿热互结发为阳黄。湿热毒邪，羁留日久，迁延难愈，每有湿胜伤阳致阳虚湿盛，而发展为阴黄，出现虚实夹杂证候，治疗采用标本同治、扶正祛邪的原则，扶正以温阳健脾为主，驱邪则以除湿退黄为辅，临床疗效显著。值得一提的是，本案例一直坚持治疗，病情未得到控制，追查其处方用药，几年来均以苦寒清热、利湿解毒为治疗大法。病初为阳黄，从该法入手，疗效显著。但因湿邪缠绵难愈，湿热久羁，正气亏耗，再久用苦寒清热利湿之法，湿热之邪未尽，损伤脾胃，更伤正气，终致气虚及阳，阳虚不能温化水液，聚而成湿。寒湿郁滞中焦，肝胆失于疏泄，故发为阴黄，使病情加重。所以，在临床治疗时，必须注意苦寒药伤胃之教训，遵照《金匮要略》"见肝之病，知肝传脾，当先实脾"之旨，时刻顾护阳气，尤其是脾肾之阳更为重要。

七、罗凌介诊治慢加急性肝衰竭医案 1 则

符某，女。

初诊：2011 年 5 月 5 日。

主诉：因神昏嗜睡、频频呕吐、面目俱黄及肝功能异常入院。

入院时肝功能：ALT 768 U/L，AST 775 U/L，TBIL 197.10 μmol/L，DBIL 109.20 μmol/L，IBIL 87.9 μmol/L；凝血五项：PT 17.5 s，INR 1.35，AT-Ⅲ 43%。

现症见：神昏嗜睡，呼之可应，极度乏力，身黄、目黄、尿黄，色如橘色。右胁不适明显，腹胀明显，胃脘部胀闷不适，时有泛酸，食纳极差，口干苦，呕吐频频，稍进食或饮水即吐。溲赤便秘，舌质红、苔厚黄腻，脉弦。

西医诊断：重型肝炎。

中医诊断：黄疸（急黄）。

辨证：湿热内蕴。

治法：清热利湿，通腑退黄。

方药：急肝二方加减。

因患者闻中药即吐，故以止吐为先，并改变给药途径，以中药保留灌肠为主。

处方：（口服中药）大黄甘草汤，以清热泻下止呕。大黄（1包6 g）4包，甘草（1包3 g）3包，沸水冲服，少量频服。

中药保留灌肠：急肝二方加减。以清热利湿，通腑退黄。处方：茵陈60 g，大黄（1包6 g）4包，鸡骨草30 g，田基黄20 g，半边莲15 g，半枝莲15 g，车前子15 g，泽泻15 g，栀子10 g等。浓煎至100 mL，保留灌肠用，1~2次/日。

辅助用药：清开灵、复方氨基酸等以清热解毒、护肝及支持治疗。治疗42天，患者症情明显好转，复查肝功能：ALT 87 U/L，AST 103 U/L，TBIL 52 μmol/L，DBIL 33.4 μmol/L，IBIL 18.6 μmol/L。出院后门诊继续治疗，以清热利湿、疏肝健脾为法立方，方选急肝二方加减治疗。

随访1个月，ALT基本正常，黄疸指数、TBIL均在正常范围。

按语：《金匮要略》曰："诸病黄家，但利其小便。"故治疗上以清热利湿为主，兼通利二便，采用急肝二方加减治疗。急肝二方为茵陈蒿汤加减而成。方中重用茵陈为清热利湿退黄的要药，栀子清泄三焦湿热，大黄降泄胃肠郁热。茵陈配栀子，使湿热从小便而去；茵陈配大黄，使郁热从大便而解，三药相合，使邪有出路，湿热从二便而去。罗凌介教授喜用田基黄，即《中药大辞典》所载之田基黄，产于我国南方田基、沟边潮湿草丛中，性味甘淡，微苦微寒，有清热解毒、渗湿行水、消肿止痛之功效，清而不克，乃治肝炎理想药物。鸡骨草亦可增强清热利湿之效，加入鸡内金、神曲固护胃气，甘草调和诸药。医圣张仲景在《金匮要略》中说："黄疸之病，以十八日为期，治之十日以上瘥，反剧为难治。"可见重型肝炎之难治。重型肝炎发病急，病情重，变化快，病死率高。治疗上应针对不同时期的不同发病机制，力争早期综合治疗和多途径给药，如口服、静脉滴注、灌肠、外敷等。如在发病极期，患者食欲极差、频繁恶心呕吐的情况下，可选择保留灌肠，中药保留灌肠可有效地清除肠源性内毒素，具有保护肠黏膜屏障、稳定内环境、避免肠道菌群失调、减轻细胞因子及其他炎症介质对肝脏损伤的作用。罗凌介教授经验方——急肝二方，在患者呕吐频频不能口服中药时可灵活改中药口服为中药保留灌肠，可健脾护肠，化瘀解毒。待病情稳定或好转后，

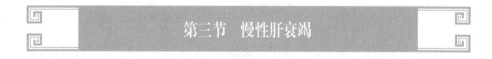

以内服药为主，以加速残留黄疸的消退，加快体力的恢复。另外，"见肝之病，知肝传脾，当先实脾"，还应注意根据疾病传变规律，先安未受邪之地，"防患于未然"。重型肝炎总的治疗原则应是发挥中西医各自的优势，早期发现，顿挫病势，针对重型肝炎病情发展各个阶段的主要矛盾，抓住重点，兼顾全面的综合治疗，以维持患者的生命，防治各种并发症，阻止肝细胞继续坏死，促进肝细胞的再生，恢复机体内环境的平衡，最大限度地促进病体康复。

<h2 style="text-align:center">参 考 文 献</h2>

[1] 中国中西医结合学会. 慢加急性肝衰竭中西医结合诊疗专家共识 [J]. 临床肝胆病杂志，2021，37（9）：2045-2053.

[2] 肝衰竭诊治指南（2018年版）[J]. 临床肝胆病杂志，2019，35（1）：38-44.

[3] 李昌源. 重症肝炎的中医临床治疗 [J]. 贵阳中医学院学报，1988（1）：17-18.

[4] 朱文芳，孙克伟. 谌宁生医案精华 [M]. 北京：人民卫生出版社，2015.

[5] 商斌仪，卓蕴慧，陈逸云，等. 陈建杰治疗慢加急性肝衰竭（急黄）验案一则 [J]. 中医文献杂志，2017，35（1）：40-42.

[6] 乔振纲. 乔保钧医案 [M]. 北京：北京科学技术出版社，1998.

[7] 汪承柏. 中西医结合诊治重度黄疸肝炎 [M]. 北京：中国中医药出版社，19.

[8] 高凤琴，路波. 名老中医成冬生临证撷要 [M]. 西安：陕西科学技术出版社，2018.

[9] 蔡敏，程亚伟. 罗凌介学术经验集 [M]. 北京：中国中医药出版社，2016.

<h2 style="text-align:center">第三节　慢性肝衰竭</h2>

慢性肝衰竭是指在肝硬化基础上，缓慢出现肝功能进行性减退，导致反复腹腔积液和（或）肝性脑病等为主要表现的慢性肝功能失代偿。在我国引起肝衰竭的主要病因是肝炎病毒感染，其次是药物及肝毒性物质（如酒精、化学制剂等）。儿童肝衰竭还可见于遗传代谢性疾病。其发病机制、组织病理和临床表现与过去的慢性乙型重型肝炎类似。其诊断标准是在肝硬化基础上，缓慢出现肝功能进行性减退和失代偿：①血清 TBIL 升高，常 <10×正常值上限；②ALB 明显降低；③血小板明显下降，PTA≤40%（或 INR≥

1.5），并排除其他原因者；④有顽固性腹腔积液或门静脉高压等表现；⑤肝性脑病。在治疗上，目前慢性肝衰竭的内科治疗尚缺乏特效药物和手段。原则上强调早期诊断、早期治疗，采取相应的病因治疗和综合治疗措施，并积极防治并发症。肝衰竭诊断明确后，应动态评估病情、加强监护和治疗。

慢性肝衰竭，属中医"肝瘟"范畴。肝瘟系指湿热疫毒内攻，肝脏严重受损，并伤及营血，内闭心神，以乏力、恶心纳差、黄疸迅速加深，甚至神志昏蒙、出血等为主要表现的疫病类疾病。

一、钱英"逆流挽舟"法治慢性肝衰竭医案 2 则

案 1：患者，男，38 岁。

初诊：2011 年 9 月 6 日。

主诉：间断乏力、纳差、肝功能异常 15 年，伴身目尿黄 2 周。

现症见：患者极度乏力，身目发黄，痞满，纳食差，便溏，小便黄。

诊查：皮肤、巩膜中度黄染，面色晦暗，肝掌（＋）、蜘蛛痣（＋），腹腔积液征可疑，双下肢凹陷性水肿。肝功能：ALT 26 U/L，AST 39 U/L，TBIL 5.32 mg/dL，DBIL 3.82 mg/dL。乙肝五项：HBsAg（＋），HBeAg（＋），HBcAb（＋）。舌质红、苔白厚腻，左脉沉细，右脉沉弦。

西医诊断：慢性肝衰竭；病毒性肝炎（乙型）。

中医诊断：瘟黄。

辨证：气虚血滞、湿毒阻络。

治法：益气通络，化湿退黄。

方药：自拟方。

处方：生黄芪（单煎 1 小时，兑服）60 g，西洋参（单煎 1 小时，兑服）10 g，茵陈（先煎）150 g，猪苓 30 g，丹参 15 g，茜草 15 g，川厚朴 10 g，川黄连 6 g，熟大黄 3 g，大黄炭 10 g。14 剂，水煎服，每日 1 剂。

二诊：2011 年 9 月 20 日。患者四肢末端不温，大便溏薄，脘腹痞满，声低懒言，舌淡、苔白腻，脉沉细。证属脾阳不振、湿困痰阻，上方加重温阳补气、行气除湿之品。处方：西洋参（单煎 1 小时，兑服）30 g，生黄芪（单煎 1 小时，兑服）120 g，茵陈（先煎）180 g，党参 15 g，生白术 20 g，干姜 6 g，茯苓皮块 15 g，升麻 15 g，广木香 6 g，草豆蔻 6 g，大腹皮 15 g，防己 30 g，川厚朴 10 g。14 剂，水煎服，每日 1 剂。

三诊：2011 年 10 月 11 日。患者体力渐复，食欲好转，黄疸渐退，舌

质淡、苔白，脉沉。证属气虚血滞、余邪未尽，治以益气健脾、活血退黄。

处方：西洋参（单煎1小时，兑服）15 g，生黄芪（单煎1小时，兑服）120 g，茵陈（先煎）120 g，党参15 g，生白术20 g，猪苓20 g，三七10 g，泽兰20 g，金钱草15 g，丹参20 g，桃仁12 g，红花15 g，广郁金12 g，川厚朴10 g。20剂，水煎服，每日1剂。经治疗，患者腹腔积液逐渐消退，肝功能恢复正常，症状缓解。

按语：对于慢性肝衰竭合并黄疸的治疗，钱老认为慢性肝衰竭大多病史较长，故多虚、多瘀，往往寒热错杂，如治疗当中过度使用清热解毒之品，伤及正气，使病情转为阴黄、黑疸等病则更加难治，甚至加重病情，治疗应遵循辨证论治的基本思想，重视人体正气，将扶正祛邪贯穿始终，即"逆流挽舟"法诊治慢性肝衰竭，其祛邪不外乎清热解毒、祛湿化痰、活血化瘀等，而扶正则包括滋肝肾之阴、补肺脾之气、温脾肾之阳等。根据肝"体阴而用阳"理论，补肝体而益肝用，使元气充足，能祛邪外出，不致使邪气未除而正气先虚，炽盛之毒邪如顺风之船急转直下。本案中应用大剂量黄芪、西洋参补气扶正，同时"调理脾肾肝，中州要当先"，在补气时尤其重视补中气，兼顾脾胃功能，应用四君子汤加减化裁。此为"逆流挽舟"法的成功范例，在病情急重之时，并不被黄疸、腹腔积液、湿毒等实邪所惑，而一味用清热解毒退黄之药，佐以扶正，扶正兼以祛邪，先安未受邪之地，如逆流挽舟使正气充足则逐渐祛邪外出，逆其病势而使病愈。

案2：患者，男，59岁。

初诊：2004年4月30日。

主诉：肝病史18年，乏力、尿黄伴关节痛2年，加重1个月。

现症见：患者腹胀，口苦，便干，牙龈出血。

诊查，肝功能：ALT 364.5 U/L，AST 170 U/L，TBIL 5.16 mg/dL，DBIL 3.74 mg/dL；CHE 3229 U/L；PTA 51.5%。B超：肝硬化，腹腔积液少量，脾大，胆囊炎。舌质暗红、苔薄白，脉滑数。

西医诊断：肝炎、肝硬化（失代偿期），腹腔积液。

中医诊断：黄疸。

辨证：湿热瘀血发黄。

治法：清热利湿活血。

方药：茵陈蒿汤加味。

处方：茵陈80 g，栀子6 g，生大黄3 g，熟大黄3 g，牡丹皮15 g，丹参 15 g, 赤芍 15 g, 白芍 15 g, 郁金 12 g, 苦参 15 g, 水红花子 10 g, 芫蔚子 12 g, 猪苓 30 g, 半边莲 20 g。水煎服, 每日 1 剂, 服药 1 周。

二诊: 2004 年 5 月 9 日。查肝功能: ALT 115 U/L, AST 46 U/L, TBIL 5.22 mg/dL, DBIL 3.73 mg/dL; CHE 2192 U/L; PTA 27.3%。患者黄疸未退而 PTA 下降至 27.3%, 属于慢性肝衰竭的早期, 再诊舌脉舌淡红、苔薄白, 脉沉细, 面色晦黄, 虽近"阴黄", 且有急转直下而呈"瘟黄(急黄)"之势。改拟益气健脾为先, 清利湿热为辅, 方药予以黄芪六君子汤加味, 处方: 生黄芪 30 g, 党参 10 g, 白术 15 g, 茯苓 15 g, 炙甘草 15 g, 陈皮 6 g, 法半夏 10 g, 薏苡仁 30 g, 滑石 30 g, 当归 10 g, 赤芍 10 g, 白芍 10 g, 麦冬 15 g, 五味子 10 g, 黄连 5 g, 栀子 10 g, 龙胆草 5 g。水煎服, 每日 1 剂。

三诊: 2004 年 5 月 21 日。患者腹腔积液渐消, 已无明显不适, 舌淡, 脉沉。继拟温肾以助气化之法, 予以金匮肾气丸合五子衍宗丸加味, 处方: 熟地黄 40 g, 山萸肉 20 g, 山药 20 g, 牡丹皮 15 g, 茯苓 15 g, 泽泻 15 g, 肉桂 5 g, 附子 5 g, 枸杞 15 g, 菟丝子 15 g, 五味子 10 g, 怀牛膝 15 g, 菊花 10 g, 牡蛎 20 g。水煎服, 每日 1 剂。

四诊: 2004 年 6 月 18 日。查肝功能: ALT 29 U/L, AST 24 U/L, TBIL 1.8 mg/dL, DBIL 1.12 mg/dL; CHE 2974 U/L; PTA 72%。患者治愈出院。

按语: 慢性肝衰竭患者多属毒热瘀阻, 弥漫三焦, 早期或见急黄, 或与鼓胀并见, 依理应清热凉血, 通利二便, 使毒瘀顺流而下。但对于久病体衰、正不抗邪之慢性重型肝炎患者, 仿喻嘉言"逆流挽舟"法, 反用益气健中, 温肾扶阳, 逆流而上。不仅与清泄法并行不悖, 反而有助早期截断病势。此例患者年龄较大, 肝病病史长, 虽未达肝衰竭诊断标准, 但 PTA 已降至 27.3%, 有发展为慢性肝衰竭趋势, 初期清热利湿活血不效, 且乏力明显, 脉沉细, 舌淡红、苔薄白, 若一味清热转为阴黄, 极易导致急黄, 故应尽早顾护中州, 益气健脾兼以清利, 二法并行, 后以温肾扶阳, 助命门之火以利三焦气化, 气血畅通无阻, 黄疸得以消退, 肝体得以调养。如此以人为本, 整体调节, 有助于提高慢性肝衰竭患者的存活率, 恰合"上工救其萌芽"之论。

二、池晓玲诊治慢性肝衰竭医案 1 则

患者, 男, 24 岁。

初诊：2010 年 10 月 27 日。

主诉：发现慢乙肝 10 余年，身目尿黄 3 月余。

病史：患者既往有慢性乙型肝炎病史 10 余年。2010 年 7 月中下旬患者自觉纳差、乏力，并逐渐出现身目尿黄。2010 年 8 月 5 日查肝功能：ALT 210.2 U/L，TBIL 498 μmol/L。2010 年 8 月 6 日至某医院住院，予恩替卡韦抗病毒治疗，并给予护肝、退黄、补充血浆及白蛋白等治疗，出院前查肝功能提示 TBIL 399 μmol/L。2010 年 9 月 12 日出院后在当地医院开具并服用清热解毒祛湿类中药，身目尿黄再次加重，10 月 22 日复查肝功能，结果提示 TBIL 449.6 μmol/L，DBIL 292.4 μmol/L；凝血功能：PT 21.2 s，PTA 34%。2010 年 10 月 27 日至我院住院治疗。

现症见：神清，精神疲倦，乏力，身目重度黄染、晦暗如烟熏，腹胀，纳差，眠可，双下肢轻度浮肿，小便黄如浓茶样，大便稀烂、非陶土样便。舌暗红、边尖齿痕、苔白厚腻、中根薄黄腻，脉沉弦滑。

西医诊断：慢性肝衰竭。

中医诊断：肝瘟。

辨证：阴黄（肝郁脾虚，寒湿瘀阻）。

治法：温肝散肝健脾，散寒祛湿，活血退黄。

处方：熟附子（先煎）10 g，桂枝 5 g，赤芍 40 g，郁金 15 g，太子参 30 g，茯苓 10 g，白术 20 g，山药 30 g，鸡内金 10 g，桔梗 10 g，大腹皮 15 g，生姜 10 g，茵陈 45 g，泽泻 10 g，猪苓 15 g。处方 7 剂，每日 1 剂，水煎服。

二诊：2010 年 11 月 4 日。患者自诉服药后疲倦、乏力明显好转，身目尿黄、腹胀、纳差减轻，双下肢浮肿消退，苔黄白相间厚腻，余舌脉同前。肝功能检查：TBIL 383.2 μmol/L；凝血功能：PT 18.2 s，PTA 41%。处方：上方去鸡内金、桔梗、猪苓、大腹皮，赤芍加至 50 g，白术改为土炒白术 20 g，加酒大黄 10 g，枳壳 10 g。处方 7 剂，每日 1 剂，水煎服。

三诊、四诊及出院后继续予疏肝健脾之和合疏养方（主要由柴胡、黄芩、党参、茯苓、郁金等组成）加减治疗 2 个月，黄疸基本消退，复查肝功能：TBIL 33.8 μmol/L，凝血功能正常，其后随访病情稳定未再复发。

按语：本例患者既往有慢性肝病基础，此次黄疸发作，病程迁延，失治误治，中阳虚损。就诊时患者身目黄染晦暗如烟熏，根据其他症状及舌脉表现，可归属为黄疸的中期，病势相对较重，已出现湿从寒化而致阴黄，病程日久，已出现寒湿瘀结之象，并因邪盛正亏，出现腹胀等土败木乘的症状，故辨证为阴黄（肝郁脾虚，寒湿瘀阻）。运气辨证方面，患者 1986 年 3 月出生，为水运太过之年，少阳相火司天，素体水气盛，易寒凝，火郁，升散不足；发病之日为 2010 年下半年，为金运太过之年，厥阴风木在泉，易燥凉，木郁，生气不足；素体运气体质特点，合以发病时的运气特点，当出现寒凝木郁特点的病证。五行体质辨证方面，根据患者体形、性格等特点，辨为木行人体质，黄疸为病，该体质易出现阴黄之证。参合辨之，总属肝郁脾虚、寒湿瘀阻，治疗当以温肝散肝健脾、散寒祛湿、活血退黄为法。方以茵陈术附汤合四君子汤、五苓散加减，方中以桂枝、熟附子温肝，赤芍、郁金散肝，太子参、茯苓、白术等健脾祛湿，桔梗、大腹皮、茵陈、五苓散等从上、中、下三焦祛湿利水。二诊时患者浮肿消退，减利水之品；但舌苔仍厚腻，湿邪仍甚，气化不利，改为土炒白术、加用酒大黄以加重祛湿之力，使湿从大便而走，并加用枳壳以促气化。此时黄苔始现，正气始复，加重赤芍以散肝活血，活血退黄。三诊、四诊时邪已大去，予以疏养肝脾之品以善其后，故临床获得满意疗效。

三、乔保钧诊治慢性肝衰竭医案 1 则

孙某，男，43 岁。

初诊：1989 年 5 月 18 日。

主诉：身目尿黄 3 月余，加重 1 个月。

病史：患者 3 年来常右胁下隐痛，多次肝功能检查均提示为慢性肝衰竭。屡经中西药治疗诸症一度减轻，近 3 个月因情志不遂而加重并出现黄疸，在某医院服茵陈蒿汤月余，不仅黄疸未退，且腹胀、便溏为重。

现症见：右胁持续隐痛，腹胀满闷，口淡无味，食欲缺乏，乏力神疲，小便微黄，大便溏泄每日 2~3 次。

诊查：形体消瘦，面色暗黄，舌质淡红、苔白而腻，脉沉弦无力。5 月 16 日肝功能检查，黄疸指数 18 μmol/L、TTT 11 单位、ALT 130 U、尿三胆（＋）。

西医诊断：黄疸性肝炎、慢性肝衰竭。

中医诊断：肝瘟。

辨证：中阳不振，寒湿不化，阻碍肝之疏泄，气机郁滞。

治法：温中化湿，健脾和胃。

处方：生黄芪 30 g，嫩桂枝 6 g，制附子 7 g，炒白芍 30 g，土扁豆 15 g，苦杏仁 9 g，白茯苓 30 g，六神曲 3 g，金钱草 9 g，炙甘草 9 g，生姜 3 片，大枣 3 枚，9 剂，水煎服。

二诊：精神转佳，脘腹胀满消失，纳食增进，但肝区仍痛，大便次数减为每日 1 次，仍溏不成形，小便利而黄，舌质暗红、苔微黄腻，脉沉弦缓。中阳已振，脾运得复，但肝气郁滞，寒从热化，再治应在温中健脾基础上加强疏肝活瘀、清热化湿之功。上方去制附子，加延胡索 15 g，鳖甲 13 g，粉牡丹皮 9 g，白茅根 30 g，鲜车前草 5 棵，9 剂，水煎服。

三诊：饮食复常，体重有增，面色由暗变红，肝区痛减，大便成形，小便清利，舌质红、苔薄黄，脉沉弦，效不改方，击鼓再进，上方继服 9 剂。

四诊：精神转佳，胁痛消失，食欲旺盛，面色红润，二便调和，六脉和缓，舌质红、苔薄黄，肝功能检查：黄疸指数 5 μmol/L，TTT 9 单位，ALT 80 U、尿三胆（－）。症状既失，重在巩固，取上方 7 剂，共为细末，装胶囊，每次 5~7 粒，每日 3 次，连服 2 个月后，肝功能复查各项均在正常范围，追访半年未再复发。

按语：本案诊为"黄疸性肝炎"无疑。但乔老并未囿于西医诊断一见肝炎便不问青红皂白地清热"消炎"，而是吸取茵陈蒿汤不效的教训，抓住"中阳不振""脾虚胃弱""证属阴黄"的病理特点，大胆采用温中健脾法，既用桂枝，又用附子，药切病机，首战告捷，在中阳得振、脾运得健且寒欲化热之时，不失时机地加重疏肝活瘀、清热化湿之品，如此药随病转，施治有序，肝炎顽疾，终获痊愈。充分证明"见肝之病，当先实脾"确为行之有效的至理名言。

参 考 文 献

[1] 肝衰竭诊治指南（2018 年版）[J]. 临床肝胆病杂志，2019，35（1）：38－44.

[2] 杜宇琼，车念聪，孙凤霞，等. 钱英治疗黄疸学术思想探究 [J]. 北京中医药，2013，32（10）：736－737，743.

[3] 钱英. 截断逆挽法治疗慢性重型肝炎 [J]. 北京中医药，2008（2）：85－87.

[4] 蔡高术，黎胜，施梅姐，等. 池晓玲辨治黄疸经验 [J]. 广州中医药大学学报，2021，38（10）：2250－2253.

[5] 乔振纲. 乔保钧医案 [M]. 北京：北京科学技术出版社，1998.

第三章　病毒性肝炎

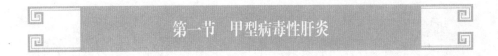

第一节　甲型病毒性肝炎

甲型病毒性肝炎又称为"甲型肝炎""甲肝"，是一种由甲型肝炎病毒（hepatitis A virus，HAV）引起的传染性疾病，多见于儿童和青年，主要通过粪—口途径传播，苍蝇和蟑螂等是其重要的传播媒介，日常生活中应该注意良好饮食卫生习惯、充分加热食物、灭蚊灭蝇和饭前便后洗手等，从而加以预防，接种疫苗亦是有效的预防措施。该病大多为急性起病，潜伏期为2~6周，一般不会发展为重症，可以导致肝细胞变性、坏死、炎症反应及增生等病理变化，临床表现以消化道症状为主，前期常常出现乏力、发热、恶寒、厌食、恶心、右上腹不适等症状，继而出现黄疸、乏力、肝大、脾大、肝功能异常等一系列临床表现。甲型肝炎是一种自限性疾病，一般不需要特殊药物治疗即可自行痊愈。但若出现黄疸，则往往需要治疗干预。

早在春秋战国时期就有关于黄疸的描述。如《素问·平人气象论》云："溺黄赤，安卧者，黄疸……目黄者曰黄疸。"《灵枢·论疾诊尺》云："身痛面色微黄，齿垢黄，爪甲上黄，黄疸也。"在病因方面，《金匮要略·黄疸病脉证并治》指出："黄家所得，从湿得之。"中医认为，黄疸的发生主要由湿浊之邪引起。湿从热化则为湿热，发为阳黄；湿从寒化则为寒湿，发为阴黄；湿热蕴积化毒，深入营血，内陷心肝，则可发为急黄。黄疸的病位主要在脾胃肝胆，而且往往是脾胃影响肝胆。在治疗上，应当注意掌握疾病的发展，分阶段治疗：初期应该注重化湿，以速退为顺，予以疏肝清热、温中利湿、凉血活血、解毒化瘀等法；恢复期则应该更加注重顾护脾胃。古代由于条件限制，未能区分病毒性肝炎的类型，而且病毒性肝炎所致黄疸的临床表现类似，因此对于病毒性肝炎的描述差异不大，本章节后文中将不再赘述。西医治疗甲型肝炎所致黄疸的主要方法包括保肝、对症治疗等，一般不需要抗病毒治疗。中西医结合治疗病毒性肝炎所致的黄疸（如中药联合西医内科治疗），可以迅速减轻症状、增强退黄效果等，从而更好地控制病情，减轻患者临床症状，实现中医和西医治疗的优势互补。众多名老中医治疗甲型肝炎所致黄疸颇具心得，在临床实践中积累了珍贵的病例，具体医案如下。

一、章真如诊治急性黄疸性肝炎医案 1 则

胡某，男，24 岁。

病史：患者皮肤及巩膜黄染 2 个月，当时在市某医院诊断为急性黄疸性肝炎，曾用中西药治疗，黄疸未见消退。

现症见：身目发黄，肝区痛，食欲缺乏，口苦，口干，恶心，大便能解，尿黄。

诊查：脉沉弦细，舌质暗淡、苔薄黄。肝功能检查：黄疸指数 38 μmol/L、转氨酶 82 U/L，乙肝三系（－）。

西医诊断：急性黄疸性肝炎。

中医诊断：阴黄。

辨证：肝郁气滞，湿热中阻，正虚邪陷，迁延不解，证属“阴黄”。

治法：疏肝化湿，扶正祛邪。

方药：茵陈术附汤加味。

处方：茵陈 40 g，炒山栀 15 g，黄芪 20 g，白术 10 g，附片 8 g，党参 15 g，虎杖 20 g，薏苡仁 30 g，茯苓 15 g，神曲 10 g，大黄 8 g，干姜 6 g，炙甘草 8 g，砂仁 6 g，每日 1 剂，服 5 剂，并嘱清淡饮食。

二诊：服完上方 5 剂，巩膜及皮肤黄染减退，右胁仍有隐痛，腹中胀气、食纳不佳，大便尚调，小便已清亮，脉沉细，舌暗淡、苔薄黄。

治法：疏肝益气化湿。

处方：茵陈 30 g，黄芪 20 g，白术 10 g，茯苓 10 g，桂枝 8 g，泽泻 10 g，干姜 8 g，附片 8 g，山栀 10 g，鸡内金 10 g，山楂 10 g，虎杖 20 g，当归 10 g，白芍 10 g，柴胡 8 g，服 5 剂。

三诊：患者自服上方 20 剂，症状大有好转，巩膜及皮肤黄染基本消退，腹不胀气，饮食恢复正常。肝功能复查：黄疸指数 9 μmol/L，转氨酶 60 U/L，脉弦细，舌暗红、苔薄黄。

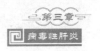

治法：疏肝益气。

处方：茵陈 20 g，山栀 10 g，黄芪 20 g，白术 10 g，茯苓 10 g，泽泻 10 g，鸡内金 10 g，山楂 10 g，当归 10 g，白芍 10 g，柴胡 8 g，香橼皮 10 g，再服 5 剂。

四诊：患者又自服 10 剂，自觉精神饮食均好，无任何不适，偶有腹胀，矢气后随即消失，肝功能复查：黄疸指数、转氨酶均在正常范围，脉弦细，舌暗红、苔薄黄，病势已退，身体逐步恢复，为了巩固疗效，给予丸剂，便于长期服用。

处方：当归 100 g，白药 100 g，白术 100 g，茯苓 100 g，柴胡 40 g，甘草 40 g，郁金 60 g，川楝子 60 g，黄芪 100 g，五味子 60 g，鸡内金 60 g，枳壳 60 g，党参 100 g，山楂 40 g，广木香 40 g，以上一料，研末蜜丸，每服 6 g，每日 3 次吞服，半年后追访，患者完全康复。

按语：本案中未记载急性黄疸性肝炎的具体诊断依据，考虑患者消化道症状较显著，结合外院的诊断结果予以该诊断。本案中患者湿从热化引发阳黄，因禀赋素弱，脾虚寒湿内困，肝木不易疏泄，正虚邪陷，迁延不解，由阳黄转为阴黄，日久不退，故治以健脾和胃、温化寒湿，方药予茵陈术附汤加味。二诊时患者巩膜及皮肤黄染情况已然减退，出现腹中胀气、食纳不佳等症状，则在原方基础上加减，治疗上应该肝脾同治，治以茵陈术附汤合逍遥散加减，其中加鸡内金、山楂更增健脾消食、行气和胃之效。三诊时患者症状明显好转，黄疸及腹胀等症状均已消退，治疗上以前方的基础上减祛湿散寒之力，重以疏肝益气。四诊时为巩固疗效，以逍遥丸加减制以丸剂，以便长期服用，以达到疏肝行气、健脾养血之效。本案先重以温化阴黄寒湿之邪，再循序渐进，重以疏肝扶脾以巩固疗效，可见章老对其病势的精妙掌握。

二、吕承全诊治急性黄疸性肝炎医案 1 则

赵某，男，19 岁。

初诊：1968 年 1 月 23 日。

病史：患者于 20 天前自觉食欲下降，时感恶心，小便发黄，未曾及时检查治疗，5 天前出现面目、皮肤黄染，小便发黄，右胁隐痛，日趋严重，今来诊治。

现症见：患者目黄，全身皮肤黄染，腹微胀，肝区隐痛。

诊查：肝大，肝下界在右肋缘下 2 cm，肝质软、有压痛，脾不大，腹部叩诊呈鼓音，无移动性浊音。肝功能检查：黄疸指数 81 μmol/L，AST 585 U/L，ALT 148 U/L。

西医诊断：急性黄疸性肝炎。

中医诊断：黄疸。

辨证：感受湿热毒邪，蕴结于肝胆。

治法：疏肝利胆，清利湿热。

处方：茵陈 60 g，柴胡 6 g，郁金、陈皮、炒栀子、白术、泽泻、大黄炭各 9 g，猪苓、茯苓、浮萍各 15 g，蒲公英、白茅根各 30 g，水煎服。

二诊：1968 年 2 月 14 日。上方服 16 剂，黄疸明显消退，右胁痛减轻，胃纳恢复正常，小便增多，大便正常，但感胸闷不畅，脉沉缓，舌苔薄白。

辨证：证属肝胆湿热未清，守法治疗。

处方：茵陈 30 g，柴胡、郁金、陈皮、半夏、枳实、川楝子、炒栀子、槟榔、乌药、酒大黄各 9 g，茯苓 15 g，竹茹 6 g。每日 1 剂，水煎服。

三诊：1968 年 3 月 7 日。上方服 21 剂，黄疸基本消退，胃纳可，但感腹胀，右胁隐痛，头晕，睡眠不佳，下肢酸困，脉沉缓，舌苔薄白。

辨证：证属肝胆湿热已退，肝脾不和，胃不和则卧不安。

治法：利胆和胃，养血安神。

处方：茵陈 30 g，郁金、陈皮、焦三仙、川楝子、白术、佛手花各 9 g，炒白芍、蒸首乌、炒枣仁、柏子仁各 15 g，大枣 5 枚，水煎服。

四诊：1968 年 3 月 18 日。上方服 10 剂，稍感腹胀，右胁痛缓解，睡眠不佳，脉沉缓，舌苔薄白。复查肝功能正常。病情基本痊愈，出院带药巩固疗效。

处方：茵陈、丹参各 30 g，柴胡、郁金、陈皮、厚朴、枳壳、川楝子、焦三仙、白术、佛手花、乌药各 9 g，炒白芍、炒枣仁、茯苓 15 g，黄柏 6 g。10 剂，水煎服。

按语：人们很早就认识到了甲型肝炎病毒的存在，但是一直未找到该病毒。直到 1973 年 Feinstone 等才在患者的粪便中发现了 HAV。该患者为 1968 年发病，考虑可能因当时条件限制，吕老结合患者消化道症状较为显著的特点及自身经验，诊断为甲肝，未能有充分的诊断依据。该患者所患急性黄疸性肝炎，病程规律颇具代表性，可以分为三个阶段。第一个阶段，黄疸初起，湿热内蕴，脾胃之气尚未虚弱，治疗上应该以祛邪为主，佐以安正，治

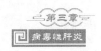

以自拟清肝解毒汤，以清利湿热。第二个阶段，黄疸表证已退，湿热仍盛，即改用自拟清热利肝汤，一般使用 20～30 天，黄疸就可以消退。第三个阶段，为黄疸恢复期，湿热黄疸已退，脾胃虚弱，《黄帝内经》云"见肝之病，知肝传脾，先当实脾"，因此治以自拟健脾保肝汤，以清利湿热，兼顾脾胃，以巩固疗效。

三、谌宁生自拟急肝方治疗甲型病毒性肝炎所致黄疸医案 1 则

杨某，男，38 岁。

初诊：1999 年 10 月 13 日。

主诉：纳差、恶心、厌油 6 天，身目发黄 4 天。

现症见：乏力，头昏，纳差，恶心，厌油，口干口苦，身目尿黄，大便干结，日行 1 次。

诊查：体温 39.3 ℃，脉搏 92 次/分，呼吸 24 次/分，血压 128/80 mmHg，全身皮肤、巩膜黄染，心肺（－），腹平软，肝右肋下 1 cm，质软，脾未触及，舌质红、苔黄，脉弦数。肝功能：ALT＞200 U/L，TBIL 51 μmol/L，DBIL 34 μmol/L，抗 HAV-IgM（＋），HBsAg（－）。

西医诊断：急性甲型病毒性肝炎。

中医诊断：黄疸。

辨证：湿热蕴结，热重于湿。

治法：清热解毒，利湿退黄。

方药：自拟急肝方。

处方：茵陈 15 g，山栀 10 g，枳壳 10 g，大黄 10 g，木通 10 g，白花蛇舌草 20 g，田基黄 15 g，板蓝根 15 g，土茯苓 15 g，夏枯草 10 g，甘草 5 g，半枝莲 15 g，龙胆草 6 g，每日 1 剂。

因患者消化道症状明显，进食不佳，配合 10% 葡萄糖加维生素 C 静脉滴注 10 日。

二诊：1999 年 10 月 23 日。服药后黄疸减轻，恶心厌油好转，纳食增多，停输液，上方再服 10 剂。

三诊：1999 年 11 月 3 日。再服上药 10 剂后，患者诸症消除，复查肝功能均正常，为巩固疗效照方再服 1 周痊愈出院。

按语：本则病例为急性甲型病毒性肝炎，中医辨病属阳黄范畴，热重于湿证，治以自拟急肝方，以清热解毒、利湿退黄。急性甲型肝炎多因湿热之

邪侵犯脾胃，波及肝胆，导致疏运失司，故表现为乏力、纳差、恶心、厌油、呕吐、口干口苦、身目尿黄、发热等症。方中以白花蛇舌草、夏枯草、田基黄为君，以清热解毒；以茵陈、黄柏、木通、土茯苓为臣，以利湿退黄；用苦寒之山栀为佐，以清利三焦湿热，增强解毒利湿退黄之功效；以甘寒之甘草为使，调和诸药，清热解毒。再对症加味，加大黄泄热逐瘀通便，使得湿热瘀滞从大便而去，加枳壳以理气行滞。热重于湿，遂再加半枝莲清热解毒、化瘀利尿，加龙胆草以清热燥湿、泻肝胆之火，诸药合用，共奏清热解毒、利湿退黄之效。

四、俞尚德自拟匍伏堇合剂加减治疗急性黄疸性肝炎医案 1 则

彭某，男，27 岁。

初诊：1988 年 5 月 21 日。

病史：患者诉 4 天前腹痛腹泻，每日 4～5 次，有发热，食欲缺乏，恶心，进食即吐，次日尿黄，巩膜发黄。患者就诊时仍有呕吐，不敢进食，怕服中药即吐。

肝功能检查：黄疸指数 27 μmol/L，ALT 200 U/L 以上，抗 HAV-IgM（＋）。体格检查：精神较差，巩膜淡黄，皮肤黄染不著，肝脾未触及。苔白滑，脉濡滑。

西医诊断：急性黄疸性肝炎。

中医诊断：黄疸。

处方：匍伏堇合剂加苍术 10 g，吴茱萸 3 g，焦六曲 30 g，7 剂。并嘱兑服"刀头盐"。

二诊：患者诉服"刀头盐"后未再呕吐，近日除乏力外，基本已恢复正常。苔白滑，脉濡滑，原方减吴茱萸，续服 2 周。

三诊：患者精神已恢复正常，无不适感。巩膜无黄染，复查肝功能正常。

按语：匍伏堇合剂为俞氏经验方，由匍伏堇 30 g，茵陈 30 g，海金沙 15 g，卷柏 30 g，大青叶 30 g，鸭跖草 15 g 组成。其中有匍伏堇可清热解毒；用茵陈、海金沙、鸭跖草清热利湿；再有卷柏活血化瘀、大青叶清热解毒凉血，使湿邪有出路。该患者黄疸伴有呕吐、纳差、腹泻等症状，治以匍伏堇合剂加苍术、吴茱萸、焦六曲，并兑服"刀头盐"，共奏清热利湿退黄、健脾消食、止呕止泻之效。

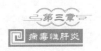
附："刀头盐"为俞老之先师蔡济平先生传授。即用食盐（海水盐）置切菜刀（略揩拭不必洗净）上，置于火上烘烤，待至"哗卟"声消失、盐色微微焦黄即可。用时取 2～3 g，以 10～15 mL 滚烫开水冲服。一般来说，一次就能见效，如果仍然恶心，可以隔 3 小时再服 1 次。"刀头盐"治疗急性肝炎引起的呕吐非常有效，但其机制尚不清楚。

五、王邦才运用麻黄连翘赤小豆汤加减治疗急性黄疸型甲型肝炎医案 1 则

徐某，女，56 岁。

初诊：2016 年 4 月 13 日。

主诉：发热，面目发黄 2 周。

病史：2 周前无明显诱因出现发热恶寒、咳嗽、痰少，继则面目黄染、皮肤略痒，食欲缺乏，腹部胀满不适，曾于当地社区医院就诊，给予抗菌、消炎等治疗后，发热、恶心、腹部不适、纳差、乏力等症状未见明显好转，遂转入我院诊治。

现症见：发热，面目黄染，神疲易倦，面色欠华，厌食油腻，恶心欲吐，肝区略胀，夜寐尚安，大便黏溏、每日 2 次，小便黄赤。

诊查：体温 37.8 ℃，皮肤、巩膜黄染，上腹部压痛，无反跳痛，肝脾肋下未触及，包块未触及，墨菲征（-），舌红苔白，脉弦数。实验室检查：TBIL 75 μmol/L，DBIL 25 μmol/L，IBIL 50 μmol/L，ALT 89 U/L，AST 74 U/L。肝炎病毒学检测：甲型肝炎抗体（+），余均阴性。B 超未见胆管梗阻。

西医诊断：急性黄疸性肝炎（肝细胞性黄疸）。

中医诊断：黄疸，肝瘟。

辨证：湿热疫毒外感，肺肝脾受损。

治法：宣肺解表，清利湿热。

方药：麻黄连翘赤小豆汤加减。

处方：麻黄 10 g，连翘 15 g，赤小豆 30 g，杏仁 10 g，桑白皮 15 g，浙贝母 10 g，茵陈 30 g，柴胡 15 g，生甘草 3 g。水煎服，7 剂。

二诊：2016 年 4 月 20 日。发热退，皮肤、巩膜黄染较前减退，乏力好转，渐有食欲，肝区尚舒，无恶心呕吐，自诉近日牙龈出血，余无不适，舌红苔薄黄，脉数。上方去杏仁、麻黄，加桑叶 10 g，白茅根 30 g，牡丹皮 20 g，继服 7 剂。

三诊：2016 年 4 月 27 日。黄疸消退，牙龈出血已止，纳可，大便偏稀，小便尚调，舌红苔白，脉数。实验室复查：TBIL 16.2 μmol/L，DBIL 6.1 μmol/L，IBIL 10.1 μmol/L，ALT 34 U/L，AST 29 U/L。二诊方去白茅根、浙贝母，加薏苡仁 20 g，炒扁豆 20 g，7 剂。

上方服用 2 周，诸症平复，纳、便调，面、目黄染已退，舌红苔薄，脉稍数，肝功能复查正常。又以上方去牡丹皮、茵陈，加陈皮 10 g，炒白术 10 g。调治 2 周而安。

按语：麻黄连翘赤小豆汤出自《伤寒论》第 262 条："伤寒瘀热在里，身必黄，麻黄连翘赤小豆汤主之"，主治湿热蕴郁于内、外阻经络肌肤之病候。该患者由于湿热疫毒外侵肌表，肺失宣降，内侵脾胃，波及肝胆，而致胆汁外泄，溢于肌肤，发为黄疸，治以麻黄连翘赤小豆汤加减，既可外透表邪，又可内清湿热。方中用麻黄、杏仁以宣肺散邪；连翘、桑白皮、赤小豆清热解毒利湿；生甘草调和诸药，清热解毒；再加浙贝母清热解毒，柴胡疏散退热，茵陈清利湿热、利胆退黄。诸药相合，共奏疏风宣肺、清热利湿、解毒退黄之效。

参 考 文 献

[1] 章真如. 章真如临床经验辑要 [M]. 北京：中国医药科技出版社，2000.

[2] 彭勃，吕宏生. 吕承全学术经验精粹 [M]. 北京：人民卫生出版社，2007.

[3] 朱文芳，孙克伟. 谌宁生医案精华 [M]. 北京：人民卫生出版社，2015.

[4] 俞尚德. 俞氏中医消化病学 [M]. 杭州：浙江大学出版社，2016.

[5] 伍竹君，刘丽萍，王培劼. 王邦才医学承启集 [M]. 北京：中国中医药出版社，2019.

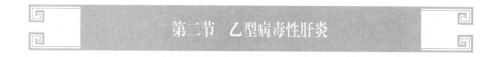

第二节 乙型病毒性肝炎

乙型病毒性肝炎简称乙型肝炎、乙肝，是一种由乙型肝炎病毒（hepatitis B virus，HBV）引起的传染性疾病，抗－HBs 阴性者均为易感人群，主要通过母婴传播、血液体液传播和性接触传播，可通过母婴阻断、血制品管理、接种乙肝疫苗等多种方式进行预防，接种乙肝疫苗是最有效的预防措施。该病潜伏期为 1~6 个月，平均 3 个月，急性乙型肝炎者现已少见，大多发展为慢性感染者，病程至少持续 6 个月以上，临床上可有相应的症状、体征和肝生化功能的异常，但也可无明显的临床症状，仅有肝组织的炎症和坏死。反复或持续病情进展，每 5 年有 10%~20% 的患者将发展为肝硬化，部分患者可进展为失代偿期肝硬化和终末期肝病，以及肝细胞癌。目前，西医治疗慢性乙型肝炎主要包括抗病毒、免疫调节、抗炎、抗氧化、抗纤维化和对症治疗，其中抗病毒治疗是关键。中医学认为，慢性乙型肝炎的发生是由于湿热疫毒入侵，损伤人体正气，正气亏虚，无力鼓邪外出，从而毒邪内伏，机体抗病能力下降而发病。中药能明显缓解患者症状，对 HBV-DNA 的抑制作用相对较差，但对抗病毒免疫学应答作用，如 HBeAg/HBeAb 血清学转换疗效相对较好，表明其作用机制可能重在免疫功能的恢复，而不在于直接抑制病毒的复制。由于慢性乙型肝炎患者临床表现症状变化多端，存在湿热同在、虚实夹杂等多种证候，因此，中医的免疫调节治疗应与中医的辨证论治相结合，不能简单依靠一药一方或一法治疗。诸多名老中医治疗慢性乙型肝炎颇具心得，在临床实践中积累了丰富的临床经验，摘录部分典型医案如下。

一、尹常健诊治慢性乙型肝炎医案 1 则

患者，女，25 岁。

初诊：2011 年 6 月 5 日。

病史：半个月前开始感右胁隐痛、乏力、倦怠、恶心厌油、小便黄，未予诊治。近日巩膜发黄，诸症加重。查肝功能：ALT 150 U/L，AST 120 U/L，TBIL 40 μmol/L。乙肝五项：HBsAg（＋），抗－HBe（＋），抗－HBc（＋）。查体：一般情况可，巩膜及全身皮肤轻度黄染，腹软，肝脾未及。舌淡、苔黄厚腻，脉沉滑。

西医诊断：慢性乙型肝炎所致黄疸。

中医诊断：黄疸。

治法：清热利湿。

处方：茵陈 30 g，金钱草 15 g，田基黄 30 g，赤小豆 30 g，苍术 12 g，熟大黄 3 g，土茯苓 12 g，淡竹叶 9 g，通草 6 g，大枣 5 枚，鲜柳枝 15 g 为引，水煎服，1 剂/日。保肝西药给予还原型谷胱甘肽片，口服，0.4 g/次，3 次/日。

二诊：上方服12剂后，除巩膜仍有黄染、尿黄及两胁隐痛外，已无明显不适。查肝功能明显好转，ALT 60 U/L，AST 40 U/L，TBIL 40 μmol/L，苔薄黄腻，脉弦滑，上方加车前草、赤芍各15 g，黄柏9 g，水煎服，嘱服12剂复查。西药仍予还原型谷胱甘肽片，口服，0.4 g/次，3次/日。

三诊：诸症消失，已无不适，肝功能（－），苔薄黄，脉弦滑，调理肝脾法治之，停服西药。

按语：患者除黄疸外，有呕恶纳呆、胁痛、乏力等症，同时肝功能多有异常，如ALT升高等，在清热利湿退黄的同时常需适当加入一些解毒药；又因受损肝细胞的修复需要新鲜氧气，而新鲜氧气主要靠血液来提供，宜加入活血药物，同时加用疏达肝气、和胃降逆之赤芍等，可以促进相关症状与体征的改善。现代医学研究证实，酸味中药对于肝细胞的代谢及修复具有良好的效果，可以适量加入赤小豆等，用于上述治疗有助于黄疸的消退。

二、党中勤运用茵陈五苓散加减治疗重度黄疸型乙型肝炎医案1则

患者，男，25岁。

初诊：2006年3月28日。

主诉：身、目、小便重度黄染20天。

病史：患者半个月前因过度劳累出现皮肤、目睛、小便黄染，伴纳差、乏力、腹胀，当地诊所予以多潘立酮等治疗效果欠佳。身、目、小便黄染逐渐加重。既往有乙肝病史，肝功能一直正常。就诊时症见：身、目、小便重度黄染，黄色鲜明，口干苦，纳差乏力，腹胀，厌油腻，大便溏，神志清，精神差。舌质紫暗、苔厚腻微黄，脉弦数，肝功能：TBIL 146 μmol/L，DBIL 90 μmol/L，ALT 982 U/L，AST 415 U/L；乙肝五项：HBsAg（＋），HBeAg（＋），HBeAb（＋），抗－HAV（－），抗－HEV（－）。

西医诊断：慢性重度乙型肝炎。

中医诊断：阳黄。

辨证：湿重于热兼有血瘀。

治法：利湿清热，凉血活血退黄。

方药：茵陈五苓散加减。

处方：茵陈60 g，虎杖15 g，茯苓、白术、泽泻、猪苓各25 g，赤芍45 g，郁金25 g，紫草20 g，葛根25 g，金钱草30 g，垂盆草30 g，叶下珠25 g，鸡内金15 g，陈皮6 g，苏梗10 g，甘草10 g。机器煎药，每日1次，

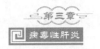

每次 1 袋（200 mL），配合静脉滴注清开灵注射液 50 mL，每日 1 次。嘱卧床休息，饮食宜清淡。

10 天后患者精神好转、纳食略增，乏力、腹胀好转，身、目、小便黄较前减轻，时有自汗，大便每日 2 次。舌质红、苔薄黄，脉细弦。守上方加黄芪 20 g，桂枝 10 g。

继治 2 个月，患者黄疸明显消退，精神好，乏力、腹胀不明显。复查肝功能：TBIL 48 μmol/L，DBIL 28 μmol/L，ALT 124 U/L，AST 57 U/L。上药续进，每日 1 剂。后随症变化略作加减。随访 1 个月，身、目、小便黄染尽消，复查肝功能恢复正常。

按语：本案系青年男性，此次在慢性乙肝基础上，过度劳累，感受湿热，起病急，病情进展迅速，湿热疫毒由表入里，内蕴中焦、湿热毒邪郁瘀在里不得发越，直入血分，胆汁外溢而发为重度黄疸型肝炎，属中医"阳黄"范畴，此时湿热疫毒犯肝、毒瘀互结为其病机的关键所在。党师认为，治疗重在清热利湿、凉血解毒、活血退黄。方用茵陈五苓散加减，方中金钱草、垂盆草、虎杖、叶下珠清热利胆退黄，赤芍、郁金、紫草、葛根之类不仅能清热解毒，而且能直入血分，起到凉血活血、化瘀退黄之效，陈皮、苏梗、鸡内金醒脾运脾、调畅气机，实为"见肝之病，知肝传脾，当先实脾"之义。本方融清热利湿、凉血解毒、祛瘀退黄为一体，共奏其效。据现代药理研究证实，茵陈、金钱草、垂盆草、叶下珠有较好的保肝、降酶、退黄作用，郁金、虎杖有促进肝细胞损伤修复、保护肝细胞的作用，赤芍、葛根、紫草能够清除内毒素、扩张肝内毛细胆管、改善肝内微循环、促进淤积的胆汁排出。中期热毒已减、正气耗伤，故加黄芪补气健脾，桂枝通阳，以防苦寒伤胃，实践证明，党中勤教授治疗重度黄疸型肝炎明辨阴阳，采用利湿解毒、凉血活血、利胆退黄等方法，能够迅速控制病情，恢复肝功能。

三、池晓玲诊治慢性黄疸型乙型肝炎医案 1 则

邓某，男，23 岁。

初诊：2005 年 3 月 12 日。

主诉：身目尿黄 2 周，乏力、纳差 1 周。

病史：患者因"身目尿黄 2 周，乏力、纳差 1 周"入院，有慢性乙型肝炎病史，平常未定期检查及治疗。2 周前，家人发现患者皮肤、目睛发黄，患者自觉小便黄，但未予重视。1 周前，患者自觉乏力、纳差，进食量

仅为平常的 1/3，厌油腻，遂到当地医院就诊，查肝功能：ALT 723 U/L，AST 564 U/L，TBIL 534 μmol/L，在当地医院予维生素静脉滴注治疗，症状无明显改善，为求进一步诊治，收入我院肝病科。

现症见：入院后患者身目黄染，色鲜明，尿如浓茶样，乏力，纳差，睡眠佳，大便秘结，舌暗红、边有瘀点、苔黄腻，脉弦滑。

诊查，入院后查肝功能：ALT 683 U/L，AST 484 U/L，TBIL 726 μmol/L；乙肝五项：大三阳；HBV-DNA 定量：6.5×10^6 IU/mL；凝血三项：PT 16.8 s，PTA 94%，APTT 37 s。

西医诊断：病毒性肝炎（乙型慢性重度）。

中医诊断：黄疸—阳黄（热重于湿）。

治法：清热利湿退黄。

方药：茵陈蒿汤加减。

处方：茵陈 30 g，大黄 10 g，炒栀子 10 g，赤芍 30 g，虎杖 15 g，白芍 10 g，白术 10 g，枳壳 15 g，山楂 15 g，丹参 15 g，益母草 15 g，甘草 5 g。常法煎服。

配合丹参针静脉滴注活血，甘草酸二铵、还原型谷胱甘肽静脉滴注护肝，胆维他口服护肝退黄，同时予以清热利湿、活血退黄中药。治疗 1 周后，患者诸症改善，胃纳好转，黄疸减轻，复查肝功能：ALT 396 U/L，AST 225 U/L，TBIL 542 μmol/L。效不更方，上方加减继续治疗 3 周后，患者症状基本消失，复查肝功能：ALT 67 U/L，AST 48 U/L，TBIL 85 μmol/L。病情稳定，好转出院。

按语：茵陈蒿汤出自张仲景《伤寒论》："伤寒七八日，身黄如橘子色，小便不利，腹微满者，茵陈蒿汤主之。"本方是治疗湿热黄疸的第一要方，全方只有茵陈、大黄、栀子三味药，共奏清热利湿退黄之功效。本例患者以黄疸为主症，黄色鲜明，伴大便秘结、纳差等中焦湿热征象，辨证属阳黄，热重于湿，治法当以清热利湿、活血退黄为主，故方选茵陈蒿汤加减。"治黄必活血，血活黄易却"，重用赤芍，凉血活血退黄，配合虎杖清热利湿退黄，白芍柔肝活血，枳壳健脾益气，顾护中州，山楂、丹参、益母草活血，甘草调和诸药。全方共奏清热利湿、活血退黄之功效，切中病机，故效如桴鼓。

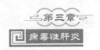

四、童光东用截断扭转法治疗慢性黄疸型乙型肝炎医案 1 则

患者，男，41 岁。

初诊：2018 年 10 月 26 日。

主诉：发现 HBsAg 阳性 14 年，乏力、纳差、身目黄染 2 周。

病史：因"发现 HBsAg 阳性 14 年，乏力、纳差、身目黄染 2 周"于 2018 年 10 月 26 日就诊于某中医院肝病科门诊。患者 2004 年体检查乙肝五项定量：HBsAg（＋）、抗－HBe（＋）、抗－HBc（＋），自诉当时肝功能正常（具体不详），未行特殊治疗，近 10 年来不定期复查各项指标均未见异常。2018 年 10 月 10 日，疲劳后出现乏力、纳差、厌油腻，身目渐发黄染。外院查肝功能：ALT 834 U/L，AST 288 U/L，TBIL 276 μmol/L，DBIL 177 μmol/L，HBV-DNA 2.0×10^5 IU/mL；上腹部 B 超：肝实质回声不均，胆囊壁增厚，肝囊肿。为求进一步诊治，至我科住院治疗。既往史、个人史、家族史未见异常。

现症见：神疲乏力，右胁疼痛，身目黄染，黄色鲜明，口干口苦，时有恶心欲呕，纳差，睡眠欠安，小便黄，大便干、2 日 1 行。舌质红、苔黄厚腻，脉弦数。

诊查：全身皮肤及巩膜重度黄染，腹平软，无压痛及反跳痛，无蜘蛛痣及肝掌，肝脾肋下未触及，肝区叩击痛（＋），腹部移动性浊音（－），双下肢无浮肿，扑翼样震颤（－）。

入院后复查肝功能：ALT 485.9 U/L，AST 151.7 U/L，GGT 68.3 U/L，TBIL 334.2 μmol/L，DBIL 211.6 μmol/L，TBA 431.3 μmol/L，胆碱酯酶（ChE）2946 U/L，PT 16.9 s，PTA 62%，HBV-DNA 3.1×10^6 IU/mL，甲胎蛋白（AFP）314.0 ng/mL，PLT 110×10^9/L。

西医诊断：慢性（重度）乙型病毒性肝炎；肝囊肿。

中医诊断：黄疸，阳黄，热重于湿证。

入院后嘱患者清淡饮食，卧床休息，治疗上予多烯磷脂酰胆碱保护肝细胞膜、异甘草酸镁护肝降酶、丁二磺酸腺苷蛋氨酸利胆退黄、恩替卡韦抗病毒治疗、乳果糖通便，并加强营养支持。经过上述治疗后，总胆红素仍持续上升，11 月 1 日 TBIL 最高上升至 457.8 μmol/L，分别于 11 月 2 日、5 日、10 日行 3 次人工肝治疗，TBIL 最低降至 276.2 μmol/L，最高仍上升至 402.8 μmol/L。

11月14日开始联合中医药治疗方案，以通腑泄热、利胆退黄为治法。内服大柴胡汤合茵陈蒿汤化裁，方药：茵陈30 g，炒白芍20 g，黄芩、姜厚朴、姜半夏、白茅根各15 g，北柴胡、郁金、大黄各15 g，麸炒枳壳、大枣、甘草各10 g。每日服2次，每次200 mL。外用大黄乌梅汤保留灌肠，该汤剂主要是由大黄、乌梅两味药组成，其中大黄泻下攻积、清热泻火，《本草纲目》中论大黄功效说："荡涤肠胃，推陈致新，通利谷道，安和五脏。"

内外合治7剂后，TBIL开始出现明显下降（TBIL 302.6 μmol/L），诸症皆减，恶心欲呕消失。胁痛仍有，自觉皮肤瘙痒不适。上方去姜半夏，加赤芍、生地黄、木香、防风、蝉蜕。方药：茵陈、赤芍、生地黄各30 g，炒白芍20 g，黄芩、大黄、郁金、白茅根、姜厚朴各15 g，北柴胡、麸炒枳壳、大枣、甘草各10 g，蝉蜕、防风、木香各5 g。

口服14剂后，诸症皆有改善，胁痛间作，乏力气短，纳欠佳，皮肤瘙痒消失。去蝉蜕、防风，加党参、茯苓、苍术健脾化饮，麦芽舒肝上升，照顾肝生发条达的生理特性，合党参、茯苓健脾开胃，助脾胃运化。方药：茵陈、赤芍、茯苓、生地黄各30 g，炒白芍20 g，黄芩、大黄、郁金、白茅根、苍术、姜厚朴各15 g，北柴胡、麸炒枳壳、大枣、党参、麦芽、甘草各10 g，木香各5 g。每日服2次，每次200 mL，14剂。患者症状消失，TBIL降至45.2 μmol/L，空腹血糖及ALB恢复正常，肝脏合成功能好转，出院后未再复发。

按语：近代医家姜春华老先生在20世纪70年代首次提出"截断扭转法"。这一观点的主要精神是在疾病早期迅速祛除病因，快速控制病情，主张重病重药，快速截断，多法联用，突出重点。对于黄疸热重于湿的患者，截断扭转法的运用符合《黄帝内经》"上工救其萌芽"的思想，提倡外邪入体后，如果不迅速祛除，外邪逐渐深入，侵犯重要脏器，病情会愈益复杂，因此应该迎面击之，直捣病巢，此法以清热解毒、通腑攻下、凉血化瘀为治则。清热解毒，即清除病因，快速清除热毒；通腑攻下，快速净化肠道，防止二次打击；及时凉血化瘀，顿挫病势，防止传入营血。论黄疸之病因病机，不外乎仲景于《金匮要略·黄疸病脉证并治》之所云："黄家所得，从湿得之。"湿邪为黄疸的主要致病因素，可将其概括为以下3个方面。①外感湿热疫毒，夏季当令，暑湿为重，湿热之邪侵袭人体，由表入里，蕴结于内，不得外泄，湿热熏蒸，则发为黄疸。②饮食劳倦，过食肥甘厚腻或饮酒无度或饮食不洁，导致脾胃受损，运化失司，湿浊内生，郁而化热，或水谷相并，停积于内，化生湿热。③积聚、癥积或他病续，古人有云，久病必瘀，瘀血在内，气机失调，气滞湿阻，郁而化热，湿热瘀血混杂于内，胆道瘀阻不通，胆汁疏泄失度，故见黄疸。临床所见黄疸需究其病因病机，断其阴阳所属，辨其标本虚实，辨证治之。

结合此案，久病与劳倦合而击之，则体内伏邪有机可乘，气血津液运化失常至邪毒内生，湿热瘀血搏结于内而发病。重用大黄、茵陈、郁金等清热解毒之品，并辅以大黄乌梅汤通腑攻下，截断病势，使疾病随泻而安。进展期若病以毒瘀为主，解毒化瘀、截断病势为治；若毒瘀与正虚并重，则应攻补并重。本案中及时加用了赤芍、生地黄凉血消瘀，截断了病势的传变。恢复期以逆流挽舟为主，具体治法有体用同调、肝脾同调、肝肾同治等。邪退正虚阶段，同时注意顾护脾胃，帮扶正气，不能一味使用清热凉血之法，应考虑寒凉药物久用则易损及脾阳，湿热之邪留恋不退或从寒化之而生变证，遵循《金匮要略·脏腑经络先后病》所指"夫治未病者，见肝之病，知肝传脾，当先实脾"之理。

毛宇湘教授点评20世纪50年代温病大家郭可明用截断扭转等法成功治疗流行性乙型脑炎，20世纪70年代中医名家姜春华提出并完善了在急危重症中应用截断扭转法的学术思想。该案遵循截断扭转法学术思想与方法，果断应用通腑泄热、凉血活血、利胆退黄等法内外结合成功救治这一重症黄疸病例，是这一学术思想的体现。在中医研究中如何做到"传承发展，守正创新"，值得思考。

五、谌宁生诊治慢性黄疸型乙型肝炎医案2则

案1：王某，女，29岁。

初诊：2005年5月8日。

病史：患者有慢性乙型肝炎病史10多年，1个月前劳累后，自觉倦怠乏力，腹胀脘闷，纳呆呕恶，厌食油腻，近期加重，出现身目发黄、色泽鲜明，大便干结、2~3天1次、解时不畅，小便深黄，舌苔黄腻，脉弦滑略数。实验室检查：ALT 158 U/L，AST 83 U/L，TBIL 108.38 μmol/L，DBIL 68 μmol/L。乙肝五项：HBsAg（+），HBeAg（+），抗－HBc（+）。遂住院。

西医诊断：慢性（重度）病毒性肝炎（乙型）。

中医诊断：肝着（湿热内蕴证）。

治法：清热化湿。

方药：甘露消毒丹加减。

处方：黄芩 10 g，连翘 10 g，通草 15 g，石菖蒲 10 g，绵茵陈 30 g，通草 10 g，白花蛇舌草 15 g，板蓝根 10 g，蔻仁 30 g，虎杖 10 g，枳实 10 g，生大黄（后下）10 g，甘草 6 g，14 剂。

二诊：2005 年 6 月 2 日。药后尚安，自觉纳食精神均有好转，腹胀脘闷减，大便通畅、日行 1 次，小便黄，余病脉同前，前方获效，不必更方，仍照前方再进 14 剂。

三诊：2005 年 6 月 16 日。患者病情明显好转，纳食精神均可，身目尿黄减轻，大便通畅、每日 1 次，舌苔黄腻转薄黄，脉弦滑数象已消失。实验室检查：ALT 58 U/L，AST 40 U/L，TBIL 39.3 μmol/L，DBIL 23 μmol/L，因患者大便通畅，黄疸下降，病情好转，湿热腑实证减轻，前方去生大黄、枳实等通腑泄热之品，加薏苡仁、茯苓，利湿健脾而扶正，以利祛邪。再进 20 余剂。

四诊：2005 年 7 月 8 日。患者纳食、精神均佳，夜眠安，二便如常，复查肝功能各项结果均正常，为巩固疗效，改拟疏肝健脾兼清热之法，用柴芍六君汤加丹参、郁金、炒麦芽、鸡内金、白花蛇舌草、虎杖治疗月余，随访半年未见复发。

按语：此病为感受湿热外邪、损伤脾胃、蕴结肝胆所致。湿热侵犯中焦，故腹胀脘闷；肝胆脾胃均居中焦，因湿热较重，伤及脾胃，运化失司，故纳呆；又因脾主四肢，故见倦怠、四肢无力；湿热熏蒸肝胆，胆汁外溢，不循常道，溢于肌肤，故身目发黄明显；苔黄腻、脉弦滑略数，均为湿热俱盛之候。

甘露消毒饮乃是叶天士之方，被王孟英推崇为"此治湿温时疫之主方"。本方具有清热解毒、化浊利湿之功。治疗本证，常去射干、贝母、薄荷等清咽化痰之品，加板蓝根、白花蛇舌草、半枝莲、生大黄、枳壳等药，加强清热解毒作用，以达邪去正安之目的。方中蔻仁、藿香、菖蒲芳香化浊，宣开气机，使湿从上焦而解；茵陈、滑石、木通清热利湿退黄，使湿从下焦而除；黄芩、连翘、白花蛇舌草等均为清热解毒祛邪之品。诸药合用，共奏化浊利湿、清热解毒退黄之功效。

案 2：何某，男，40 岁。

初诊：2006 年 3 月 10 日。

病史：患者素有慢性乙型肝炎病史，近月来因劳累受寒复发，自觉肝胆区疼痛明显，烦躁易怒，头痛目涩，日晡潮热，伴恶心、厌油、口干，近周来出现身目发黄，大便偏干、1 ～ 2 日 1 次，小便深黄，舌质红、苔黄腻，脉弦滑。实验室检查：ALT 232 U/L，AST 126 U/L，TBIL 106 μmol/L，DBIL 54 μmol/L。B 超：①肝实质光点增粗增强；②胆囊炎。

西医诊断：慢性（重度）病毒性肝炎（乙型）；慢性胆囊炎。

中医诊断：肝着（湿热蕴结肝胆证）。

治法：清热化湿利胆。

方药：丹栀逍遥散加减。

处方：牡丹皮 10 g，栀子 10 g，柴胡 10 g，白芍 30 g，丹参 15 g，郁金 10 g，茵陈 15 g，白花蛇舌草 15 g，虎杖 10 g，金钱草 15 g，当归 15 g，薏苡仁 15 g，茯苓 15 g，甘草 6 g，14 剂。

二诊：2006 年 3 月 25 日。药后肝胆区疼痛、头痛目涩症状明显好转，口干、恶心、厌油已除，身目发黄减轻，大便正常、日行 1 次，小便黄仍然，仍有烦躁易怒、日晡潮热，实验室检查：ALT 116 U/L，AST 63 U/L，TBIL 74 μmol/L，DBIL 35 μmol/L。

舌脉同前：去白芍、郁金再进 30 剂。

三诊：2006 年 4 月 26 日。病情进一步好转，纳食、精神均佳，烦躁易怒、日晡潮热郁热症状消退，唯大便偏稀、日行 1 ～ 2 次，小便黄。舌薄白苔，脉弦细。实验室检查：ALT 56 U/L，AST 40 U/L，TBIL 51.14 μmol/L，DBIL 21.47 μmol/L。患者黄疸、转氨酶均有下降，而有便溏，说明湿热证虽有减轻，但有脾虚现象，故于前方去虎杖、金钱草，加太子参 15 g，白术 10 g，以益气、健脾、利湿、扶正祛邪，再进 30 剂。

四诊：2006 年 5 月 26 日。患者自觉纳食精神均佳，大小便正常，化验肝功能诸项均正常，病已趋愈，为巩固疗效，前方去牡丹皮、栀子苦寒清热之品，加炒麦芽 15 g，鸡内金 10 g，以助健脾消食之功，再进 30 余剂，未见复发。

按语：本病多因感染湿热疫毒或治疗不当或调护失宜，以致湿热之邪未能彻底清除，余邪留恋，寄居于肝胆而蕴结于脾胃。因肝主两胁，性喜条达而恶郁结，湿热侵犯肝气郁结，故胁肋胀痛，蕴结于中州，脾胃失运，故纳差、恶心、欲呕、厌油腻。因湿为阴邪，其性黏腻，热为阳邪伤津而口苦，湿热胶结损伤脾胃而口黏,大便黏滞臭秽。湿热蕴结肝胆,致胆汁排泄失常,不循常道,浸渍于肌肤而身目发黄,下注膀胱,则尿黄。舌苔黄腻、脉弦数或弦滑数,皆湿热蕴结肝胆所致证候。

丹栀逍遥散乃逍遥散加牡丹皮、栀子而成。逍遥散由柴胡、当归、白术、茯苓、白芍、甘草六味中药组成,具有疏肝解郁、健脾养血和营之功效。本证因肝郁化火,伤及肝阴,牡丹皮以清血中之伏火,栀子善清肝热,并导热下行,故加牡丹皮、栀子清血中之热。又因本病证湿热较盛,故加白花蛇舌草、虎杖清热解毒,加茵陈利湿退黄。诸药合用不仅能清肝胆湿热,且具有解毒、利湿退黄之功效,尤对慢性乙型肝炎合并慢性胆囊炎黄疸患者疗效颇佳。但此方清热利湿苦寒药物居多,久服需注意苦寒败脾胃之虞,故清热利湿同时兼顾护脾胃,病情好转则减少苦寒药物用量。

六、王邦才诊治慢性黄疸型乙型肝炎医案 1 则

包某,男,34 岁。

初诊:2009 年 4 月 14 日。

主诉:乏力,脘胁胀闷 2 月,加重 1 周。

病史:患者有慢性乙型肝炎病史 5 年,曾用中西药治疗,肝功能异常时有反复。近 2 个月来常感神疲乏力,脘胁胀痛,纳谷不香,口干而苦,且有加重之势。实验室检查:WBC 3.9×10^9/L,TBIL 34.9 μmol/L,ALT 287 U/L,AST 176 U/L,GGT 239 U/L。HBsAg(+),HBeAg(+),抗-HBc(+),HBV-DNA 7.85×10^5 copies/mL。B 超检查:肝内光点密集,血管网欠清。诊断为慢性乙型病毒性肝炎。

现症见:神疲乏力,脘胁作胀,纳谷不香,时有恶心,口干而苦,小便色黄,大便偏软,面目稍黄,舌红、苔稍腻,脉濡。

西医诊断:慢性乙型病毒性肝炎(中度)。

中医诊断:肝瘟。

辨证:湿毒内积,肝脾失和。

治法:化湿解毒,疏肝健脾。

处方:柴胡 10 g,黄芩 15 g,升麻 15 g,茵陈 30 g,垂盆草 30 g,鸡骨草 30 g,凤尾草 30 g,制大黄 10 g,茯苓 20 g,白花蛇舌草 30 g,叶下珠 30 g,炒麦芽 30 g,陈皮 10 g。7 剂。配合苦参碱注射液 160 mg,加入 5% 葡萄糖注射液 500 mL,静脉滴注,每日 1 次。

二诊：2009 年 4 月 21 日。患者药后脘胁作胀减轻，纳谷增加，无恶心，精神好转，舌红、苔稍腻，脉濡。治守原法，上方加薏苡仁 30 g，14 剂。苦参碱针应用同上。

三诊：2009 年 5 月 6 日。用药后患者症状明显改善，实验室检查：TBIL 24 μmol/L，ALT 96 U/L，AST 83 U/L，GGT 117 U/L，HBsAg（+），HBeAg（+），抗 – HBe（+），抗 – HBc（+），HBV-DNA 3.54 × 10^3 copies/mL。稍有口苦，纳谷一般，精神尚可，大便软，舌红苔白，脉细。

治法：化湿解毒，健脾和营。

处方：柴胡 15 g，黄芩 10 g，升麻 10 g，茵陈 30 g，垂盆草 30 g，鸡骨草 30 g，茯苓 20 g，白花蛇舌草 30 g，丹参 20 g，炒薏苡仁 30 g，叶下珠 30 g，炒白术 15 g，炒麦芽 30 g，陈皮 10 g，清甘草 3 g。7 剂。苦参碱针应用同上。

四诊：2009 年 6 月 3 日。以上上方为主治疗 1 个月，患者症状基本平复，复查肝功能：TBIL 16 μmol/L，ALT 53 U/L，AST 42 U/L，GGT 51 U/L。乙肝五项：HBsAg（+），HBeAg（–），抗 – HBc（+），HBV-DNA 低于检测值。纳谷一般，精神可，二便调，舌红苔白，脉细。

治法：疏肝健脾，佐以解毒。

处方：柴胡 10 g，黄芩 10 g，党参 10 g，升麻 10 g，丹参 20 g，黄芪 20 g，茯苓 15 g，薏苡仁 30 g，叶下珠 30 g，炒白术 15 g，炒麦芽 30 g，陈皮 10 g，清甘草 3 g。7 剂。苦参碱针应用同上。患者自觉症状消失，肝功能复查正常，HBV-DNA（–）。随访半年未复发。

按语：本例患者罹患乙型肝炎数年，病情反复不愈，观其脉症，由湿热疫毒、留恋肝脏、着而不去导致。故治疗宜化湿解毒、疏肝健脾。方以柴胡疏肝达邪，配黄芩、升麻清热解毒，伍茵陈、垂盆草、鸡骨草、凤尾草清热化湿，消炎护肝，降酶退黄；白花蛇舌草、叶下珠清热解毒，抗乙型肝炎病毒；制大黄清通瘀热；茯苓、炒麦芽、陈皮健脾和胃，有肝病实脾之意，更能防清解之品苦寒太过。全方合用，旨在清热解毒、疏肝和营。抗病毒复制，汤药药力有所不及，故配合苦参碱针协同治疗，用药两个月病情控制，后以疏肝健脾、佐以解毒以善其后，经调治近半年，终获效验。对乙型肝炎治疗观察发现，苦参素或苦参碱制剂，用于慢性乙型肝炎属肝胆湿热型、肝郁脾虚型，其抗病毒作用不亚于核苷类似物，如患者治疗出现应答，则具有疗程短、不易反复的特点。

参 考 文 献

[1] 宋洪泉，尹常健，王伟芹，等．尹常健治疗急性黄疸型肝炎用药体会 [J].中医临床研究，2016（9）：1-3.

[2] 邓铁涛．中华名老中医学验传承宝库 [M].北京：中国科学技术出版社，2008.

[3] 蔡高术，黎胜，施梅姐，等．池晓玲辨治黄疸经验 [J].广州中医药大学报，2021，38（10）：2250-2253.

[4] 胡锐，张卫，周小舟，等．截断扭转法治疗重症黄疸病1例 [J].中西医结合肝病杂志，2019，29（6）：546-547.

[5] 朱文芳，孙克伟．谌宁生医案精华 [M].北京：人民卫生出版社，2015.

[6] 甘培尚，李顺保．甘肃省名中医医案精选 [M].北京：中国中医药出版社，2016.

[7] 王邦才．经典心悟与临证发微 [M].北京：中国中医药出版社，2014.

[8] 伍竹君，刘丽萍，王培劼．王邦才医学承启集 [M].北京：中国中医药出版社，2019.

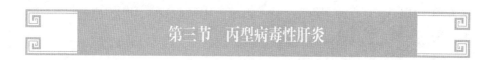

第三节　丙型病毒性肝炎

丙型病毒性肝炎，简称丙型肝炎、丙肝，是一种由丙型肝炎病毒（hepatitis C virus，HCV）感染引起的病毒性肝炎，主要经输血、针刺、吸毒等传播。据世界卫生组织统计，全球 HCV 的感染率约为3%，估计约1.8亿人感染了 HCV，每年新发丙型肝炎病例约3.5万例。丙型肝炎呈全球性流行，可导致肝脏慢性炎症坏死和纤维化，部分患者可发展为肝硬化甚至肝细胞癌。中医本身没有丙肝的病名，属于"疫毒""胁痛""黄疸""虚损"等病证的范畴，具有很多的中医证型，比如正虚邪恋、湿热中阻、脾肾阳虚、脾肾阴虚、肝郁脾虚及瘀血阻络等。

一、关幼波诊治丙肝医案1则

巩某，男，43岁。

初诊：1992年1月28日。

主诉：巩膜及全身皮肤深度黄染1月余。

病史：患者于1个月前突然双目及全身发黄，且逐渐加重。经用各种西药及中药茵陈、五苓散等治疗，黄疸仍呈上升趋势，血 TBIL 由 64.98 μmol/L 上升到 71.82 μmol/L，ALT 500 单位以上；抗 – HCV（＋）。

现症见：巩膜及皮肤深度黄染、色泽鲜明，全身皮肤瘙痒难忍，食欲缺乏，胃脘堵闷，腹部胀满，恶心欲呕，呃逆频频，时感头晕，精神倦怠，睡眠尚安，尿黄赤如浓茶。大便溏软、日解 3 次。苔黄厚腻、舌质正常，脉沉滑而数。

西医诊断：丙型肝炎。

中医诊断：黄疸。

辨证：湿热蕴于肝胆，阻遏中上焦，胃失和降，发为阳黄。

治法：清热利湿，活血化痰，理气和中。

处方：茵陈 50 g，蒲公英 30 g，重楼 10 g，赤芍 10 g，杏仁 10 g，橘红 10 g，旋覆花 10 g，生赭石 10 g，砂仁 6 g，枳实 10 g，焦四仙 30 g，车前子 20 g，六一散 10 g，炒栀子 10 g，藿香 10 g。服法：1 日 2 次，水煎服。

二诊：1992 年 1 月 31 日。呃逆矢气通畅，脘腹顿感舒畅，黄疸渐退，恶心欲呕已除，食欲好转，唯身上瘙痒不减，舌苔前半部已退、根部仍黄腻，脉沉滑稍数。上方枳实改枳壳，减旋覆花、生赭石、杏仁、橘红，加苦参、荆芥、防风、地肤子、白鲜皮。

三诊：1992 年 2 月 13 日。上方共服 14 剂，纳食增加，黄疸已明显减退，精神、体力转佳，二便正常。B 超检查：胆囊壁浸润较前好转，腹腔未探及液性暗区，脾厚 5.4 cm，切面光点分布均匀。化验检查：ALT 正常，BIL 12.31 μmol/L，TTT 10.5 单位，抗 – HCV（±）。方药：茵陈 30 g，蒲公英 20 g，白茅根 10 g，重楼 10 g，赤芍 10 g，牡丹皮 10 g，枳壳 10 g，砂仁 6 g，厚朴 10 g，焦四仙 30 g，车前子 10 g，滑石 10 g，白术 10 g，藿香 10 g，杏仁 10 g，橘红 10 g。

四诊：1992 年 3 月 1 日。黄疸尽退，尚感纳食不香，体力稍差，再拟健脾养胃，稍佐清热利湿之剂。方药：党参 10 g，白术 10 g，茯苓 10 g，砂仁 6 g，藿香 10 g，焦三仙 30 g，炒莱菔子 10 g，茵陈 20 g，蒲公英 20 g，丹参 20 g，车前子 10 g，鸡内金 10 g，枳壳 10 g，佛手 10 g。

五诊：1992 年 3 月 15 日。上方共服 14 剂，复查肝功能全部正常，自觉症状已无。上方同日继服，另加乌鸡白凤丸中午服 1 丸，以巩固疗效。

按语：患者感受湿热疫毒之邪，邪毒侵入机体，湿热蕴于肝胆，湿热熏蒸，胆汁横溢而成黄疸，湿热阻遏中上焦，胃失和降，中焦运化失职，痰湿内生，而见食欲缺乏、胃脘堵闷、腹部胀满、恶心欲呕、呃逆频频等症。方中茵陈、炒栀子、赤芍、蒲公英清热解毒、利湿退黄；藿香化湿醒脾、辟秽和中；滑石清热祛湿；橘红、杏仁理气宽中、燥湿化痰；旋覆花、生赭石降气化痰、降逆止呕；砂仁、枳实理气和中；焦麦芽、焦山楂、焦神曲、焦槟榔健脾开胃、消食导滞。诸药合用，共奏清热利湿、活血化痰、理气和中之功。

二、唐宋诊治丙肝医案 1 则

徐某，男，48 岁。

初诊：2010 年 3 月 25 日。

主诉：反复乏力伴身目俱黄 5 年余。

病史：患者平素嗜酒，既往有慢性丙肝病史 20 余年，近 5 年来反复出现黄疸，经 3 次住院治疗效果均不佳。

现症见：目黄，面色无华，形体消瘦，右胁隐痛，饮食减少，食后脘腹作胀，体倦乏力，小便色黄，大便不爽。舌质红、苔黄腻，脉弦细。

查肝功能：ALB 28.2 g/L，GLO 31.6 g/L，ALT 628 U/L，AST 325 U/L，TBIL 182.5 μmol/L，DBIL 156.5 μmol/L，GGT 197 U/L，ALP 158 IU/L；HCV-Ab（+）。彩超：脾大，肝实质弥漫性损伤，中等量腹腔积液，胆囊壁厚、毛糙。

西医诊断：慢性丙型肝炎。

中医诊断：黄疸；鼓胀。

辨证：脾虚肝郁，湿热内蕴。

治法：益气健脾，清肝利胆，疏肝理气。

处方：黄芪 30 g，党参 12 g，茯苓 20 g，白术 12 g，大腹皮 20 g，虎杖 30 g，垂盆草 30 g，败酱草 30 g，重楼 15 g，田基黄 15 g，茵陈 15 g，白芍 15 g，郁金 10 g，柴胡 6 g，制龟板 30 g，制鳖甲 30 g，甘草 6 g。10 剂，水煎服，日 1 剂，并嘱其禁饮酒、调情志、勿劳累。

二诊：服药后目黄、尿黄、胁肋隐痛、乏力、纳差、脘腹胀满等症减轻，舌质红、苔薄腻微黄，脉弦细。肝功能检查：ALB 29.6 g/L，GLO 30.8 g/L，ALT 328 U/L，AST 125 U/L，TBIL 98.2 μmol/L，DBIL 83.7 μmol/L，GGT 127 U/L，ALP 148 IU/L；复查彩超显示腹腔积液量已明显减少。守上方加炒山药 15 g，炒鸡内金 10 g，以健脾消食，再服 10 剂。

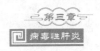

三诊：服药后黄疸已退，胁痛、乏力、腹胀、纳差等症基本消失，肝功能检查：ALT 65 U/L，TBIL 18.8 μmol/L，余项大致正常。予逍遥散加减，嘱其隔日1剂，续服10剂以资巩固。

按语：唐师认为，邪毒侵入机体，久羁伤正，正虚邪恋，脏腑功能失调，是本病的主要发病机制；而丙肝病毒和乙醇最易伤肝，肝病乘脾，致脾失健运，水湿不化，湿郁化热，湿热熏蒸，胆汁横溢而成黄疸，故治疗宜标本兼顾。方中柴胡、郁金、白芍疏肝、养肝，黄芪、党参、茯苓、白术、甘草健脾利湿，补而不腻，虎杖、垂盆草、败酱草、重楼、田基黄、茵陈清热解毒、利湿退黄而不伤正。诸药合用，通过扶正祛邪，达到保肝降酶、增强和调节机体免疫功能、抑制丙肝病毒复制的目的。

三、王文彦诊治丙肝医案1则

付某，男，45岁。

初诊：1996年4月28日。

主诉：皮肤黏膜黄染伴右胁胀痛3月余。

病史：患者平素嗜酒，3个月前自觉右胁不适，腹胀，乏力，渐出现周身皮肤、黏膜黄染，并进行性加深。入院予静脉滴注甘草酸二铵、小牛胸腺素、抗乙肝病毒核糖核酸及白蛋白等治疗，病情无明显好转，遂请中医会诊。

现症见：右胁不适，腹胀，乏力，周身皮肤、黏膜黄染，困倦喜卧，发热，无明显畏寒。恶心厌油，大便溏、每日1~2次，尿黄。舌暗红、苔黄腻，脉滑数。

诊查，乙肝五项：HBsAg（＋），HBeAg（＋），抗HBe-IgM（＋），抗-HCV（＋），抗-HDV（＋）。肝功能：A 33 g/L，G 46 g/L，ALT 1428 U/L，AST 924 U/L，ALP 186 U/L，GGT 244 U/L，TBIL 382 μmol/L。彩超示肝大，内部回声粗糙、欠均匀，门静脉增宽，脾大、左肋下6.5 cm，腹腔积液。

西医诊断：丙型病毒性肝炎、胆汁淤积型肝炎。

中医诊断：黄疸。

辨证：湿热内蕴，复感疫毒，毒热炽盛，熏蒸肝胆。

治法：清热利湿，凉血解毒。

处方：茵陈50 g，栀子20 g，黄芩20 g，大黄15 g，蒲公英30 g，木通

15 g，金银花 30 g，白花蛇舌草 50 g，重楼 30 g，陈皮 20 g，木香 20 g，腹皮 20 g，泽泻 20 g，泽兰 30 g，砂仁 15 g，大枣 12 枚，甘草 30 g，香橼 15 g。6 剂，每日 1 剂，水煎，分 3 次口服。

二诊：1996 年 5 月 5 日。患者发热已退，黄疸亦明显减轻，仍乏力倦怠，腹胀，食欲稍增，大便溏、日 3~4 次，舌暗红、苔黄腻，脉弦滑。复查肝功能：A 25 g/L，G 45 g/L，ALT 864 U/L，AST 498 U/L，ALP 166 U/L，GGT 204 U/L，TBIL 169 μmol/L。上方去蒲公英、金银花。加苍术 20 g，白术 20 g，佩兰叶 10 g，甘松 15 g。6 剂，每日 1 剂，水煎，分 3 次口服。

三诊：1996 年 5 月 12 日。患者黄疸明显消退，腹胀减轻，食欲增加，仍乏力倦怠，大便溏、每日 2 次，舌淡红、苔黄稍腻，脉弦滑。湿热渐去，脾虚未复。治宜健脾益气，化湿解毒。上方去重楼、大黄、黄芩，加莪术 15 g，水红花子 15 g，黄芪 30 g，当归 20 g。10 剂，每日 1 剂，水煎，分 3 次口服。

四诊：1996 年 5 月 19 日。黄疸消退，腹胀亦明显缓解，乏力减轻，饮食基本正常，大便溏、每日 1 次，舌淡红、暗滞、苔白，脉滑。复查肝功能：A 30 g/L，G 38 g/L，ALT 86 U/L，AST 54 U/L，ALP 128 U/L，GGT 160 U/L，TBIL 37.5 μmol/L。B 超示肝稍大，内部回声粗糙、欠均匀，门静脉不宽，脾大、左肋下 1.5 cm，无腹腔积液。邪毒未尽，正气仍未恢复，治以扶正为主，以巩固疗效。处方：柴胡 15 g，陈皮 15 g，黄芪 30 g，当归 20 g，木香 15 g，香橼 20 g，茵陈 15 g，栀子 20 g，泽兰 30 g，水红花子 20 g，莪术 15 g，白术 20 g，苍术 20 g，川芎 20 g，赤芍 20 g。10 剂，每日 1 剂，水煎，分 3 次口服。配合西药保肝治疗月余，患者自觉症状完全消失，肝功能恢复正常，彩超示肝不大、回声粗糙，脾面积稍大。至此，病情稳定出院。

按语：本例为酒精性肝病合并乙型、丙型、丁型肝炎病毒三重感染，病情重，病势急。中医认为是宿有湿热内蕴，复感疫毒，邪热积盛，熏蒸肝胆所致。治当以清热解毒、利湿化浊为先，待湿热邪毒渐去，再入健脾益气之品以扶正。方中茵陈、黄芩、栀子清热解毒、利湿退黄；蒲公英、金银花、白花蛇舌草、重楼清热解毒；大黄清热泻火；泽泻、泽兰、木通利湿化浊；陈皮、木香、腹皮、砂仁理气和中。诸药合用，共奏清热解毒、利湿化浊之功。本例患者 B 超显示已有肝纤维化征象，故方中加水红花子、莪术，旨在阻止其向肝硬化发展，可见王老善于把现代医学的影像学资料纳入中医四

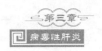

诊中，以指导其辨证用药。

四、周光诊治丙肝医案1则

单某，男，34岁。

初诊：1993年11月12日。

主诉：目睛黄染伴尿黄2年余。

病史：患者1991年年底发现肝功能异常，次年1月住本市某医院治疗，当时肝功能 ALT > 500 U/L、TBIL 96 μmol/L，拟诊急性黄疸型肝炎，10月检测抗 – HCV（ + ），经中西药治疗少效。

现症见：面色少华，神疲纳呆，白睛微黄，口干而苦，右胁作痛，小便深黄，舌红边紫、苔微黄，脉弦。

诊查，肝功能：ALT > 200 U/L、TBIL 32 μmol/L，B超：肝区光点较密集，脾轻度大。

西医诊断：慢性丙型病毒性肝炎。

中医诊断：黄疸。

辨证：湿热内蕴，肝失调达，疏泄失司，已伴有络瘀之象。

治法：清热解毒，燥湿化瘀。

处方：黄芩10 g，黄柏10 g，焦山栀10 g，广郁金10 g，金银花10 g，当归须10 g，金钱草30 g，茵陈30 g，虎杖根30 g，龙胆草6 g，牡丹皮6 g，黄连3 g。水煎服。上方稍事加减，治疗近2个月。

二诊：1994年1月10日。目黄已清，胃纳亦转正常，胁痛平，面色少华，口干欲饮，小便略黄，肠鸣时作，大便日1行、不成形，舌质红、边紫、少苔，脉细弦。肝功能：ALT 64 U/L、TBIL 14.2 μmol/L、A/G = 1.5。湿热有清化之机，络瘀阴伤之象渐显，且久用苦寒恐有伤中之弊，转方滋阴柔肝活血，稍佐解毒。处方：玄参15 g，生地黄15 g，紫丹参15 g，金银花15 g，麦冬10 g，广郁金10 g，当归须10 g，牡丹皮10 g，桃仁10 g，茯苓10 g，炒赤芍12 g，蒲公英12 g。水煎服。加减治疗4月余。

三诊：1994年5月11日。症状基本消失，肝功能正常，抗 – HCV（ – ），B超：肝区光点均匀、较密，胆、脾正常。恢复工作后随访至今，未复发。

按语：本例患者因急性黄疸型丙型病毒性肝炎起病，反复不愈，转为慢性，就诊时湿热内蕴，肝失条达，故面色少华，右胁疼痛；胆汁外泄，不循常道故白睛发黄，小便深黄；病程日久，气滞血瘀则见舌边紫气。亟先予清化湿热兼以化瘀以除其邪，故以黄连解毒汤加茵陈、龙胆草、金银花、金钱草清热解毒，燥湿泄邪；再加当归须、郁金、牡丹皮活血化瘀；湿热渐祛之后，阴伤逐步明显，再加玄参、生地黄、麦冬等滋阴柔肝，丹参、当归须、桃仁、郁金、牡丹皮、赤芍等活血化瘀，以治其本，病情因得以控制。

参 考 文 献

［1］北京中医医院．关幼波临床经验选［M］．北京：人民卫生出版社，1979．

［2］李广，尹国有．唐宋医论医案集［M］．北京：学苑出版社，2017．

［3］卢秉久．王文彦肝病辨证思维经验集［M］．辽宁：科学出版社，2018：174．

［4］陈亦江．江苏当代名中医临证精萃［M］．南京：江苏科学技术出版社，2013．

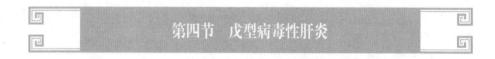

第四节 戊型病毒性肝炎

　　戊型病毒性肝炎即戊型肝炎，也称为戊肝，是一种由戊型肝炎病毒（hepatitis E virus，HEV）引起的传染性疾病，多见于儿童和成年人，潜伏期为 2~9 周，以春冬季为高峰，其暴发流行均为粪便污染水源所致。该病传播途径、临床表现、预防及治疗等方面与甲肝相似，但发病率和死亡率均比甲肝高，原有慢性 HBV 感染者、孕妇及老年人感染戊型肝炎病毒易发展为肝衰竭，病死率可达 20%，妊娠晚期病死率可高达 30% 以上，产后大出血多见，可见流产、死胎。因此，妊娠女性，尤其是在戊肝高流行地区，应注重日常预防，同时接种戊肝疫苗加以保护。感染 HEV 并且出现黄疸时，提示病情进展，尤其需要治疗干预。众多名老中医治疗戊型肝炎所致黄疸经验丰富，具体医案如下。

一、张琪诊治急性黄疸型戊型病毒性肝炎医案 1 则

　　杨某，男，50 岁。

　　初诊：2001 年 6 月 30 日。

　　病史：本患者去外地公出，返回途中在北京站感全身疲倦、沉重难支，经人帮助勉强挣扎上车，去某医院经检查诊断为戊型病毒性肝炎。此患者在某医院住院，经一系列药物保肝治疗，患者临床症状及肝功能好转均不明

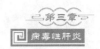

显，经医院同意就诊中医。

现症见：面黄身黄，巩膜黄染，色泽晦暗不鲜明，全身倦怠，沉重难支，胸闷脘腹胀满，恶心不欲食，尿少色黄，口干苦，苔白腻，脉象弦缓。

查肝功能：ALT 1200 U/L，AST 800 U/L，TBIL 97 μmol/L，

西医诊断：急性黄疸型戊型病毒性肝炎。

中医诊断：黄疸。

辨证：湿热疫邪伤及肝脾，湿盛于热，脾为湿困。

治法：清热解毒，利湿退黄，疏肝醒脾。

方药：茵陈五苓散加减。

处方：茵陈（后下）50 g，白术 20 g，泽泻 20 g，猪苓 20 g，茯苓 20 g，桂枝 15 g，白蔻 15 g，砂仁 15 g，黄连 15 g，柴胡 10 g，陈皮 15 g，黄芩 15 g，紫苏叶 15 g，白花蛇舌草（后下）30 g，板蓝根 20 g，虎杖 20 g，大青叶（后下）20 g，甘草 15 g。水煎服，每日 2 次。

二诊：2001 年 7 月 7 日。服上方 7 剂，身目黄俱减，尤以身黄消退明显，尿量增多，色黄，仍食纳不佳，大便溏、日 3 次，舌苔见薄，脉弦缓，宜上方加温脾之药。

处方：茵陈 50 g，白术 20 g，茯苓 20 g，泽泻 20 g，猪苓 20 g，桂枝 15 g，白蔻 15 g，干姜 15 g，紫苏叶 15 g，赤芍 30 g，柴胡 20 g，白花蛇舌草 30 g，大青叶 20 g，板蓝根 20 g，虎杖 20 g，败酱草 30 g，黄连 10 g，石菖蒲 15 g。水煎服，每日 2 次。

三诊：2001 年 7 月 21 日。检查 ALT 79 U/L，AST 58 U/L，TBIL 104.2 μmol/L，疲劳减轻，体力有好转，精神稍好，食纳仍不佳，脘腹胀满，大便秘，脉象缓，舌润，黄疸转淡。

辨证：脾胃湿热阻滞，气滞不通。

治法：清热利湿，辅以通降。

方药：中满分消汤加大黄。

处方：黄芩 15 g，黄连 15 g，砂仁 15 g，厚朴 15 g，枳实 15 g，半夏 15 g，陈皮 15 g，泽泻 20 g，干姜 10 g，茯苓 15 g，猪苓 20 g，茵陈 50 g，姜黄 15 g，山栀 15 g，赤芍 30 g，柴胡 15 g，大黄 5 g，甘草 15 g，水煎服，每日 2 次。

四诊：2001 年 8 月 1 日。服药胀满大减，大便日 1 行、通畅，食欲好转，黄疸基本消退，体力精神均有所恢复。检查 ALT 47 U/L，AST 36 U/L，

TBIL 40 μmol/L，胀满大好，食欲好，巩膜小有黄染，脉缓有力，舌润。

处方：黄芩 15 g，黄连 15 g，砂仁 15 g，厚朴 15 g，枳实 15 g，半夏 15 g，陈皮 15 g，茵陈 50 g，干姜 10 g，茯苓 20 g，泽泻 20 g，姜黄 15 g，山栀 15 g，赤芍 30 g，柴胡 20 g，大黄 5 g，大青叶 15 g，板蓝根 15 g，甘草 15 g。水煎服，每日 2 次。

五诊：2001 年 8 月 13 日。服上方 14 剂，食欲好，脘腹舒畅，乏力倦怠均进一步好转，脉缓，舌润苔薄，右胁肋（肝区）稍不适，黄疸已退，面色转润，检查 TBIL 34 μmol/L，余皆正常。

辨证：肝郁脾虚。

治法：疏肝健脾益气，滋补肝肾。

方药：四逆散加减。

处方：柴胡 20 g，白芍 20 g，枳壳 15 g，甘草 20 g，赤芍 30 g，茵陈 30 g，板蓝根 20 g，大青叶 15 g，干姜 10 g，山栀 15 g，黄连 10 g，砂仁 15 g，白术 20 g，茯苓 15 g，厚朴 15 g，泽泻 15 g，黄芪 30 g，大黄 5 g，枸杞 20 g，女贞子 20 g。水煎服，日 2 次。

六诊：2001 年 8 月 21 日。服上方 7 剂，诸症皆除，食欲增进，面色红润，舌润苔薄，脉缓，检查血清转氨酶等均恢复正常值，嘱继服上方 7 剂以巩固疗效。

七诊：2001 年 9 月 7 日。症状俱除，检查 TBIL 17 μmol/L，已正常，脉象、舌苔如前，至此，病已痊愈。

按语：本案中未提供明确的戊肝病原学诊断依据，考虑张琪教授结合外院诊断结果及患者以消化道症状为主的临床表现，予以"急性黄疸型戊型病毒性肝炎"的诊断。

本案 2001 年 6 月 30 日初诊时辨证为阳黄湿重于热之证，治以茵陈五苓散加味，以清热解毒、利湿退黄、疏肝醒脾。方中重用茵陈以清热利湿退黄；以泽泻、猪苓利水渗湿，茯苓、白术健脾化湿，使湿从小便而去；用白蔻仁、砂仁、紫苏叶以行气化湿醒脾，促使湿浊从上而解；白花蛇舌草、板蓝根、大青叶、虎杖清热解毒；用苦寒之黄连、黄芩以清热除湿；柴胡疏肝退热；厚朴、陈皮除满；干姜温脾；甘草调和诸药，清热解毒。诸药合用，共奏清热化湿醒脾、疏肝利胆退黄之效。

经过治疗后，7 月 21 日三诊时，患者黄疸转淡，精神体力好转，肝功能好转，但脘腹胀满，纳差，便秘，辨证为脾胃湿热壅滞、气滞不通、胃失

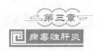

和降之证，改用中满分消汤加大黄，以清热利湿、行气除满、辅以通降。

8 月 13 日五诊时，患者黄疸已退，其余各项症状均进一步好转，肝区稍有不适，TBIL 稍高，改用四逆散以疏肝理脾透邪，加用枸杞子、女贞子滋补肝肾，黄芪、白术、茯苓益气健脾，共奏疏肝健脾益气、滋补肝肾之效。

经上述治疗后，9 月 7 日复诊，症状均除，TBIL 正常，病已痊愈。

张琪教授分阶段治疗此病，初期以除邪为主，辅以扶正，中期正邪兼顾，后期则以扶正为主。由本案可见，张琪教授根据疾病的发展，及时调整治疗方案，使得治疗效果更佳，值得学习。

二、沈忠源清热利湿、调理肝脾治疗急性黄疸型戊型病毒性肝炎医案 1 则

吴某，男，82 岁。

初诊：2007 年 10 月。

主诉：身目发黄、尿黄，纳差、乏力 4 天。

现症见：身目黄染，色鲜明，纳差，乏力，口干口苦，腹部胀满，小便短少、黄赤，大便溏薄不爽，夜寐欠佳。舌红、苔腻微黄，脉弦滑。

诊查：肝于右肋下 2 横指扪及，中等硬度，脾左肋下 1 横指。实验室检查：ALT 1965 U/L，AST 2293 U/L，TBIL 309.2 μmo/L，DBIL 171.60 μmol/L，IBIL 137.60 μmol/L，HBsAg（-），HBsAb（+），HBeAg（-），HBeAb（-），HBcAb（-），HEV-IgM（+），HEV-IgG（+），HCV-Ab（-），AFP 12.6 ng/mL。B 超检查：肝脾大。

西医诊断：急性黄疸型（戊型）病毒性肝炎。

中医诊断：黄疸。

辨证：湿热内蕴，肝失疏泄，胆汁外溢。

治法：清热利湿，调理肝脾。

方药：经验方。

处方：茵陈 30 g，制大黄 10 g，木香 9 g，黄连 5 g，金钱草、车前草、海螵蛸各 20 g，泽泻、郁金各 12 g，赤芍、鸡内金、葛根、白术、败酱草各 15 g。每日 1 剂，水煎服。

以上方为主加减，酌加茯苓、猪苓、白茅根、大蓟、小蓟、生地黄、丹参等，同时配合甘草酸二铵、还原型谷胱甘肽、门冬氨酸钾镁等静脉滴注。

治疗 1 周，身目黄染、口干、口苦减轻，复查肝功能：ALT 536 U/L，

AST 683 U/L，TBIL 238.4 μmol/L，DBIL 122.2 μmol/L，IBIL 116.2 μmol/L。仍按上方加减调治 2 月余，黄疸消退。复查肝功能正常，肝肋下未触及，脾可触及边缘。随访 3 个月未复发。

按语：本案为阳黄湿热之证，乃湿热瘀滞、熏蒸肝胆所致，治以沈老师经验方，以清热利湿、调理肝脾。方中用茵陈、金钱草、车前草以清热利湿退黄；鸡内金健胃消食利湿；以败酱草清热解毒祛瘀，制大黄泄热逐瘀通便，使得湿热瘀滞从大便而去；以郁金、赤芍以凉血活血疏肝，使湿邪有出路；用木香以行气化湿醒脾，促使湿浊从上而解；泽泻利水渗湿泄热，白术健脾化湿，使湿从小便而去；海螵蛸收涩止泻、葛根升阳止泻。以上方为主加减，酌加其他利水渗湿、清热解毒、凉血活血之品，以根据病候的发展，对证治之。诸药合用，共奏清热利湿退黄、疏肝理脾止泻之效。

三、谌宁生诊治急性黄疸型戊型病毒性肝炎医案 1 则

王某，男，36 岁。

初诊：2011 年 8 月 11 日。

主诉：纳差、乏力、身目尿黄半年余。

病史：患者于 2011 年 2 月出现食欲下降，乏力，大便溏泄，轻度恶心、厌油，随之出现小便、巩膜和皮肤黄染，查肝功能：ALT 896 U/L、AST 788 U/L，抗 HEV-IgM（＋），抗 HAV-IgM、HBV-M、抗 MCV-IgM、抗 EB-IgM（－），自身免疫性肝炎、血清铜蓝蛋白、甲状腺功能等均正常。诊断为急性黄疸型戊型病毒性肝炎。在某大学附属医院住院治疗。经支持、护肝抗炎、对症等处理，并进行 3 次人工肝治疗，患者自觉症状好转，ALT、AST 基本恢复正常，但 TBIL 一直波动在 350~600 μmol/L，特来求诊。

现症见：巩膜重度黄染，面色较黑、但有光泽，食欲稍差，食后稍有腹胀，口稍干苦、不欲多饮，小便黄，大便可，无明显皮肤瘙痒。舌质红、舌苔黄腻不厚、舌下络脉迂曲，脉象稍弦。

诊查：TBIL 567.3 μmol/L，ALT 78 U/L，AST 105 U/L，TBA 237 μmol/L，GGT、ALP、TCHO、血糖、血常规等正常，B 超示肝脏实质光点增粗、脾脏厚度 41 mm。

西医诊断：急性黄疸型戊型病毒性肝炎。

中医诊断：黄疸（阳黄）。

辨证：瘀热互结。

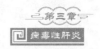

治法：清热解毒，凉血化瘀。

方药：解毒化瘀汤加减。

处方：赤芍 60 g，丹参 15 g，绵茵陈 15 g，郁金 10 g，大黄 6 g，葛根 30 g，虎杖 15 g。7 剂。水煎服，1 日 1 剂，分 2 次服。

二诊：2011 年 8 月 18 日。服上方 1 周后，自觉食欲与精神好转，舌脉同前；肝功能化验：TBIL 321 μmol/L，ALT 正常，AST 81 U/L，TBA 197 μmol/L，上方继用 7 剂。

三诊：2011 年 8 月 25 日。TBIL 152 μmol/L，ALT、AST 正常，TBA 79 μmol/L；自觉无明显不适，舌质仍红、黄苔转淡，上方加白术 15 g，10 剂，出院。

2011 年 9 月 7 日患者电话告之，TBIL 51 μmol/L，其余正常。

按语：大多数戊型肝炎为急性病程，该患者经过西医规范治疗和多次人工肝治疗后效果不明显，6 个月后仍持续高胆红素血症，实属罕见。阳黄多因湿热导致，黄疸持续不退者多有瘀热，结合患者的舌脉症，辨证为阳黄瘀热互结之证，治以解毒化瘀汤加减，以清热解毒、凉血化瘀。方中赤芍为君，以清热解毒、凉血活血、化瘀退黄；茵陈为臣，增强清热利湿退黄之效；丹参、郁金凉血活血退黄；葛根生津止渴；大黄、虎杖清热解毒、祛瘀通便，使得湿热瘀滞从大便而去；甘草为使，调和诸药，清热解毒。诸药合用，共奏清热解毒利湿、凉血活血、化瘀退黄之功效。服用此方后患者症状及各项实验室指标好转，应该注意顾护脾胃，巩固疗效，故加白术以健脾益气、燥湿利水。

参 考 文 献

[1] 张琪著述；张文康主编；张佩青等编著．张琪［M］．北京：中国中医药出版社，2003.01.

[2] 郭宗兵，陈功孝．沈忠源教授治疗黄疸经验介绍［J］．新中医，2008（11）：18－19.

[3] 朱文芳，孙克伟．谌宁生医案精华［M］．北京：人民卫生出版社，2015.

第四章　肝硬化

第一节　病毒性肝炎肝硬化

病毒性肝炎肝硬化是指在嗜肝病毒（包括乙型肝炎病毒或丙型肝炎病毒等）慢性感染基础上出现的肝硬化，其病理特点为肝组织弥漫性纤维化改变、假小叶形成；代偿期可无明显症状，失代偿期主要表现为门静脉高压和肝功能严重损伤，常并发腹腔积液、消化道出血、肝性脑病等；亦可出现癌变，患者病死率较高。中医学并无病毒性肝炎肝硬化的病名，根据临床表现，常被归入"黄疸""胁痛""鼓胀""积聚""癥瘕"等疾病范畴；其病因病机为感受疫毒之邪，初则气结在经，久则血伤入络，邪伏日久，与正气相搏，耗伤肝血，肝气失用。肝失疏泄则脾失健运，无以运化水液而生痰湿、水饮；气不行血，血瘀于内；痰湿、水饮、瘀血内生为患。疾病性质本虚标实，本虚主要为气血亏虚，主要累及肝、脾、肾三脏；标实为邪毒、瘀血、痰湿、水饮等实邪内阻。

抗病毒治疗是病毒性肝炎肝硬化治疗的关键，必要时需抗感染、抗肝纤维化，积极防治并发症，随访中应动态评估病情。若药物治疗欠佳，可考虑胃镜、人工肝、介入治疗，符合指征者进行肝移植前准备。而中医药治疗慢性肝病由来已久，在发病特点、病因病机和辨证用药方面有自己完整的理论，且临床证实效果显著。近数十年的研究和应用实践已经表明，中医药治疗肝病具有显著疗效，尤其在纤维化防治领域显示出疗效优势。此外，中医药治疗或中西医结合治疗相比单独西医综合治疗在利胆退黄、提高生活质量、降低肝癌及肝病相关死亡发生率方面也具有显著优势。

一、江一平教授诊治乙型肝炎肝硬化医案 1 则

患者，女，66 岁。

初诊：2018 年 9 月 26 日。

主诉：反复乏力、纳差、目黄、腹胀伴双下肢水肿 5 年，再发 6 个月。

病史：发现 HBsAg（＋）5 年，已在服用恩替卡韦联合阿德福韦酯抗乙肝病毒，间断服用利尿剂及进行保肝治疗，多次行肝功能检查示 TBIL 升高，乙肝病毒定量（－），腹部 B 超无明显腹腔积液，胃镜示食管静脉显露、非萎缩性胃炎伴胃体糜烂，CT 示肝硬化、脾稍大、肝囊肿、胆囊结石。

现症见：周身困倦不适，食纳稍减，食后腹胀，郁郁寡欢，尿黄量减，大便干结，舌红苔黄，脉弦数。

诊查：面色晦暗，目睛黄染，双下肢轻度水肿，腹部移动性浊音（－）。肝功能：TBIL 67.5 μmol/L，DBIL 25.8 μmol/L，IBIL 41.7 μmol/L。

西医诊断：乙型肝炎肝硬化（代偿期）；胆囊结石。

中医诊断：黄疸；积聚。

辨证：湿热蕴结。

治法：清热利湿，疏肝利胆。

方药：蒿芩清胆汤加减。

处方：柴胡 10 g，黄芩 15 g，青蒿 15 g，竹茹 15 g，栀子 10 g，玫瑰花 15 g，苏梗 10 g，瓜蒌皮 10 g，厚朴 10 g，姜半夏 10 g，枳实 10 g，茵陈 20 g，白芍 10 g，炒谷芽 15 g，炒麦芽 15 g。

住院期间口服中药治疗 11 天后，患者腹胀、下肢肿、困倦、大便干结症状均好转，食欲良好。患者服药后自觉状态良好，出院后守方坚持服用。2019 年 1 月 30 日复查 TBIL 19.8 μmol/L，DBIL 4.4 μmol/L，IBIL 15.4 μmol/L。

按语：肝病过程中常见黄疸表现，江老认为黄疸以"湿黄"和"瘀黄"最为常见，"湿黄"是治黄疸的最常用的思考方向，"瘀黄"常被轻置，然而多有"湿黄"并兼"瘀黄"。对于较久、较顽固的黄疸，当化瘀或从"湿瘀"论治，常能使沉疴起效。江老认为治疗黄疸关键在于如何把握"瘀黄"的切入点，过早易伤气耗气，过晚使瘀成"结"，治之更难；临床中常见肝内胆汁淤积，黄疸难退，瘀可生热，亦可成积，积热于内以散、行、破为治则，沉疴方有生机；黄疸与湿邪密切相关，发汗、祛湿、利小便为湿邪三条去路，葛根取发汗解表祛风之意，风药轻扬升散，风亦能胜湿，同气相召，

脾气上升，运化乃健，促进肝阳升发，肝气升发条达，疏泄乃治。如麻黄、连翘同用于胆汁淤积性肝炎，临床上常在血府逐瘀汤中配合使用。在临床上，重型肝炎患者常有明显消化道症状，宜先降逆止呕开脾胃，后论治黄疸，用药可先用香砂六君子汤加减或小半夏汤作为开路方，足见实脾之思路。正虚邪恋是肝纤维化或肝硬化的主要成因。江老认为这一阶段是肝传脾的典型节点，扶正成为主要治疗要点，扶正重在扶脾，邪恋的主要病理产物是"痰""瘀"两方面，用药主以扶正的同时少佐化瘀除痰之品，辨证重点在"正"和"邪"之间进行权衡。脾气不足者，临床上使用黄芪、党参、白术常难补脾气，从温阳补脾入手，效多有改善，后天之阳气，需先天阳气补充，巴戟天、锁阳温补肾气，从元气入手，元阳充足则脾阳易补，脾阳充足则脾气易补。

本例患者初为肝着，病程日久，渐成黄疸、积聚，其情志抑郁，面色晦暗，舌红苔黄，脉弦数，久病阴虚，兼有气滞，郁而化热，热重于湿，治宜清热利湿，兼以柔肝疏肝、活血理气。黄芩、柴胡、青蒿、竹茹清热除烦解郁，茵陈、栀子取茵陈蒿汤之意以退黄，玫瑰花、苏梗、瓜蒌皮、厚朴、半夏、枳实疏调三焦气机，气行则血行，并以赤芍活血凉血。积聚常以气血辨证，气滞血瘀，气滞湿不化，瘀滞郁而化热，久则痰瘀互结，终至气血水失调，互结于肝脾肾，终成鼓胀病。病程中常虚实夹杂，需湿、热、痰、瘀、气、血、毒共治。肝病及脾，肝胃亦易同病，治疗常兼调理脾胃，顾及脾胃升降、升清运化等；阴伤热难化，湿阻气易滞，日久阴阳易受损，理气柔肝的同时亦需注意利湿不伤阴、清热不伤阳。

二、廖志峰教授诊治乙型肝炎肝硬化医案 1 则

患者，男，25 岁。

初诊：2010 年 10 月 16 日。

主诉：腹胀、纳差半年。

病史：患者于高考体检时查出乙型肝炎，肝功能轻度受损，半年前开始出现腹胀、尿少、纳呆、消瘦等症。于 2010 年 8 月 6 日赴某三甲医院就诊，诊断为肝硬化失代偿期，住院治疗 2 月余，期间共输白蛋白 350 g，病情未能控制，院方已下病重通知。家属焦急，要求中医治疗，遂于 2010 年 10 月 16 日转入我院。

现症见：腹胀纳呆，疲倦乏力，大便溏稀，小便短赤，舌质淡暗、舌苔白腻，脉沉缓无力。

诊查：面色、皮肤中度黄染，形体消瘦，双下肢中度浮肿，腹部膨隆，腹壁青筋显露，腹部移动性浊音（＋）。血常规：WBC 2.62×10⁹/L，中性粒细胞百分比76%，淋巴细胞百分比44%，HGB 82 g/L，PLT 35×10⁹/L；尿常规：尿蛋白（＋＋）；生化指标：尿素氮 15.9 mmol/L，Cr 268 μmol/L，尿酸 426 μmol/L，TP 58.6 g/L，ALB 23.2 g/L，GLO 35.4 g/L，TBIL 96 μmol/L，IBIL 84 μmol/L，ALT 320 U/L，AST 340 U/L，GGT 420 U/L，ALP 232 U/L；肿瘤标志物：AFP 7.02 IU/mL，癌胚抗原（CEA）3.04 ng/L。PT 延长。腹部 B 超：肝脏弥漫性病变，胆囊壁水肿增厚，门静脉直径 15 mm，脾大，腹腔见液性暗区大量。食道钡餐 X 线：食管中下段及胃底静脉曲张。

西医诊断：乙型肝炎肝硬化（失代偿期）、腹腔积液，肝肾综合征，低蛋白血症；贫血。

中医诊断：鼓胀；黄疸。

辨证：脾肾阳虚，水湿潴留，络脉瘀阻。

治法：温补脾肾，活血化瘀，行气利水。

方药：附子理中汤、补中益气汤、化瘀汤、茵陈四苓散合方加减。

处方：党参20 g，炙黄芪60 g，白术30 g，当归20 g，制附片（先煎）10 g，柴胡10 g，茵陈30 g，猪苓20 g，泽泻20 g，茯苓20 g，厚朴10 g，陈皮10 g，鳖甲（先煎）10 g，丹参20 g，山药20 g，砂仁（后下）6 g，大腹皮30 g，甘草6 g。每日1剂，水煎取液400 mL，分2次口服。

西医治疗：采用利尿消肿，营养支持，纠正贫血。予 10% 葡萄糖 250 mL＋黄芪注射液 30 mL，静脉滴注，1 次/日；10% 葡萄糖 250 mL＋丹参注射液 30 mL，静脉滴注，1 次/日；复方氨基酸注射液 250 mL，静脉滴注，1 次/日；血浆 200 mL，静脉滴注，2 次/周；白蛋白10 g，静脉滴注，2 次/周。口服西药螺内酯 100 mg/d、呋塞米 40 mg/d、普萘洛尔 10 mg/d。

二诊：治疗1周，患者精神状况明显好转，尿量每日达3000 mL，腹胀减轻，食纳增加，舌质淡暗、苔白略腻，脉沉弱。查尿蛋白（＋）。上方减去厚朴、大腹皮、柴胡、猪苓，加五味子10 g，益智仁20 g保肝补肾。停服呋塞米，螺内酯减为 60 mg/d；血浆 150 mL/次，1 次/周；白蛋白5 g，1 次/周。2 周后复查，生化指标均明显好转，尿蛋白（－），腹胀大减，舌质淡、苔白，脉沉略缓。效不更方，并停用血浆、白蛋白、螺内酯。1个月后复查，生化各项指标基本接近正常，HGB 106 g/L，唯 WBC、PLT 略低于正常。于 2011 年 1 月 3 日出院，并带中药巩固疗效。2 个月后随访，患者恢复良好，已回校读书。

按语：廖老认为本病主要病因为"湿热疫毒"。当湿热疫毒之邪入侵肝脏，在人体抗病毒能力减弱时，才能发生病毒性肝炎，正如《黄帝内经》云："邪之所凑，其气必虚。"治疗当以"驱邪治标"为主，"扶正治本"亦不可忽视。临床经验证实，单纯驱邪往往收不到预期效果，常引发腹胀、纳呆、呕吐、腹泻等症，所以应根据患者体质强弱，确定"驱邪治标"与"扶正治本"的用药比例。驱邪常用板蓝根、半边莲、虎杖、茵陈等，扶正之药多用黄芪、当归、白芍、太子参、五味子等。本病病程较长，当病情发展至肝硬化阶段，疫毒之邪已深入血络，致肝脏瘀血阻滞，络脉受损，正如叶天士云："初病在经，久病入络。"此时，人体正气已虚，瘀血阻络为患，肝内络脉受阻，积聚内结，属正虚邪盛期，治宜扶正祛邪并重，活血化瘀、软坚消积兼施，以截断病邪深入传变。此时治疗切忌方药大变大动，不可急于求功，应守方调治。"肝藏血，体阴而用阳"，《医学发明》又言"血者，皆肝之所主"。廖老认为当病变进入肝硬化期，肝血已亏，肝阴已虚，肝失条达，则出现肝细胞功能障碍。治疗应驱邪扶正兼顾，扶正宜以养血活血保肝为主，常用当归、赤芍、丹参、五味子、枸杞等药。此外，健脾也是重要环节，《金匮要略》云："见肝之病，知肝传脾，当先实脾。"《血证论》进一步指出："木之性主于疏泄，食气入胃，全赖肝木之气以疏泄之，而水谷乃化；设肝之清阳不升，则不能疏泄水谷，渗泄肿满之证在所难免。"当肝木克土，脾运失常，水湿排运障碍，积聚而成腹腔积液。此时不可急图求功，单用峻攻逐水之剂，应攻补兼施。肾为肝之母，肝阴不足日久必下竭肾水，或因肾阴素亏，无以涵养肝木，肝藏血，肾藏精，精血同源，肾中精气亏损，而使肝血不足，故易出现肝肾阴虚证，如五心烦热、尿少、腹胀、浮肿加剧等，治疗应乙癸同治，在补血生精、滋补肝肾之阴方中加利水消胀退肿之药，如牵牛子、大腹皮、葶苈子、四苓汤等。

本例患者以腹胀、纳差、便溏、脉沉缓无力为主症，属于脾肾阳虚、水湿潴留征象，由于病程日久，"久病入络"，结合舌质淡暗，故兼有脉络瘀阻表现。治疗上以温补脾肾、活血化瘀、行气利水为主，用药以附子、党参、黄芪、白术、山药温补脾肾，茵陈、猪苓、泽泻、茯苓、大腹皮利水渗湿，柴胡、陈皮、厚朴、砂仁疏肝行气，鳖甲、丹参、当归活血散瘀通络。

同时，廖老也指出，病变过程中出现上消化道出血、肝性脑病、肝肾综合征时，应在辨证论治的基础上配合西医应急方案救治，中西医优势互补，达到"四两拨千斤"之效。总之，廖老认为对本病的辨治，应掌握起病的缓急、证候的虚实。邪实为主者，须辨寒热、气滞、血瘀、水积，治宜清热、温中、行气、化瘀、消积，必要时暂配攻下逐水峻剂，以解燃眉之急；正虚为主者，当分肝、脾、肾阴阳之虚，治宜健脾、养肝、滋阴、补肾。在病变过程中，出现虚实夹杂、寒热错综时，根据具体情况，灵活应变，随证治之。

三、吕志平教授诊治乙型肝炎肝硬化医案1则

患者，男，43 岁，门诊病例。

初诊：2019 年 9 月 9 日。

主诉：右胁隐痛伴乏力 5 年余，加重 1 月余。

病史：患者 5 年前因右胁肋疼痛、乏力等不适，就诊于外院，确诊为乙型肝炎肝硬化。经住院治疗，病情改善后出院。近 5 年，患者规律服用恩替卡韦抗病毒，数次就诊于多家医院，予中西医治疗（具体用药不详），但右胁隐痛、乏力等症状常反复发作。近 1 个月左右因工作原因熬夜，出现右胁疼痛加重、食欲减退，遂到我处就诊。

现症见：右胁隐痛，上腹胀闷，无胸闷胸痛，无恶心呕吐，乏力，食欲缺乏，口苦，渴而不欲饮，眠差，大便微溏，小便略黄，舌质暗红、舌下有瘀斑、苔黄腻，脉弦细。

诊查：面色暗黄，目睛轻度黄染，皮肤干燥。乙肝五项：HBsAg（+），HBsAb（-），HBeAg（+），HBeAb（-），抗－HBc（+）；HBV-DNA：2.56 × 10⁴ IU/mL；肝功能：ALT 175.8 U/L，AST 128.1 U/L，TBIL 50.2 μmol/L，DBIL 32.8 μmol/L，IBIL 17.31 μmol/L，ALB 30.5 g/L；AFP 20.36 IU/mL；肝胆 B 超：肝实质回声增粗；肝内多发高回声结节，性质待查，增生性结节可能。

西医诊断：乙型肝炎肝硬化（代偿期）。

中医诊断：胁痛。

辨证：湿热毒蕴，瘀血内结。

治法：清热祛湿，解毒化瘀。

处方：鳖甲 20 g，桃仁 15 g，莪术 10 g，猕猴桃根 15 g，龙葵 15 g，山慈菇 10 g，白术 10 g，白花蛇舌草 20 g，鸡内金 15 g，丹参 10 g，薏苡仁

20 g，茯苓 10 g，白背叶根 20 g，黄芪 15 g，酸枣仁 15 g。15 剂水煎服，早晚分 2 次服用。西医治疗予以恩替卡韦分散片，口服，1 次/日，0.5 mg/d。

二诊：2019 年 9 月 30 日。乏力、胁肋疼痛较前明显缓解，偶有口苦，舌暗红、苔微黄，略厚，脉弦。复查肝功能：ALT 53.0 U/L，AST 46.8 U/L，TBIL 15.29 μmol/L，DBIL 6.03 μmol/L，IBIL 9.26 μmol/L，ALB 34.8 g/L。

上方去黄芪，加党参 15 g、白花蛇舌草 15 g。28 剂水煎服，早晚分 2 次服用。嘱患者继续服用恩替卡韦抗病毒治疗。

三诊：2019 年 10 月 28 日。患者诉现偶有胁痛，食欲可，进食较多时则出现上腹胀满，大便溏、每日 1~2 次，无明显乏力感，睡眠正常，小便调。面色较前红润，舌暗红、有瘀斑、苔白略厚，脉弦弱。上方加延胡索 15 g，穿破石 10 g，太子参 15 g，芡实 10 g。28 剂水煎服，早晚分 2 次服用。并继续予恩替卡韦抗病毒治疗。

随访：服后患者症状缓解，病情稳定，效不更方，于三诊基础上加减变化，继续服用 3 个月。近期门诊复查乙肝五项：HBsAg（+），HBsAb（-），HBeAg（-），HBeAb（+），抗-HBc（+）；HBV-DNA：<100 IU/mL；AFP：3.38 IU/mL；肝功能正常；腹部增强 CT：肝右叶Ⅶ段见散在小片状少低密度影，建议定期复查并结合相关实验室检查。肝胆彩超：肝实质回声增粗，肝内多发高回声结节，建议定期复查。

按语：吕老常在治疗乙型肝炎肝硬化过程中，特别强调"肝胆病首重疏肝健脾调气机"。根据病情演变的不同阶段，吕老将乙型肝炎肝硬化分为早、中、晚三个时期。早期湿热留恋于肝胆，湿邪困阻脾胃，脾气虽受损，但亦不甚虚，邪气入血时间不长，瘀血不重，故湿热困阻、脾虚肝郁为该阶段的主要矛盾。中期发展至脾气虚损，运化失常，水湿不化；又疫毒入血分，与血扶结，渐成瘀血，阻遏经脉，故此阶段以水湿内停、瘀血阻络为主。病情迁延日久，脾土渐损，到了晚期则脾土衰败，正气虚耗，痰浊不行，瘀血与痰浊互结而形成癥瘕积聚。故晚期则以脾土衰败、癥瘕积聚为主。湿热疫毒留连于肝，造成肝郁脾虚、肝脾同病；入血致瘀，迁延不愈，瘀血与水饮丛生；正气愈虚，邪气愈实，癥瘕积聚渐成。故乙型肝炎肝硬化治疗原则以疏肝利胆治其标，益气健脾固其本，解毒化瘀贯穿治疗全程。因不同阶段的临床表现不同，采取的治法各有所偏重。乙型肝炎肝硬化的病因病机与病变过程决定了该病的治疗原则。吕老提出早期治疗以疏肝健脾、清热利湿解毒为主；中期治以利水消肿、活血化瘀；晚期以益气扶正为主，兼软肝消癥。

本例患者因感染湿热疫毒而发病,虽病程较长,但素日患者体质较实,又正值壮年,正虚之象不甚明显,而以湿热毒邪蕴于肝脾、瘀血内结为主要表现。上腹胀闷、乏力、食欲缺乏、口苦、渴而不欲饮、小便略黄、舌苔黄腻等为湿热毒蕴于肝脾之征,右胁隐痛,舌质暗红、舌下有瘀斑,皮肤干燥等属瘀血内结之候。综合以上表现,治则以清热祛湿、解毒化瘀为主。方中以山慈菇、白花蛇舌草、薏苡仁、茯苓清热解毒祛湿,猕猴桃根、龙葵、白背叶根既能清热利湿又可活血逐瘀,鳖甲、莪术、丹参与黄芪、白术共用,消中寓补,逐瘀而不伤正,鸡内金消食并运化药力。患者睡眠较差,以酸枣仁和肝安神。二诊后,该患者乏力改善,精神渐佳,但留恋肝脾湿热之毒未尽,黄芪补肺脾之气,又能固气,若继续用黄芪恐有敛邪之虞,故换以党参平补脾胃,加白花蛇舌草解毒祛湿。三诊后患者舌苔白略厚而不黄、无厚腻,可见热邪不明显、湿邪尚存;进食较多时则出现上腹胀满、大便溏,表明脾胃尚虚弱,水谷受纳与运化仍有不畅;舌暗红、有瘀斑,说明仍有瘀血。故此方用鳖甲、桃仁、牡丹皮、煅牡蛎、猕猴桃根活血逐瘀、软坚散结,茯苓、芡实、白术健脾祛湿止泻,太子参益气养阴,使得利湿而不伤阴,黄芩清热燥湿解毒,鸡内金健胃消食兼运化药力。此案患者经大半年中药治疗后症状明显改善,实验室指标趋于正常,影像学提示肝硬化未进展,病情发展得以控制。

四、国医大师徐经世诊治乙型肝炎肝硬化医案 1 则

患者,女,50 岁。

初诊:2019 年 3 月 1 日。

主诉:发现乙肝 10 余年,言语不清 2 个月。

病史:慢性乙型肝炎病史 10 余年,后诊为肝硬化失代偿期,中医谓之"积聚"。10 余年前初诊时曾服用中药多剂,病情基本稳定,后因务工未加重视及治疗。于 2019 年 1 月因上消化道出血就诊省城某医院,经 ICU 抢救后,上消化道出血症状缓解,但出现言语不清,渐不能言语,双下肢行走不能,双手活动障碍,经查诊断为代谢性脑病。出院后于今日由家人推轮椅前来就诊。

现症见:形体消瘦,皮肤黄染,四肢活动不利,舌僵不能言语,二便失利,舌质淡、苔黄腻,脉虚弦。

西医诊断：乙型肝炎肝硬化（失代偿期），上消化道出血；代谢性脑病。

中医诊断：积聚；舌瘖。

辨证：湿热蕴结，痰浊内阻。

治法：清热利湿化痰。

处方：北沙参 20 g，仙鹤草 20 g，淡竹茹 10 g，陈枳壳 15 g，赤小豆 30 g，瓜蒌皮、仁各 12 g，远志筒 10 g，胆南星 10 g，石菖蒲 10 g，丝瓜络 20 g，生谷芽 25 g。

二诊：2019 年 3 月 19 日。患者随家属自己行走而至，问话能够表达片语，随后家属介绍药进旬余，全身黄染减退，大便通顺，饮食有增，唯体弱多汗，夜感烦躁，少腹坠胀，小便短少，舌淡苔薄，脉来虚弦，按其转机情况，守用原方出入，以观其后。方药：太子参 25 g，淮小麦 50 g，仙鹤草 20 g，淡竹茹 10 g，陈枳壳 15 g，远志筒 10 g，胆南星 10 g，石菖蒲 10 g，赤小豆 30 g，甘草梢 6 g，制牵牛子（后下）2 g，车前草 15 g；另安宫牛黄丸 2 粒，每服半粒，每日 2 次，温水送下。

三诊：2019 年 4 月 16 日。药后诸症均见缓解，言语渐清，语有伦次，神为常态，二便通畅；但由于病久，虚象明显，体力欠佳，下肢乏力，自汗不已，手心灼热，舌象如前，脉现右大于左，针对症情，予以滋养肝阴，宁心敛汗，调节神志，纠偏救弊。方药：北沙参 20 g，杭麦冬 15 g，淮小麦 50 g，仙鹤草 20 g，杭白芍 30 g，酸枣仁 25 g，远志筒 10 g，胆南星 10 g，石菖蒲 10 g，赤小豆 30 g，车前草 15 g，甘草 5 g，制牵牛子（后下）2 g；另羚羊角颗粒 1 包，日 2 次，连服 10 天为度，温水送下。

按语：徐老认为肝胆病的治疗核心在"郁"，应调达木郁，治气为先，治疗肝硬化也需遵循该原则。肝硬化早期气血瘀滞较轻，阴液未损，以肝郁气滞为主证；治疗当以疏肝理气、调达木郁为主，药味多辛香开郁。若阴液有伤，肝失所养，则应滋水涵木，芳香开郁。若痰湿内结，壅遏中焦，郁久化热，致湿热中阻，中焦气机升降不利，肝胆疏泄失常，则清化郁热，利湿退黄；用药多辛开苦降，此证尤其注意通利二便，二便通则湿热之邪得出。肝硬化日久，气血运行不畅，津液输布失常，致血脉瘀阻、瘀血内结，则当活血化瘀、软坚散结。若瘀结郁阻日久，耗伤肝阴，致脏腑阴阳失调，累及肾脏，则应养阴柔肝、滋补肝肾，并佐以清肝泻火之品清解体内湿热瘀毒之余毒。病至中后期，因长期气血耗伤，阴阳失调，致使体内正气亏虚，多出现本虚标实之状，此时治疗当扶正祛邪，扶正为主，祛邪为辅。临证时必当根据疾病的病理变化，抓住病证的主要矛盾，灵活辨证用药。

本案例中患者诊断为"积聚"，既往罹患乙型肝炎十余载，虽初时治疗得当，但后期并未规范治疗，为日久损肝、耗伤气血、气血瘀滞、脏腑盛衰变化失调所致，致使疾病发展至今不可挽回，以"壮人无积，虚人则有之"而认知。患者感染病毒长期耗伤气血，致经脉瘀堵，血不归经，溢出脉外，并发上消化道出血。因失血量多，气血大伤，血虚不能濡养四肢、脑窍，致使患者并发症后出现四肢瘦削、活动不利、言语二便失利等一派虚状，但细观患者舌脉，发现患者舌体僵、舌苔黄腻，脉虚弦，且全身皮肤黄染，此乃一派湿热郁蒸、痰热内阻、闭阻经脉之实证之象。就诊时患者神志尚清，但不能出语，此属"舌瘖"之症，痰阻心脉，因心开窍于舌，今受阻滞，故使舌不能自如转运，而出现言语謇涩。如追究其因，有责于肝；因为肝藏血，心主血脉、主宰神志，意识和思维活动均赖肝血供养，一旦失其所常，不可言喻；加之肝病及脾，脾虚则运化不良而产生内湿，化为痰浊，心脉受阻，舌体不仁则致此症。综观患者一诊时症见表现可总结为本虚标实，痰浊内阻，湿热内蒸为实，气血两伤为虚。治疗按急则治其标的原则，选药中用淡竹茹、胆南星、石菖蒲、瓜蒌皮仁、丝瓜络等清热化痰，陈枳壳、赤小豆通腑泄热使热从二便出，并用北沙参、生谷芽顾护脾胃之阴。二诊时见患者四肢活动不利、言语不利好转，但留有阴伤后内热之表现，故二诊方中加用太子参、淮小麦益气养阴；余药仍以清热利湿化痰为主。三诊时更是加入了更多的柔肝养阴之品。本案例连诊三次，药进好转，不过病势延至如斯，诸脏受及，呈本虚标实之势，图治较为棘手，现今中医既要持积极态度，设法施治，又要注意逆转，有条件启用中西医结合，分清主次，进行病原性、针对性调治，有望达到持衡状态，以提高生活质量。

五、盛国光诊治乙型肝炎肝硬化医案 1 则

黄某，男，58 岁。

初诊：2021 年 5 月 17 日。

主诉：反复乏力 1 年余，伴身目尿黄 20 天。

病史：乙型肝炎肝硬化病史 15 年。

现症见：全身乏力，肝区不适，身目俱黄，腹胀，食后加重，恶心欲吐，口干不欲饮，纳少，腰膝酸软，夜寐差，大便干结难解，小便黄，舌边

尖红、舌下络脉迂曲、少苔，脉弦。

诊查：神清，皮肤巩膜黄染，肝肋下未及，脾肋下可触及，约肋下 3 cm，移动性浊音 （－）。肝功能：ALT 109.0 U/L，GGT 294 U/L，ALB 30.3 g/L，TBIL 78.6 μmol/L，DBIL 38.6 μmol/L。腹部彩超：肝硬化，脾大。

西医诊断：乙型肝炎肝硬化（代偿期）。

中医诊断：积聚。

辨证：肝肾阴虚型。

治法：滋养肝肾，扶正解毒化瘀。

处方：生黄芪 25 g，太子参、白花蛇舌草、炒枳实、生地黄、枸杞子、丹参、炒白术、泽兰各 15 g，生牡蛎、炙鳖甲（先煎）各 30 g，茵陈（后下）15 g，鸡内金 10 g，大黄、炙甘草各 6 g。共 14 剂，日 1 剂，水煎服。

二诊：2021 年 6 月 3 日。服药 2 周后，乏力及肝区不适好转，腹胀减轻，偶有恶心，目黄变浅，小便颜色较前变浅，大便可，夜寐差。复查肝功能：ALT 58.0 U/L，ALB 32.6 g/L，GGT 106.0 U/L，TBIL 52.6 μmol/L，DBIL 27.6 μmol/L。守上方，加酸枣仁 15 g，姜半夏 10 g，共 7 剂，服法同前。

三诊：2021 年 6 月 10 日。患者未诉恶心欲吐，腹胀减轻，精神较前改善，体力尚可，目黄、身黄明显消退，小便稍黄，大便正常，睡眠改善。守前方，继服 14 剂，服法同前。随访 2 个月患者病情稳定。

按语：盛老推崇"乙型肝炎病毒作为伏邪致病"的理论，肝硬化早期常用黄芩、连翘清透邪热，早、中期用叶下珠，晚期用白花蛇舌草。同时，盛老重视"瘀血"在乙型肝炎肝硬化中的致病规律。肝主疏泄，肝气条达则气机通畅，若肝失疏泄，气机不畅，则气滞血瘀；肝病传脾，肝郁脾虚，气郁渐至气虚，瘀血阻络加重；脾失健运，湿聚为痰，则痰阻血瘀。叶天士言："络乃聚血之所，久病必瘀闭。"盛老认为，肝络瘀阻属于贯穿疾病始终的病理状态，毒邪侵袭后导致血瘀痰阻，而后痰瘀互结，就形成了痰瘀在络，所以要用通络的药物。活血化瘀法的确能改善肝硬化患者肝纤维化程度，但活血度的把握很重要。盛老临证常用丹参、泽兰、路路通等活血化瘀通络，中晚期用鳖甲入肝阴营血分，软坚散结。另外，盛老认为，痰在人体的表现多样，常可见患者全身困倦、苔腻、脉滑等；乙型肝炎肝硬化是一个痰瘀互结的过程，肝硬化进展，痰邪加重，早期用茯苓健脾化痰，中期用海藻、白芥子化痰软坚，晚期用莪术、生牡蛎等化痰散结。另外，盛老指出，慢性肝病多责之于"虚"，肝病日久，肝损及脾，脾失健运，湿聚为痰，痰瘀互结，耗气伤阴，致脾气虚；强调要始终注意顾护正气，不宜攻伐太过，常用生黄芪、太子参、白术健脾益气扶正。"从阳化热，从阴化寒"，肝硬化后期因个人体质及用药误治易转为脾肾阳虚。盛老常用菟丝子、淫羊藿温补脾肾，阳虚偏盛时可用鹿角霜，后期患者出现腹腔积液可小剂量使用桂枝温阳化气利水。阳损及阴，盛老认为阴虚难治，矛盾点在于滋阴同时要兼顾利湿，因此常用女贞子、白茅根、木瓜等滋阴利水之品。总之，盛老认为，乙型肝炎肝硬化代偿期的主要病机为毒、瘀、痰、虚，病位以肝、脾、肾三脏为主。因其病程较长，疾病各期临床表现常为各个证型之间相互兼夹重叠，治疗当谨守病机，分清主次。早期以毒瘀为主，中期痰瘀为主，晚期瘀虚为主，分别拟定解毒化瘀、解毒化痰消瘀、化痰消瘀补虚为主要治法。

本案患者属积聚晚期，肝肾阴虚，故见腰膝酸软，全身乏力，口干，舌红。故以生地黄、枸杞子养阴补肾；生黄芪、太子参、炒白术等益气扶正补虚；鸡内金健脾消食；丹参、泽兰活血化瘀；生牡蛎、炙鳖甲软坚散结。病情后期痰瘀互结，湿热瘀滞肝胆，故见身目尿黄，大便干结难解。以茵陈、白花蛇舌草解毒利湿，大黄通腑退黄。解毒、消瘀、化痰与扶正诸法联用，才能达到祛邪已病的目的，使机体重新恢复到平衡协调的状态。

参 考 文 献

[1] 中华医学会肝病学分会. 肝硬化诊治指南 [J]. 中华肝脏病杂志，2019，27（11）：846－865.

[2] 中国中西医结合学会肝病专业委员会. 肝纤维化中西医结合诊疗指南（2019 年版）[J]. 中华肝脏病杂志，2019，27（7）：494－504.

[3] 徐如龙，江一平，熊雯雯. 江一平教授论治肝病经验及临床应用体会 [J]. 江西中医药，2019，50（12）：24－25.

[4] 李彦龙，廖挺，廖志峰，等. 廖志峰教授治疗肝炎后肝硬化经验探析 [J]. 中国中西医结合消化杂志，2014，22（10）：602－604.

[5] 黄少慧，黄梓健，孙海涛，等. 吕志平教授论治乙型肝炎后肝硬化学术经验探讨 [J]. 现代中医药，2021，41（3）：68－72.

[6] 王姣，李梦梦，张先姚，等. 徐经世教授治疗肝硬化案例分享 [J]. 世界最新医学信息文摘，2020，20（63）：262－263.

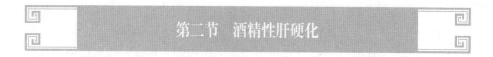

［7］杨妮，徐建良，李晓东，等．盛国光教授从毒瘀痰虚治疗乙型肝炎肝硬化代偿期的经验［J］．中西医结合肝病杂志，2022，32（7）：580－583.

第二节　酒精性肝硬化

　　酒精性肝硬化是由于长期大量饮酒导致的肝脏疾病，主要以肝小叶结构毁损、假小叶形成及肝脏纤维化为特征，在失代偿期，一些患者会出现腹腔积液、消化道出血、肝性脑病等并发症，严重威胁着患者生命健康。目前西医学治疗酒精性肝病以改善生活方式为主，如戒酒、减重、提供营养支持及对症保肝降酶等，临床并无特效药物。中医学中并无"酒精性肝病"这一病名，根据其临床表现，可将其归为中医学中"伤酒""胁痛""积聚""酒疸""酒臌"等疾病范畴。过量饮酒，停聚于体内，因失于运化而成酒邪，侵袭人体即成为酒毒，也正如《诸病源候论》所记载"酒者，水谷之精气也，其剽悍而有大毒，入胃则酒胀气逆，上逆于胸，内熏于肝胆，故令肝浮胆横"，明确指出了酒毒损伤肝脏的致病机制乃外毒侵袭人体，阴阳气血失衡，痰瘀渐生变为内毒，内外毒邪交织致虚。既往许多研究已经证明，常规西药治疗联合中药治疗酒精性肝病的效果优于单纯常规西医治疗，可明显缓解临床症状，提高患者生活质量。

一、辛伟教授诊治酒精性肝硬化医案 1 则

患者，男，53 岁。

初诊：2019 年 7 月 11 日。

主诉：胁肋疼痛 3 周。

病史：患者胁肋疼痛 3 周，来我院门诊就诊。自诉既往无病毒性肝炎及血吸虫等病史，有长期饮酒史，每日饮白酒 1 斤，有吸烟史，每日抽烟 1 包。

现症见：胁肋疼痛，肝区不适，口苦口干，时有牙龈出血，精神差，易疲劳，食欲缺乏，睡眠不佳，大便稀溏，小便短赤，面色晦暗偏黄，目睛黄染。舌暗、有裂纹，脉弦涩。

诊查：腹软，胁肋可触及包块、约蚕豆大小、按之坚硬，移动性浊

音（－）。可见肝掌，胸前可见蜘蛛痣。肝功能：ALT 52 U/L，AST 117 U/L，GGT 302 U/L，TBIL 61.7 μmol/L，DBIL 27.99 μmol/L，查乙肝五项未见明显异常。肝脏 B 超示肝硬化，脾大。

西医诊断：酒精性肝硬化（代偿期）。

中医诊断：胁痛；黄疸（酒疸）。

辨证：湿热内蕴证。

治法：清热退黄，散结止痛，养血柔肝。

方药：柴胡疏肝汤合茵陈蒿汤加减。

处方：茵陈 15 g，太子参 10 g，黄芪 30 g，白茅根 15 g，柴胡 15 g，鳖甲 15 g，牡蛎 15 g，陈皮 10 g，香附 10 g，白芍 15 g，黄连 10 g，珍珠母 30 g，五味子 10 g，郁金 10 g，茯苓 10 g，白花蛇舌草 15 g，乳香 10 g，没药 10 g，神曲 15 g，甘草 6 g。14 剂，每日 1 剂，分 2 次口服，饭后温服；并嘱患者戒烟戒酒，规律生活，保持心情舒畅。同时予以口服熊去氧胆酸（1 日 2 次，1 次 1 粒）、水飞蓟宾（1 日 3 次，1 次 2 粒）治疗。

二诊：2019 年 7 月 25 日。面目黄染较前减退，诉疼痛较前好转，牙龈出血好转，仍有神疲纳呆，睡眠略有好转，大便稀溏，小便偏黄，舌暗、有裂纹，脉弦涩，查体胁肋下包块消退，查肝功能：ALT 36 U/L，AST 81 U/L，GGT 177 U/L，TBIL 40.6 μmol/L，DBIL 17.99 μmol/L，中药去牡蛎、乳香、没药、白茅根，加炒二芽 10 g。继续服用熊去氧胆酸、水飞蓟宾。

三诊：2019 年 8 月 8 日。患者诸症消失，面目未见明显黄染，食可，二便正常，睡眠正常。肝功能：ALT 27 U/L，AST 42 U/L，GGT 72 U/L，TBIL 21.67 μmol/L，DBIL 7.24 μmol/L，仍守原方治疗 20 天，后期随访病情未见反复。

按语：辛老认为酒中的湿热毒是酒精性肝病发病的主要病因。长期大量饮酒会使湿热毒邪郁积于体内，经年累月损伤人体，影响气机传导，又因其病位主要在肝脾，致使肝失疏泄、脾失健运，进一步加重气血失调，热毒深入营血以致酒疸；湿热毒蕴，耗伤津液，使肝失柔养、肝络受损发为酒癖；热邪炼液为痰，痰饮内停，瘀血阻滞，湿热瘀毒停滞于胁下，结聚而成酒积；病久及肾，使气化失权，加之脾失健运，致腹部日渐胀大，终成酒臌。辛老根据酒精性肝硬化的特点，并结合自身临床经验，将其分为湿热内蕴证（酒疸）、郁毒伤阴证（酒癖、酒积）、水湿内停证（酒臌）三个证型，强调根据病情发展不同阶段辨证论治。

湿热内蕴证患者多为酒精性肝病初转变为酒精性肝硬化，多属于酒精性肝硬化代偿期。辛老喜用茵陈蒿汤加减，常用药物有茵陈、栀子、大黄、黄芩、黄柏、苍术、车前草、黄芪、白花蛇舌草、太子参、茯苓、泽泻、神曲、白术、炒麦芽、炒稻芽等。郁毒伤阴证患者多长期患有酒精性肝硬化，多属于酒精性肝硬化失代偿期，症状发展至此阶段，多为湿热毒邪积聚日久，郁而化火，继而灼伤阴津，炼液为痰，燔灼肝经。辛老常用柴胡疏肝散加减，常用药物有柴胡、白芍、香附、川芎、枳壳、陈皮、黄芪、鳖甲、白茅根、茵陈、川牛膝、女贞子、墨旱莲、乳香、没药、太子参、鸡血藤、甘草等。水湿内停证患者多为酒精性肝硬化日久，属于酒精性肝硬化失代偿期，多属于重型酒精性肝硬化，患者体内湿热瘀毒之邪日久伤阴，阴损及阳，病变脏器从肝脾累及肾脏，血不利为水，加之肾脏气化失司，脾脏运化失常，水饮瘀毒积聚胸腹。辛老一般使用茵陈五苓散加减，常用药物有茵陈、白术、苍术、桂枝、茯苓、猪苓、泽泻、鱼腥草、葛根、五味子、黄芪、大黄、黄连、海金沙、牵牛子、淫羊藿、菟丝子、枸杞子、甘草。

本案例患者平素不忌烟酒，湿热毒邪长期积聚于体内，日久渐入营血，发为黄疸；湿热毒邪易损伤脏器，阻碍气机，以致肝失疏泄，脾失健运，气血生化乏源，则体倦乏力、纳差；郁而化火，继而灼伤阴津，燔灼经络，故胁肋疼痛，时有牙龈出血；郁火炼液为痰，加之气机不畅，痰液聚集，故胁肋下可触及包块。故用柴胡疏肝汤加茵陈蒿汤加减，方中柴胡疏肝解郁，陈皮、香附行气散结，白芍养血柔肝敛阴，茵陈、郁金清热退黄，鳖甲、牡蛎清热滋阴、软坚散结，白茅根清热凉血止血，太子参补气生津，黄芪补中益气，以助摄血、行湿之效，黄连清热除湿止泻，白花蛇舌草清热解毒利湿，神曲健脾开胃，珍珠母、五味子宁心安神，乳香、没药活血止痛，甘草健脾益气，调和诸药。全方共奏清热退黄、散结止痛、养血柔肝之功。二诊中患者疼痛、牙龈出血好转，包块消退，仍有食欲缺乏之症，故去牡蛎、乳香、没药、白茅根之品，加用炒二芽助脾之运化。

二、卢秉久教授诊治酒精性肝硬化医案 1 则

患者，男，53 岁。

初诊：2019 年 2 月 26 日。

主诉：胁肋疼痛 2 个月。

病史：患者饮酒 20 年余，平均每日饮半斤白酒，近 2 个月右胁肋部疼

痛持续不缓解，未予特殊治疗，今来就诊。

现症见：右侧胁肋疼痛，情志抑郁，食少纳呆，偶有反酸，便溏、每日 2~3 次，小便色黄，夜眠可，舌淡红稍暗、苔白腻，脉沉弦。

诊查：面色暗淡，巩膜轻度黄染。肝功能：TBIL 46.1 μmol/L，DBIL 19.9 μmol/L，IBIL 26.2 μmol/L，ALT 51 U/L，AST 96 U/L，GGT 120 U/L；肝胆脾彩超检查：肝硬化改变、脾大（左肋下 3.2 cm）、门静脉内径 1.6 cm。

西医诊断：酒精性肝硬化（代偿期）。

中医诊断：酒癖。

辨证：肝郁脾虚，瘀血阻滞。

治法：调肝理脾，活血化瘀。

方药：异功散合金铃子散加减。

处方：柴胡 15 g，丹参 10 g，郁金 10 g，延胡索 10 g，川楝子 15 g，莪术 6 g，陈皮 15 g，厚朴 15 g，党参 20 g，麸炒白术 15 g，茯苓 20 g，炙甘草 10 g，枳椇子 20 g，海螵蛸 30 g，煅牡蛎 20 g，每日 1 剂，水煎服，共 7 剂。嘱患者戒酒。

二诊：2019 年 3 月 11 日。患者自述食欲好转，大便溏、每日 1~2 次，但右胁仍不适，触诊：腹平软，有韧性，深吸气时右胁下可触到条索样物，舌淡红、边有齿痕、苔白稍腻，脉沉弦。上方去川楝子，加白芍 20 g，当归 15 g，7 剂。

三诊：2019 年 3 月 20 日。诸症基本好转，偶有右胁肋疼痛，舌淡红且边有齿痕、苔薄白，脉沉弦。理化检查：肝功能基本恢复正常，对比之前肝胆脾彩超，肝硬化程度明显好转，门静脉内径 1.25 cm，脾稍大。于上方基础上去牡蛎、莪术，加赤芍 20 g，川芎 10 g，21 剂，水煎服。嘱患者调畅情志，定期复查肝功能、肝胆脾彩超，饮食上忌生冷硬辣，不可复饮酒。

按语：卢老强调湿邪贯穿酒精性肝硬化的全过程，治疗上需注意两点，一是注意二便的通利，给邪以出路，助黄疸消退；二是用药切忌苦寒，容易伤脾碍胃，阻滞气机，则湿热难除。临证处方常以茵陈蒿汤加减，酌加柴胡、黄芩、车前子、土茯苓、连翘、浙贝母、白花蛇舌草等药物，起到清热解毒利湿的作用，并配伍炙甘草，取仲景护胃调和诸药之法。此外，卢老认为肝脾失调证多出现在各种原因导致的肝硬化中。本着"未病先防、既病防变"的原则，从"实脾"入手，常以逍遥散加减，酌加党参、炙黄芪、炒山药等增强补气健脾之力；佐海螵蛸、鸡内金、焦三仙顾护脾胃。卢老强调，脾虚湿停，当须醒脾，故配伍苍术、厚朴、半夏等理脾醒脾；另少佐柴胡、枳实等理气调肝，诸药相合，中气健旺，肝气条达，充分印证了《金匮要略》中"见肝之病，知肝传脾，当先实脾"的理论。同时，卢老认为："酒精性肝硬化程度与血瘀轻重密切相关，痰浊又常常合并瘀血，痰浊阻滞则血行不利，血脉瘀阻则痰凝不化，两者相互影响，故应及时清除体内痰浊、瘀血，截断其内耗之弊。"因此治疗上二者兼顾，在活血之中兼用化痰之药；又因脾胃为痰瘀所困，不能正常运化水谷精微，阻碍气血化生，故在活血的同时应注重补血。临床治疗上常以桃红四物汤加减，配伍丹参、三七等化瘀生新而不伤正；酌加莪术破血行气消积，但不可长期服用且用量宜小，通常为6~10g；佐半夏、陈皮、厚朴等化痰浊；浙贝母、鳖甲、牡蛎等软坚散结；方中另配伍地榆炭、藕节炭、侧柏炭等以防出血。

酒精性肝硬化后期的病机主要为肝阴肝血不足、脾阳及肾阴肾阳亏损。因此，顾护精血阳气尤为重要。滋养肝肾不可过于滋腻，以免阻碍脾胃运化，当以滋水涵木之法，常用山茱萸、枸杞子、墨旱莲、女贞子、菟丝子等，佐以肉苁蓉、菟丝子等以阳中求阴；若肝肾之阴耗伤已甚，则可酌加熟地黄、生地黄、龟板、鳖甲等，但用量宜小；疾病发展至此，久病耗伤阴液，常见明显的阴虚火旺之象，故加入生地黄、知母等清虚热之品；酒精性肝硬化患者后期又常有出血倾向，表现为齿衄、呕血、大便潜血等，卢老常配伍侧柏炭、地榆炭、三七粉、阿胶等，加强止血之效。脾肾两虚者当以培土制水为主，兼以温补肾阳，常以实脾饮加减，多用巴戟天、菟丝子、肉苁蓉等温补肾阳；健脾燥湿加陈皮、苍术、厚朴、大腹皮；另配伍车前子、泽泻利小便以实大便，加强利水之功效。

此案例患者为酒精性肝硬化（代偿期），因长期饮酒，酒毒湿热困脾，健运失常，气血化源不足，肝气失于条达而血脉瘀阻。首诊处方中柴胡善疏达肝气，调畅气机；郁金味辛苦泄，既可行气活血止痛，又能清利肝胆湿热；丹参功善祛瘀生新，三药同用可奏疏肝行气、养血祛瘀之功，卢老常将此药群用于肝病之气滞血瘀证。配合陈皮、厚朴以理脾醒脾；延胡索、川楝子、莪术共用，加强行气止痛之效。脾胃为人体气血阴阳的生化源泉，若脾胃安定，气血调和，则可不受肝脏之邪，且脾胃乃后天之本，脾胃健则人体气血充实条达，亦有利于肝脏的生理功能恢复，因此加入党参、茯苓、麸炒白术、甘草，助脾气健旺；枳椇子软坚消癥，醒脾解酒；另配伍海螵蛸、煅牡蛎，共奏抑酸止痛、顾护脾胃之效。因肝藏血，体阴而用阳，肝体要靠阴血濡养，肝无血养而失柔，肝病迁延不愈，病久耗伤气血，故二诊在前方的基础上加入白芍、当归，补益肝之阴血，养血柔肝而止痛；三诊加入赤芍、川芎使瘀血得去，气血亏虚渐复。

三、徐春军教授诊治酒精性肝硬化医案 1 则

患者，男，56 岁。

初诊：2021 年 4 月 27 日。

主诉：乏力伴腹胀 1 年余。

病史：3 年前于外院就诊，诊断为酒精性肝硬化，近 1 年进展为酒精性肝硬化失代偿期，曾于外院予对症营养支持及药物治疗，症状改善不明显。

现症见：乏力，精神尚可，腹胀，右侧胁肋部胀痛，少神，痰多，纳差，眠差，小便量少、每日 1000～1300 mL，大便时干时稀，舌暗红、边有齿痕、苔少，脉沉弱。

诊查：巩膜黄染，腹部膨隆，肝未触及，脾可触及，移动性浊音（＋），液波震颤（－），双下肢水肿。肝功能检查：ALT 38 IU/L，AST 50 IU/L，ALB 26 g/L，GGT 140 U/L；血常规未见明显异常。腹部超声提示肝硬化、脾大、腹腔积液、门静脉高压、侧支循环开放、脾静脉扩张。B 超提示中等量腹腔积液。

西医诊断：酒精性肝硬化（失代偿期），低蛋白血症，脾大，腹腔积液。

中医诊断：鼓胀。

辨证：湿热内蕴证，气虚水停证。

治法：清热利湿，补益气血，化湿利水。

处方：生黄芪 50 g，茵陈、藿香、当归、白芍、赤芍、防己、水红花子、炒白术、苍术、阿胶珠、夏枯草、郁金各 10 g，泽兰、炒酸枣仁、白茅根各 30 g，金钱草、百合、瓜蒌各 15 g。14 剂，每日 1 剂，水煎服，分 2 次温服。另配合中成药八宝丹每日 2 粒清热活血、解毒去黄，嘱患者戒酒，限盐限水，增加蛋白摄入，避免食用坚硬食品如坚果等。

二诊：2021 年 5 月 11 日。患者仍觉乏力，睡眠状况较前改善，腹胀、双下肢水肿改善不明显，偶有心慌，腰膝酸软，纳食一般，小便量较前增

多、每日 1500～1700 mL，大便调，舌脉同前。将方中生黄芪加至 60 g，加党参、续断各 15 g，红景天 10 g，去赤芍、瓜蒌，14 剂，煎服方法同前。

三诊：2021 年 5 月 25 日。患者精神尚可，乏力较前明显减轻，仍腹胀，偶有腿部酸痛，纳眠可，二便调。将上方生黄芪加至 80 g，加大腹皮、木瓜各 10 g，去茵陈。28 剂，煎服方法同前。

四诊：2021 年 6 月 23 日。患者诉腹胀较前明显减轻，双下肢不肿，巩膜黄染消失，移动性浊音（－），B 超提示少量腹腔积液，肝功能提示 ALT 恢复正常，ALB 30 g/L。将上方金钱草加至 30 g，加垂盆草 15 g，豨莶草 10 g，去大腹皮、木瓜，余同前。

按语：徐教授认为在酒精性肝硬化初期阶段正气尚可，需注意解酒毒，去除病因之后方可缓缓图之。徐教授平素喜佐用葛花解醒汤加减，临床常用解酒毒药对为枳椇子与葛根。此外需再适当佐以健脾疏肝理气之品，如配合党参、茯苓、白术、山药等健脾益气，配合白芍、川芎、郁金等疏肝理气，从而使酒毒得解、肝气得疏、脾气得健，最终达到治疗疾病的目的。同时，徐教授认为活血化痰法应贯穿肝硬化治疗的全过程，常强调补气活血化痰、行气活血化痰、活血化痰软坚等治疗原则。活血药物常选用丹参、泽兰、红花、当归、藕节、川芎、鸡血藤等，化痰常选用化橘红、杏仁、水红花子、半夏、苍术、莱菔子等。同时根据患者的临床症状，如正气不足时，在运用活血药物的同时，辅以补气之品，常党参与黄芪同用，黄芪可补一身之阳气，党参补气兼能养血，二者同用，可健脾益气，增强人体正气，气足则血活痰化。炒白术、焦三仙、砂仁、山药、炒薏苡仁等也是常用之补气药。针对气郁的患者加用行气之药物，气行则血行，常选用柴胡、枳壳、郁金、佛手、陈皮、香附、藿香、佩兰等。痰瘀日久，则积成矣，故在活血化痰的同时，可选用软坚散结之炙鳖甲、煅牡蛎、王不留行、地龙等。

"治病必求于本"，疾病迁延日久，损耗人体精气，故在酒精性肝硬化发展的最后阶段，徐教授常采用温阳益气、补益精血的方法治疗正气大伤的患者。在治疗腹腔积液这一并发症时，徐教授认为不应"见水治水"，应避免单纯运用峻烈逐水之品，需采用温阳益气以利水之法。临床徐教授喜欢运用大剂量黄芪以达补气利水之功。同时加用肉桂、桂枝、太子参、焦三仙、炒白术、党参等，共奏温阳健脾益气之功。因疾病迁延日久，损伤阴血，故此时应采用补益精血之法，如炙鳖甲与煅牡蛎，二者同用，可起到软坚散结、养护人体阴精、顾护正气的作用。阴血亏虚，可加用阿胶珠、白芍、黄精等滋阴养血。

该案例中患者常年饮酒，酒性湿热，湿热内蕴，日久便成痰化瘀；痰瘀阻滞气机，气机不利，血化为水，气滞水饮痰瘀互结腹中，成为鼓胀。故首诊以中等量补气之品试探病情之轻重。二诊开始逐步增加黄芪用量，黄芪补气利水，党参健脾益气，二者为对，共用可大补元气、正气充足、驱邪外出，佐以活血化瘀之品，可共奏利水之功，促进疾病痊愈。三诊、四诊开始，因补气之品已足量，气足则可推水外排，故再适当佐以逐水利水之大腹皮以共奏利水之效。此外四诊倍用金钱草，加垂盆草、豨莶草以祛酒毒之邪，当归与阿胶珠可养阴补血，此方气血双补，扶正祛邪并重，使人体正气得复、气机得畅、阴血得生，故水消疾散。

四、赵文霞教授诊治酒精性肝硬化医案1则

患者，男，45岁。

初诊：2013年6月26日。

主诉：间断右胁不适10余年，加重伴腹胀痛4日。

病史：患者10余年前大量饮酒后出现右胁不适、腹胀，至某医院检查，发现肝功能异常，彩超示肝硬化、脾大、腹腔积液；抗-HCV、HBsAg、自身免疫性肝病抗体全套、铜蓝蛋白、铁蛋白（SF）均阴性，经保肝、利尿及营养支持等措施，病情好转出院，间断在我院门诊治疗。2012年10月右胁不适再发，患者至某医院住院，CT提示肝硬化、胆囊壁略厚、胆囊结石，脾脏体积增大，腹腔积液，左上腹迂曲条索状高密度影；胃镜示食管静脉曲张，慢性浅表性胃炎。治疗后症状改善出院。4日前进食油腻及饮酒后右胁不适加重，腹胀痛，为进一步治疗来我院求治。既往饮酒史20余年，近10年每次饮白酒7~8两，每周饮5~6次。

现症见：右胁不适，腹胀痛，纳差，恶心欲呕，大便3日未行，小便黄，排便不利，舌质暗红、苔黄厚腻、舌下络脉迂曲，脉弦滑。

诊查：面色暗红，颈部及胸、臂部散见赤丝红缕、色鲜红，目睛黄色鲜明，腹部膨隆、触之疼痛，胁下积块固定不移，移动性浊音（＋）。肝功能：TBIL 65.7 μmol/L，DBIL 48.6 μmol/L，ALB 28.4 g/L，AST 275 U/L，GGT 615 U/L，TBA 179.3 μmol/L，CHE 2100 U/L；凝血功能：PT 15.5 s，INR 1.43；血常规：WBC 6.7×10^9/L，PLT 41×10^9/L；腹腔积液常规：李凡他试验（＋），WBC 4.5×10^9/L。

西医诊断：酒精性肝硬化失代偿期，自发性细菌性腹膜炎，胆囊结石。

中医诊断：鼓胀。

辨证：湿热蕴结证。

治法：清热利湿，攻下逐水，软坚散结。

方药：茵陈蒿汤合中满分消饮加减。

处方：茵陈 30 g，大黄（后下）15 g，栀子 15 g，金钱草 30 g，枳实 10 g，姜厚朴 10 g，大腹皮 30 g，砂仁（后下）9 g，陈皮 15 g，姜半夏 10 g，茯苓 15 g，泽泻 12 g，猪苓 15 g，炙鸡内金 15 g，郁金 15 g，海金沙 15 g，炒麦芽 15 g，白及 15 g，败酱草 30 g，姜竹茹 15 g。水煎服，每日 1 剂。

二诊：2013 年 6 月 29 日。戒酒 3 日，患者烦躁，双上肢细震颤，诉右胁不适，腹胀，乏力，纳差，失眠，小便量偏少，大便每日 2 次、质干。舌质红、苔黄厚腻，脉滑数。中药守原方，加煅龙骨 30 g，煅牡蛎 30 g，葛花 15 g，白茅根 30 g，水煎服，每日 1 剂。

三诊：2013 年 7 月 8 日。患者精神可，恶心、烦躁消失，夜眠安，腹痛消失，双上肢细震颤明显减轻，诉偶右胁不适，乏力，纳食基本如常量，每日尿量 2000 ~ 2500 mL，大便每日 2 次、成形软便。中药守原方，去败酱草、姜竹茹，改枳实为枳壳 15 g，加醋鳖甲 10 g，继服。

四诊：2013 年 7 月 19 日。腹胀基本消失，纳眠如常，右胁不适减轻，仍口苦，大便呈糊状，每日 2 ~ 3 次，舌质红、苔薄黄，脉弦。中药守上方，改大黄为酒大黄 10 g，栀子减量为 9 g，去葛花、煅龙骨、煅牡蛎，加太子参 15 g，水煎服。已好转出院。门诊治疗 2 个月后，改予以胆宁片合大黄䗪虫丸口服维持疗效。

按语：赵老认为酒精性肝硬化患者要彻底戒酒，针对酒（湿）毒蕴结的病机常以辛开苦降法治之，如泻心汤、温胆汤、小陷胸汤等方，药用黄连、葛根、葛花、法半夏、竹茹等。黄疸是肝硬化常见兼证之一，关于黄疸之辨证，赵老强调：①阳黄阴黄辨证仍然是辨证之大法。临床中黄疸患者不论寒热，常见脘闷纳呆、大便溏垢等情况。阳黄易识，但难在辨热之轻重、湿之多少。辨热看大便，辨湿看舌苔，热重于湿者大便实，苔黄厚腻而干，茵陈蒿汤主之；湿重于热者大便溏垢，舌苔黄腻，甘露消毒丹主之。阴黄难辨，难在辨寒湿、虚寒。寒湿证病在经在腑，可见周身困重、头重如裹，茵陈五苓散化气利湿即可；虚寒证病在里在脏，可见大便稀溏、四肢逆冷，当予茵陈术附汤温补脾肾，化湿退黄。②瘀血是黄疸病的重要病机。仲景《金匮要略·黄疸病脉证并治》曰："脾色必黄，瘀热以行。"无论湿热、寒湿，均深入血分才可发黄。故治疗上应从治血入手，即在清热祛湿或温化寒湿基础上，加用活血、凉血、养血的药物，达到"祛瘀生新、黄疸自除"的目的。常用的凉血活血药物有生地黄、牡丹皮、赤芍、白茅根、小蓟、藕节等，温经活血药物有桂枝、川芎、炮姜、姜黄等，可酌情使用。辨瘀看小便，小便自利病在血分、小便不利病在气分。③"残黄"勿忘从痰论治。肝硬化常稽留有黄疸，顽固不退。赵老认为，脾失运化，水湿停聚，日久从热化炼津为痰，从寒化凝液为痰，痰阻血络，脉道不通，胆汁排泄受阻，发为黄疸。痰浊与瘀血互结，也是肝硬化形成的病机之一。治疗上常用化痰散结之法，除陈皮、半夏等药外，常选瓜蒌、皂角刺、海藻、海浮石、白矾等药。因白矾有轻微毒性，赵老主张内服量要小，以 0.9～3 g 为宜，服用时间不可过长。

本案例属中医"肝积""鼓胀"范畴，证属湿热蕴结。患者嗜酒过度，酿生湿热，蕴聚中焦，阻于肝络，土壅木郁，肝失疏泄，络脉瘀阻，发为肝积；气滞血瘀，水湿不化，停于腹中，发为鼓胀。治疗以清热祛湿为主，兼以攻下逐水、活血软坚。方中以茵陈蒿汤合中满分消饮加减清热利湿，以鸡内金、郁金、金钱草、海金沙通淋排石，使湿热之邪从二便而去，予姜厚朴、姜半夏、姜竹茹辛开苦降、降逆止呕，败酱草清热解毒、活血行瘀，白茅根凉血清热利尿。血瘀贯穿肝硬化病程始终，故加鳖甲以活血化瘀、软坚化瘀散结。戒酒 3 日后出现上肢细震颤、失眠、急躁，乃酒精戒断综合征，中医辨证为肝风内动，予以煅龙骨、煅牡蛎平肝息风，葛花解酒毒。胃气上逆症状消失，去枳实以减其降逆之力，加枳壳取其气行血行之意，肝胆湿热证改善后，加太子参以防利湿伤阴之弊。本案治疗上在注重清热利湿、攻下逐水、活血软坚的同时，不忘疏肝理气。气机升降失常在肝硬化腹腔积液发病及发展中有重要作用，故方中注重疏理肝气，使气血流畅，取得了较好效果。

参 考 文 献

[1] 中华医学会肝病学分会脂肪肝和酒精性肝病学组. 酒精性肝病诊疗指南 [J]. 中华肝脏病杂志，2006，14（3）：164－166.

[2] 沈逸豪，辛伟. 辛伟教授治疗酒精性肝硬化经验 [J]. 世界最新医学信息文摘，

2020，20（53）：211－212.

[3] 陈普照，卢秉久. 卢秉久教授分期治疗酒精性肝硬化临床经验总结 [J]. 中医临床研究，2022，14（4）：83－85.

[4] 王可，刘丹，孟令涵，等. 徐春军教授治疗酒精性肝硬化经验 [J]. 中西医结合肝病杂志，2022，32（8）：742－744.

[5] 马素平. 赵文霞肝硬化学术思想与益气活血利水法治疗肝硬化腹水临床研究 [D]. 济南：山东中医药大学，2015.

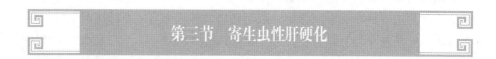

第三节　寄生虫性肝硬化

　　寄生虫性肝硬化是一种由寄生虫虫卵（主要是血吸虫卵）随血流沉积在门静脉及肝脏中引起的慢性炎性增生性疾病，即血吸虫尾蚴穿过人体皮肤后寄生在门静脉系统，引起窦前性门脉梗阻，进而导致肝纤维化，最终导致肝硬化。西药治疗仅对症支持处理，效果多不令人满意。本病属中医学的"蛊病""鼓胀""癥瘕""积聚""黄疸"等范畴。中医学认为蛊毒侵入脏器，首先侵犯于肝，导致肝气郁结，疏泄不利，血不养肝，肝木侮脾，脾失健运，水湿停聚，日久肝络阻塞，气血不畅，形成积块，继而导致肝血瘀阻，气血凝滞，脾虚湿阻，形成气血水瘀积腹内。病位主要在肝、胆、脾、胃。本病多表现出本虚标实、虚实并见之证，且以气虚血瘀或其他证型兼有血瘀为常见。因此，中医治疗本病要把握好虚实，掌握好急则治其标、缓则治其本的原则。

一、张腊荣教授治疗血吸虫肝硬化失代偿期验案1则

患者，男，71 岁。

初诊：2015 年 1 月 17 日。

主诉：间断乏力、腹胀不适 2 年余。

病史：既往有血吸虫肝病病史，于某医院诊断为血吸虫肝硬化失代偿期；门静脉高压症；脾功能亢进；腹腔积液。

现症见：腹胀不适，乏力，肝区时感不适，大便不畅、每日 1 次，小便黄、量不多，舌淡红、苔微黄腻，脉弦滑。

诊查：巩膜黄染，腹部膨隆，叩诊可闻及移动性浊音，双下肢及眼睑水肿。肝功能：TBIL 56.3 μmol/L，DBIL 25.7 μmol/L，AST 44 U/L，ALB 24.8 g/L；血常规：WBC 2.8×10^9/L，HGB 107 g/L，PLT 36×10^9/L；AFP 1.5 ng/mL。肝胆脾胰彩超：肝硬化，胆囊壁水肿，脾大，腹腔积液。

西医诊断：血吸虫肝硬化失代偿期，脾亢，腹腔积液。

中医诊断：鼓胀。

辨证：湿热内阻、瘀水互结证。

治法：清热利湿，活血化瘀，行气利水。

处方：柴胡 6 g，郁金 10 g，赤芍、白芍各 15 g，茵陈（后下）30 g，茯苓 20 g，猪苓 15 g，车前子（包煎）15 g，薏苡仁 20 g，制鳖甲（先煎）20 g，厚朴 15 g，枳实 10 g，白花蛇舌草 20 g，大腹皮 20 g，黄芪 10 g，丹参 15 g，红景天 15 g，败酱草 15 g，甘草 10 g。7 剂，每日 1 剂，水煎，分 3 次服用。

二诊：2015 年 1 月 24 日。患者诉服药后尿量增多，腹胀、乏力稍缓解，时感肝区不适，时有恶心欲吐，大便通畅，每日 2 次，舌淡红、苔微黄腻，脉弦滑。处方：继前方加法半夏 15 g。7 剂，每日 1 剂，水煎，分 3 次服用。

三诊：2015 年 1 月 31 日。患者诉腹胀、乏力明显缓解，时有肝区不适，大便时不成形、每日 1 次，双下肢微肿，舌淡红、苔白，脉弦滑。诊查：巩膜轻度黄染，腹部稍软，叩诊可闻及少许移动性浊音，双下肢轻度水肿。复查肝功能：TBIL 42 μmol/L，DBIL 17.4 μmol/L，IBIL 24.6 μmol/L，ALT 53 U/L，ALB 33.4 g/L；血常规：WBC 2.1×10^9/L，RBC 2.87×10^{12}/L，PLT 51×10^9/L。处方：继上方去法半夏。14 剂，每日 1 剂，水煎，分 3 次服用。

四诊：2015 年 2 月 16 日。患者时有腹胀，肝区微痛，时乏力，小便微黄，脚微肿，食纳不佳，巩膜轻度黄染，舌苔白微黄，脉弦滑。处方：继上方加炒山楂、炒麦芽、炒神曲各 15 g。21 剂，每日 1 剂，水煎，分 3 次服用。

五诊：2015 年 3 月 18 日。患者诉偶有腹胀，时乏力，余未见明显特殊不适。查体：巩膜无黄染，腹软，叩诊无浊音，双下肢无水肿。肝功能：ALB 36.2 g/L，TBIL、ALT 已在正常范围。肝胆脾胰彩超示肝硬化，脾大。后电话追访，患者病情一直稳定。

按语：肝硬化腹腔积液归属中医学"鼓胀"范畴，本病病因比较复杂，临床多因酒食不节、湿浊内聚，或情志内伤、肝失疏泄，或虫毒感染、经隧受阻，或病后续发，致使气滞血结，水停腹中，发为本病。张老临床重视辨证论治，提出了肝硬化的分型治疗，即将肝硬化分为肝硬化腹腔积液前期、肝硬化腹腔积液期、肝硬化恢复期、肝硬化合并上消化道出血缓解期、肝硬化并发肝癌期。肝硬化腹腔积液前期以肝郁脾虚为主，治宜调肝养血、健脾益气；肝硬化腹腔积液期以水湿内停为主，治宜行气利水、活血化瘀、软坚散结；肝硬化恢复期以肝郁脾虚为主，治宜疏肝健脾；肝硬化合并上消化道出血缓解期宗"急则治其标"之旨，治宜凉血、化瘀止血；肝硬化并发肝癌以正虚毒郁为主，治宜解毒抗癌、疏肝解郁、扶正培本。

本案患者既往有血吸虫感染病史，长期肝病致使肝失疏泄、气机郁滞，则气血津液运行受阻、脾胃运化失常、水湿内停而发为鼓胀；气郁日久，则瘀血内阻于肝，则更影响肝的疏泄和脾运化水湿，以致气滞血瘀、水湿内停而成腹腔积液。正如《医碥·肿胀》所述："气水血三者，病常相因，有先病气滞而后血结者，有先病血结而后气滞者，有先病水肿而后血随败者，有先病血结而后水随蓄者。"同时，张老认为肝郁脾虚血瘀是肝硬化发病的关键，以疏肝解郁、健脾利水、活血散瘀为基本治法。因此，方中以柴胡、郁金、赤白芍疏肝理气解郁，柔肝止痛；茵陈利湿退黄；猪苓、茯苓、车前子、薏苡仁利水渗湿；大腹皮、枳实、厚朴行气通腑除胀，同时含《医学入门》"肝病宜疏通大肠"之意，这是张老治疗肝病的独到之处；败酱草、白花蛇舌草清热解毒利湿；丹参活血化瘀；黄芪、红景天益气养血活血；鳖甲软坚散结；甘草调和诸药。全方合用，标本兼治，共奏疏肝解郁、清热利水、益气活血之功。

二、杨炳初教授治疗血吸虫性肝硬化验案 1 则

患者，男，66 岁。

初诊：2016 年 11 月 1 日。

主诉：间断腹胀、乏力 3 年。

病史：患血吸虫性肝硬化、胆石症多年，近 3 年间断出现腹胀、乏力，曾用护肝药、利尿剂、输注白蛋白等，因病情反复而来院就诊。

现症见：乏力盗汗，偶有头晕，无头痛，无胸闷、胸痛，无胃痛、反酸，五心烦热，咳嗽有黏痰，倦怠乏力，腹胀不适，脘闷食少，神疲，形寒

肢冷，口干苦，胃纳可，夜寐尚安，尿黄少，大便不成形、2次/日，舌暗红、苔薄，脉沉细弦。

诊查：面部晦暗，形体消瘦，皮肤巩膜无黄染，胁下痞块，腹壁青筋暴露，伴面色苍黄、浮肿，下肢浮肿。肝功能检查：ALT 68 U/L，AST 87 U/L，TBIL 38.5 μmol/L，DBIL 14 μmol/L，ALB 26 g/L，A/G 0.69。B超检查：肝脏右叶缩小，形态欠规则，表面呈锯齿状，肝内光点粗大密集，血管纹路不清晰，走向弯曲，门脉内径1.7 cm，脾厚5.3 cm，腹内可见液性暗区，最深约6 cm。

西医诊断：血吸虫性肝硬化失代偿期，腹腔积液，胆石症。

中医诊断：鼓胀。

辨证：气阴两虚，血瘀水停。

治法：滋养肝肾，益气养阴，利水消肿。

方药：当归六黄汤加减方。

处方：当归10 g，生地黄10 g，熟地黄10 g，黄芩10 g，黄柏10 g，黄连5 g，黄芪30 g，炒白芍15 g，甘草5 g，煅瓦楞子30 g，柴胡10 g，制半夏10 g，麻黄根15 g，炒白术10 g，白茯苓15 g，辣蓼30 g，炒酸枣仁10 g，柏子仁10 g，煅龙骨15 g，煅牡蛎15 g，百合10 g。14剂，水煎服，每日2次。

二诊：胀满疼痛感减轻，食欲有所改善，但仍倦怠乏力、口干，舌暗红、苔滑，脉弦缓。原方加丹参20 g，冬瓜皮20 g，通草18 g，提升活血利水消胀功效，7剂，水煎服，每日2次。

三诊：症状大多消失，二便正常，苔白滑，脉弦缓。乏力，胃纳可，尿有泡沫、夜寐汗出、腰膝酸软、苔薄、脉弦细，再拟调治，上方加浮小麦30 g，泽泻10 g，牡丹皮10 g，14剂，煎服，每日2次。随访病情稳定。

按语：血吸虫性肝硬化属中医学"积聚""鼓胀"范畴，患者的症状与传统医学中的蛊病相类似。传统医学认为虫毒在肝内形成肝络阻塞，血瘀气滞；肝传脾，脾及肾，最终导致肝脾肾三脏都有程度不同的血瘀气滞病变。杨老认为本病多由肝络阻塞开始，病位主要在肝，肝病传脾，累及脾肾，进而发展为肝脾肾等脏器皆存在不同程度的血瘀气滞病变。因此，治疗本病要把握好虚实，掌握好急则治其标、缓则治其本的原则。杨老认为，正如张景岳所言"虚实之治，反若冰炭，若误用之，必致害也"，临床治疗应牢记不可破虚虚实实之戒，另外必须明确本病证候之虚实盛衰，才可施用诊治之法。杨老在多年的临床经验的基础上总结肝硬化是因外感或内伤而生湿热，蕴结肝胆，着而不去，湿热之毒邪深伏，滞留脏腑，日久耗伤肝阴；或先天不足，或久病、劳欲，使阴血耗伤，致水不涵木、阴虚燥热、灼伤营阴，是气血两虚的病理产物。肾阴亏虚则无法上济心火，而心肾不交、火旺上炎则出现面赤心烦，阴津耗亏出现口干舌燥，迫津外泄出现盗汗。因此，根据中医理论中的"扶正祛邪法"，杨老提出治疗本病的方法是滋养肝肾、益气养阴、利水消肿，应用传统古方当归六黄汤加味治疗肝硬化（肝肾阴虚证）患者，调整人体气血阴阳平衡，临床取得了较好的疗效。当归六黄汤出自李东垣的《兰室秘藏》，该方包括当归、生地黄、熟地黄、黄芩、黄连、黄柏、黄芪等药材。组方中当归、生地黄、熟地黄为君药，可滋补肝肾阴液，并以育阴制火；黄芩能清上焦之火，黄连能清中焦之火，黄柏能清下焦之火，共成泻火坚阴、除烦止汗之效；黄芪可益气固表止汗，标本兼顾，营卫和。

本例患者为肝肾阴虚之症，肝脾实质受损，腹腔积液侵绵，潜耗其阴，重创人生之元气，水热啸聚于中，肝脾阴亏于下，热瘀络损于外，阴火燔灼于内，致血液离经叛道；气血两亏，阴虚热伏，治应滋养肝肾、益气养阴、利水消肿，平内热而止外汗，方中生熟地黄可滋阴，患者表现出较为明显阴虚证，如若仅是用生地黄、熟地黄则有滋阴不足之嫌，故又加炒白芍、甘草等药，养血柔肝、补脾益气、活血利水、滋阴清热。二诊用丹参活血祛瘀，冬瓜皮利水消肿，通草清热利水。三诊症状明显好转，故用浮小麦、泽泻和牡丹皮利水清热药调和营卫。"鼓胀"是一个大病，杨老治此病，不急于利水消胀，准确辨清寒热虚实，然后为之，阴虚是鼓胀的重要病机，而且是变生他证的病理枢纽，阴虚型鼓胀的用药应注意养阴勿腻、慎用攻伐、调理脾胃、养阴利水等几个方面，须权衡利弊，分期治疗，用药得法，方能奏效。

参 考 文 献

[1] 宋欣远，刘斌斌. 张腊荣治疗血吸虫肝硬化失代偿期验案 1 则 [J].湖南中医杂志，2018，34（9）：103-104.

[2] 程学莲，王芳，王春燕，等. 杨炳初教授治疗血吸虫性肝硬化验案 [J].光明中医，2018，33（7）：937-938.

第五章 自身免疫性肝病

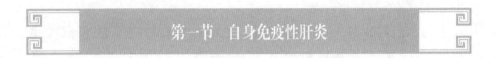

第一节 自身免疫性肝炎

自身免疫性肝炎（autoimmune hepatitis，AIH）是自身免疫反应介导的慢性进行性肝脏炎症性疾病，表现为血清转氨酶升高、高 γ - 球蛋白血症、自身抗体阳性，肝组织学则以淋巴细胞、浆细胞浸润为主的界面炎为特征。如果不及时治疗会发展成肝硬化、肝衰竭甚至死亡。本病在临床上较为少见，西药主要采用激素泼尼松单独或联合硫唑嘌呤治疗，长期服用有一定的不良反应，停药后复发率高达 80%，另外还有部分患者对激素治疗无效。本病早期无明显临床症状，进展至肝硬化阶段可出现腹腔积液等并发症表现。中医辨治、中西医结合治疗本病具有显著优势，主要包括：①提高疗效，缩短临床症状缓解时间；②巩固治疗，减少西药停药后复发；③增效减毒，减少激素等免疫抑制剂的不良反应；④改善临床症状（调节情志、保肝退黄、抑制肝纤维化等），增加患者长期服药依从性，提高患者生存质量。

一、国医大师张磊治疗自身免疫性肝炎医案 1 则

患者，女，74 岁。

初诊：2010 年 4 月 2 日。

主诉：全身乏力 1 年余。

病史：患者 1 年前体检发现肝功能异常，ALT 239 U/L，AST 256 U/L，TBIL 72 μmol/L，ALP 132 U/L，GGT 226 U/L，TBA 27.8 μmol/L，以"自身免疫性肝炎伴肝硬化"在某三甲医院住院治疗半年余，住院期间全身乏力，出院后给予泼尼松口服控制肝炎至今。

现症见：身目黄染，胁肋部憋闷，全身郁胀，下肢水肿尤甚，口干、口苦、口腔见散在小水疱，多饮，头懵，目昏流泪，纳可，眠一般，大便可，小便黄。舌淡暗、苔白厚腻，脉沉涩。

西医诊断：自身免疫性肝炎伴肝硬化。

中医诊断：黄疸。

辨证：水瘀互结证。

治法：利水化瘀，解毒凉血。

方药：涤浊活瘀汤加味。

处方：白茅根 30 g，车前草 30 g，冬瓜子 30 g，生薏苡仁 30 g，桃仁 10 g，大黄 3 g，延胡索 15 g，郁金 20 g，茵陈 30 g，栀子 10 g。共 15 剂，每日 1 剂，水煎，早晚分服，嘱咐泼尼松减量。

二诊：2010 年 4 月 21 日。症见体内郁热，烦躁，耳鸣，夜间加重，夜寐欠安，纳一般，小便可，大便干。舌质红、苔薄黄，脉细。治以养肝阴、化肝瘀之法，给予增液汤加减：生地黄 15 g，麦冬 20 g，玄参 30 g，冬瓜子 30 g，生薏苡仁 30 g，郁金 15 g，延胡索 10 g，益母草 30 g，赤芍 15 g，生麦芽 15 g，土鳖虫 6 g，败酱草 30 g，板蓝根 30 g，生甘草 6 g。15 剂，煎服法同前。

三诊：2010 年 5 月 30 日。症见手足肿胀、色暗，口干多饮，纳眠可，小便频，大便可。舌质暗、苔薄白，脉沉滞有力。治疗给予利下活瘀方加减：炒王不留行 30 g，木香 10 g，木贼草 10 g，车前子 30 g，土茯苓 30 g，冬瓜子 30 g，生薏苡仁 30 g，桃仁 10 g，制半夏 10 g，陈皮 10 g，益母草 30 g，泽泻 10 g，生甘草 3 g。25 剂，煎服法同前。

四诊：2010 年 7 月 15 日。手足肿胀缓解。症见口干苦，多饮而不解渴，夜眠差，焦虑易醒，双臂瘙痒，斑疹隐隐。舌质红、苔薄白，脉沉滞。证属热毒入营，以清营汤加减：连翘 15 g，莲子心 3 g，麦冬 15 g，竹叶 10 g，玄参 30 g，牡丹皮 10 g，赤芍 15 g，桃仁 10 g，生地黄 30 g，栀子 10 g，败酱草 30 g，板蓝根 30 g，车前草 30 g，生甘草 6 g。20 剂，煎服法同前。

五诊：2010 年 8 月 15 日。症见胁肋部闷胀、隐痛，晨起口干苦，偶见烦躁，纳可，小便黄，大便调，舌红、舌下络脉瘀暗、苔黄，脉弦细。证属阴虚血瘀，方用一贯煎：北沙参 30 g，生地黄 30 g，麦冬 15 g，当归身 15 g，枸杞子 12 g，川楝子 6 g，酒黄连 4 g，天花粉 10 g，赤芍 15 g，牡丹

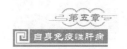

皮 10 g，郁金 20 g，生甘草 6 g。25 剂，煎服法同前。复查肝功能：ALT 52 U/L，AST 39 U/L，TBIL 23 μmol/L，ALP 120 U/L，GGT 74 U/L，TBA 7.8 μmol/L。泼尼松已停用，至今仍间断口服中药，病情基本稳定。

按语：本病病因未明确，起病隐匿，与禀赋情志相关。张老遵从《素问·至真要大论》"必伏其所主，而先其所因，治病务求其本"之旨，重视先天禀赋，以阴阳为纲，气血水为辨，认为本病初期精气不衰，浊气阻络，治疗以通络涤浊为主；随之可见水气郁胀，夹瘀夹热，应别邪气而驱之；后期精气匮乏，肝失敷和，血瘀阴亏，治以养肝之体，助肝之用，解肝之毒。张老早期擅用"疏利""涤浊"之法，分消瘀浊邪毒，后期重视养阴、活瘀、健脾、逐邪扶正。如症见右胁胀闷窜痛，胸闷，喜太息，情志抑郁、易怒，食少纳呆，嗳气，时有恶呕，腹泻，舌淡红、苔薄腻，脉弦，治疗遵照张仲景"夫肝之病，补用酸，助用焦苦，益用甘味之药以调之"，方用逍遥散加减。气滞较甚者，张老采用经验方郁达汤（川芎 10 g，炒苍术 10 g，炒神曲 10 g，制香附 10 g，栀子 10 g，半夏 10 g，柴胡 10 g，黄芩 10 g，党参 10 g，生姜 3 片、大枣 3 枚为引）治疗。热甚合牡丹皮、栀子，湿重合冬瓜子、生薏苡仁利水而益脾气，玄参补肾水真阴，益母草消厥阴风热。如症见脘腹胀满，或身目俱黄、色晦暗，遍身浮肿，腹憋胀，口淡不欲饮水，苔白腻，脉弦滑缓，则以疏利法治之。方以猪苓汤去阿胶、滑石，加入生薏苡仁 30 g，冬瓜子 30 g，郁金 10 g，益母草 30 g，醋延胡索 15 g，连翘 10 g，栀子 10 g，知母 10 g，太子参 15 g 等。如症见身目俱黄、色鲜明，胁肋疼痛，脘腹胀满，烦热，口干苦，甚则手足肿胀、按之不起，大便秘结或大便稀溏，小便黄赤或小便不利，则以经验方利下活瘀方（炒王不留行 30 g，木香 10 g，木贼草 10 g，赤茯苓 15 g，土茯苓 30 g，冬瓜子 30 g，生薏苡仁 30 g，桃仁 10 g，制半夏 10 g，陈皮 10 g，益母草 30 g，泽泻 10 g，生甘草 3 g）治疗。如症见遍身水肿，腹胀大，甚则腹部青筋显露、赤丝血缕，舌淡暗，舌下络脉迂曲、苔白厚腻，脉沉滞，治宜"去菀陈莝"，张老采用"涤浊"法，方选经验方涤浊活瘀汤（白茅根 30 g，车前草 30 g，冬瓜子 30 g，生薏苡仁 30 g，桃仁 10 g，大黄 3 g，延胡索 15 g，郁金 20 g），视病情酌加知母、生地黄顾护营阴。如症见胁肋刺痛、痛有定处，肝脾大，肝掌，蜘蛛痣，面色晦暗，肌肤甲错，目干涩，肤痒，舌质紫暗或有瘀斑，脉弦细涩。治宜疏肝活血、化瘀通络，采用血府逐瘀汤（生地黄 30 g，当归 10 g，桃仁 10 g，红花 10 g，赤芍 15 g，柴胡 3 g，川芎 3 g，桔梗 3 g，炒枳壳 10 g，怀牛膝 10 g）合经验方三清汤（桑叶 10 g，竹茹 10 g，丝瓜络 10 g）加减。如症见胁肋灼痛，腰膝酸软，五心烦热，口干咽燥，腹部胀满，两目干涩，青筋显露，低热盗汗，小便黄，大便干，舌质红、少苔，脉细数，治宜养肝阴、清肝热，方用一贯煎加味（北沙参 15 g，生地黄 20 g，麦冬 30 g，当归 10 g，枸杞子 12 g，川楝子 6 g），张老言本病后期，肝阴不足，多合瘀血为患，常加入牡丹皮、赤芍除瘀血、散癥积，黄连、天花粉清热养阴生津。

本案例患者确诊为自身免疫性肝炎伴肝硬化，肝功异常，来诊时病情较重，正虚邪实，气滞、水停、血瘀相兼为患。《血证论》云："病血者未尝不病水，病水者亦未尝不病血也。"治以利水化瘀、凉血解毒，用大黄、牡丹皮攻下化瘀，白茅根、车前草分消湿热，选用当归、生地黄、赤芍养肝体、助肝用、活肝血。邪毒较盛则入败酱草、板蓝根解毒攻邪，入营则用连翘、玄参透营转气。《灵枢·小针解》曰："菀陈则除之，去血脉也。"去瘀血时酌情加入通络之品，以增其效。疾病后期尤应注意顾护肝阴，用沙参、麦冬、天花粉以治之。

二、吕文良教授论治自身免疫性肝炎医案 1 则

患者，女，52 岁。

初诊：2016 年 5 月 17 日。

主诉：乏力加重 3 月余。

病史：患者于 2014 年 10 月因乏力、纳差、腹胀、牙龈出血就诊于某医院，经检查，西医诊断为自身免疫性肝炎，肝纤维化，脾大。服用免疫抑制剂泼尼松和硫唑嘌呤联合治疗 1 年余，效果不明显，遂求助于我院门诊。

现症见：面色暗黄，乏力，纳差，口干口苦，气郁不舒，皮肤瘙痒，牙龈间断出血，小便黄，大便溏薄、1 日 3 ~ 4 次，舌质暗红、苔黄腻，脉细涩。

诊查，肝功能：ALT 154.3 U/L，AST 149.2 U/L，ALP 210.0 U/L，GGT 148 U/L，TBIL 21.7 μmol/L，DBIL 4.3 μmol/L，ALB 30.7 g/L，GLB 40.3 g/L，ANA 1∶160，IgG 45.20 g/L。腹部 B 超：肝纤维化，脾大。

西医诊断：自身免疫性肝炎。

中医诊断：肝积。

辨证：肝郁脾虚，湿热内蕴，瘀血阻络。

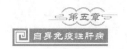

治法：疏肝健脾、清热化湿、活血通络为法。

方药：当归六黄汤合茵陈蒿汤加减。

处方：生黄芪 120 g，仙鹤草 30 g，炒白术 30 g，姜厚朴 20 g，焦山楂 20 g，焦神曲 20 g，焦麦芽 20 g，黄芩 9 g，黄连 9 g，黄柏 9 g，柴胡 9 g，炒杏仁 9 g，知母 15 g，熟地黄 15 g，生地黄 15 g，郁金 20 g，赤芍 30 g，白芍 30 g，茵陈 20 g，牡丹皮 9 g，醋鳖甲 10 g，熊胆粉 0.25 g。14 剂，水煎服，每日 1 剂，分 2 次口服。佐以复方鳖甲软肝片配合服用 1 个月。

二诊：2016 年 6 月 15 日。药后面色好转，乏力缓解，口干口苦减轻，牙龈出血 1 次，伴有轻微发热，纳眠可，小便略黄，大便稀、1 日 2～3 次，舌质红、苔黄，脉细涩。治以疏肝健脾、清热化湿，佐以活血。处方：生黄芪 60 g，仙鹤草 20 g，姜厚朴 15 g，焦山楂 20 g，焦神曲 20 g，焦麦芽 20 g，黄芩 9 g，黄连 9 g，黄柏 9 g，柴胡 9 g，知母 30 g，熟地黄 15 g，白芍 30 g，赤芍 30 g，茵陈 20 g，醋鳖甲 10 g，熊胆粉 0.25 g，青蒿 12 g，蝉蜕 9 g，蜜甘草 20 g。14 剂，水煎服，每日 1 剂，分 2 次口服。佐以复方鳖甲软肝片配合服用 1 个月。

三诊：2016 年 7 月 17 日。药后患者面黄已退，轻微乏力，皮肤瘙痒缓解，已无口干口苦、气郁不舒之症状，纳眠可，二便正常，舌红、苔薄黄，脉细。复查肝功能：ALT 51.3 U/L，AST 61.3 U/L，ALP 120.0 U/L，GGT 79.5 U/L，TBIL 23.4 μmol/L，DBIL 5.0 μmol/L，ALB 45.2 g/L，GLB 31.7 g/L，IgG 9.60 g/L。治以疏肝健脾、清热化湿。处方：生黄芪 30 g，仙鹤草 20 g，姜厚朴 15 g，焦山楂 20 g，黄芩 9 g，黄连 9 g，黄柏 9 g，柴胡 9 g，知母 30 g，熟地黄 15 g，白芍 15 g，赤芍 30 g，茵陈 9 g，熊胆粉 0.25 g，醋鳖甲 10 g，蜜甘草 12 g，淡竹叶 6 g。佐以复方鳖甲软肝片配合服用 3 个月，巩固疗效，缓调收功。2016 年 10 月随访，患者病情稳定，无明显不适，已自行停药。

按语：吕教授认为，气血不和为 AIH 的根本病因病机，治疗上以调和气血为基本法，拟方补而不腻，清而不寒，颇有新意。肝病患者多有乏力、困倦等气虚症状，吕教授方中多重用黄芪为君药至 60～150 g，能补一身之气，可治困倦、乏力等症；另可补气行气，率血行血，促进气血的运行。以大剂量黄芪直达病所，用药体现其"稳、足、准"的治疗思想。另外，吕教授认为激素药物乃纯阳之品，AIH 患者长期服用可使阴血更伤，而适量配伍黄芩、黄连、黄柏合用可清热燥湿，苦寒直折，是"有余折之"的治法，以顾护阴血；另外可泻脾胃内伤之阴火，而且三黄作为补益、升散的反佐之药，可使之温而不烈、升而不过，此为本病用药之妙处。

根据脏腑辨证论治，胁痛、黄疸多属于肝系病证。因此，吕教授治疗本病常以滋养肝血、疏肝理气、清热利湿、活血化瘀为法。随症加减：发热重者加牡丹皮、青蒿、鳖甲、知母清热滋阴；黄疸重者加栀子、茵陈清热利湿退黄；胁痛重者加延胡索、川楝子行气止痛；瘙痒重者加熊胆粉、蝉蜕、地肤子清热解毒止痒；肝脾大、情志不畅重者加郁金、白芍、赤芍疏肝解郁、清热活血止痛；牙龈出血重者加仙鹤草、白及收敛止血；口干口苦、两目干涩重者加沙参、玉竹、麦冬、百合滋阴清热润燥。在治疗 AIH 的随症配伍用药中，吕教授认为性味甘、辛、温的神曲可以佐治苦寒茵陈的不良反应，如缓解头晕、恶心、腹泻、上腹部不适等症状。长期过量使用苦寒药易损伤脾胃，耗伤正气，导致脾虚，而神曲可以调节肠道菌群，促进损伤肠组织恢复。吕教授认为，山楂活血力量适中，具有活血不留瘀、活血不伤血、活血不耗气、活血不破血之效，配伍于方药之中对于治疗 AIH 的血瘀之证具有独特的效果。《医学衷中参西录》记载："山楂，若以甘药佐之，化瘀血而不伤新血，开郁气而不伤正气，其性尤和平也。"

本案例中患者由于缺乏特异性 AIH 的临床表现及指征，所以很难及时发现。由于延误了治疗时机，本患者确诊 AIH 时已伴有肝纤维化，如果再不及时治疗，控制肝纤维化的进程，极有可能发展成为肝硬化甚至肝癌。初诊加仙鹤草收敛止血、缓解牙龈出血，茵陈、牡丹皮、醋鳖甲、熊胆粉清热利湿、软肝解毒，缓解患者皮肤瘙痒。吕教授认为对药作为临床上常用的固定配伍形式，具有协同或制约的作用，既可发挥出药物的最大疗效，又可以制约其毒性，所以治疗病证喜用对药，方中配伍知母、生地黄、熟地黄滋阴养血，郁金、赤白芍疏肝活血，就是巧妙地利用了对药的形式治疗本病。治疗全程尤重调和气血为本，兼以顾护脾胃、调和肝脾，随症适量加减药物，并合理配合中成药缓调病证，对 AIH 的治疗起到了极好的效果。

三、王宪波教授诊治自身免疫性肝炎医案 1 则

王某，女，42 岁。

初诊：2014 年 8 月 23 日。

主诉：身目发黄、腹胀、牙龈出血 5 年。

病史：患者 5 年前出现身目发黄、腹胀、牙龈出血，就诊于当地医院，

考虑"自身免疫性肝炎"，给予激素治疗，症状较前减轻，但仍持续存在，为求进一步治疗故来就诊。

现症见：身黄、尿黄，腹胀，牙龈出血，口咽干燥，乏力，胁痛，纳差，下肢水肿，舌质暗红少津、舌体胖大、苔黄腻，脉弦滑。

诊查：巩膜轻度黄染，腹部移动性浊音（＋）。肝功能：ALT 10.7 U/L，AST 33.6 U/L，TBIL 10.9 μmol/L，DBIL5 μmol/L，ALB 30.2 g/L，GLO 50.6 g/L，ANA 1：160，IgG 46.3 g/L，腹部 CT：肝硬化，脾大，腹腔积液。

西医诊断：自身免疫性肝炎；肝硬化失代偿期，腹腔积液；脾功能亢进。

中医诊断：黄疸；鼓胀。

辨证：气阴不足，湿热内蕴，瘀血阻络。

治法：益气养阴，清热利湿，凉血止血。

方药：二至丸合茵陈四苓散加减。

处方：女贞子、墨旱莲、炒白术、茯苓、黄芩、陈皮、枳实、厚朴、山药、生薏苡仁、益母草、泽泻、泽兰各15 g，茜草、茵陈、垂盆草、猪苓、白茅根、玉米须、田基黄、仙鹤草各30 g，黄连5 g，三七粉（冲服）1.5～3 g。同时给予保肝、抗炎、利尿等对症治疗。

二诊：患者坚持服用中药，并门诊定期随访，2014 年 12 月复查，肝功能基本正常，临床症状消失，可胜任日常工作。

按语：王教授认为，该病系在先天禀赋异常基础上，适逢六淫七情之外感内伤，或劳累过度，致使阴阳失衡，气机紊乱，肝脏体用功能失调，遂诱发本病。基本病机为本虚标实、虚实兼杂，虚主要表现为气阴不足，阴精亏耗，实则以湿热、瘀血、气滞、痰浊最常见。所涉及脏腑主要包括肝、脾、肾。对于轻症 AIH，临床症状不明显，肝功能轻度异常，王教授认为中药治疗对这部分患者具有优势和特色。此期病机主要为肝脏体用失调，肝郁脾虚。王教授在治疗时重在养肝体、调肝用，常用理气疏肝、养阴柔肝、健脾调肝为法，以逍遥散化裁，方药：佛手、白术、茯苓、当归、青皮、白芍、垂盆草各15 g，柴胡、甘草、郁金、木香各10 g。肝肾阴虚者加女贞子、墨旱莲各15 g；脾虚湿蕴者加党参、陈皮、茵陈各15 g；伴呃逆加旋覆花（包）10 g，生赭石（先煎）30 g；口苦、吞酸加黄连6 g，吴茱萸3 g；脾虚便溏加炒扁豆30 g，莲子肉15 g。佐以垂盆草、田基黄、五味子等保肝降酶。王教授强调此时立法用药宜病证结合，缓缓图之，常能控制病情不进展。其中垂盆草、田基黄、五味子等药保肝降酶疗效确切，为王教授治疗该病的特色用药。对于中重度 AIH，临床症状及肝组织炎症坏死均较明显，王教授认为这部分患者在应用免疫抑制剂治疗同时，配合中药治疗可尽快改善症状，及时控制肝组织炎症坏死。此期病因病机主要为湿热内蕴、瘀毒内结。治宜清热利湿、解毒凉血，以养肝体、复肝用。王教授认为该期辨证属湿热内蕴、瘀血阻络，治以清热利湿健脾，兼凉血活血通络之法，主要方药：黄芩、陈皮、炒白术、枳实、厚朴、党参、木香、山药、仙鹤草、茜草、豨莶草、牡丹皮、丹参各 15 g，茯苓、生薏苡仁、垂盆草、田基黄、茵陈各 30 g，焦三仙 45 g，法半夏 9 g，黄连 5 g。随症加减：湿重者加藿香、佩兰各 15 g 等，热重者加升麻、栀子、连翘各 15 g 等。

本案例中患者自身免疫性肝炎已进展至肝硬化失代偿期阶段，结合临床症状，中医诊断考虑"黄疸""鼓胀"。初诊方药以女贞子、墨旱莲、炒白术、茯苓益气养阴，黄芩、黄连、茵陈、陈皮、枳实、厚朴、山药、生薏苡仁、泽兰清热利湿，泽泻、猪苓、玉米须利尿消肿，益母草、茜草、白茅根、仙鹤草凉血止血，三七活血止血，垂盆草、田基黄利湿退黄，为保肝降酶经验用药。联合免疫抑制剂，中西药并用，相得益彰。

参 考 文 献

[1] 中华医学会肝病学分会. 自身免疫性肝炎诊断和治疗指南（2021）[J]. 中华肝脏病杂志，2022，30（5）：482-492.

[2] 卢秉久. 中医药辨治自身免疫性肝病的优势与困境 [J]. 中西医结合肝病杂志，2019，29（6）：481-482.

[3] 刘洋，张勤生，党中勤，等. 国医大师张磊治疗自身免疫性肝病经验探析 [J]. 中华中医药杂志，2021，36（12）：7114-7116.

[4] 倪瑶，刘明坤，张婷婷，等. 吕文良教授从"调和气血"论治自身免疫性肝炎 [J]. 辽宁中医药大学学报，2017，19（10）：122-124.

[5] 刘麟，王宪波. 王宪波教授诊治自身免疫性肝炎思路和经验 [J]. 中西医结合肝病杂志，2015，（3）：165-166.

第二节 原发性胆汁性胆管炎

原发性胆汁性胆管炎（primary biliary cholangitis，PBC）是一种主要累及肝内小叶间胆管的自身免疫性肝病，多见于中老年女性，既往称原发性胆汁性肝硬化。病理表现为肝内小胆管进行性、非化脓性破坏性炎症，AMA是其特异性抗体。早期症状隐匿，常表现为乏力、皮肤瘙痒，随着病情进展可出现门静脉高压、肝硬化及胆汁淤积症状。我国 PBC 检出率逐年增加，但检出时部分患者已出现肝纤维化甚至肝硬化。熊去氧胆酸是唯一被国际指南推荐的治疗性用药，对熊去氧胆酸应答欠佳者，激素、免疫抑制剂可能有一定疗效，部分患者标准免疫治疗无效或不能耐受药物反应，减药、停药则易复发。PBC 并无对应中医病名，临床多根据症状表现将其归于中医学"黄疸""痒风""胁痛""肝着""虚劳""鼓胀"等范畴，其病因病机和治疗尚无统一共识。近年来，大量的临床研究表明中西医结合治疗 PBC，尤其是在熊去氧胆酸生化学应答不佳人群中具有非常广阔的前景。中医药在提高熊去氧胆酸应答率、改善 PBC 患者症状、逆转肝纤维化等方面显示出一定优势。

一、国医大师杨震辨治原发性胆汁性胆管炎医案 1 则

患者，女，70 岁。

初诊：2012 年 10 月 25 日。

主诉：右胁不适 2 年，加重伴身目尿黄 1 年。

病史：患者 2 年来时感右胁不适，劳累后加重，未予重视。1 年前出现面色晦暗，身目尿黄，经检查确诊为原发性胆汁性胆管炎，口服"熊去氧胆酸胶囊"治疗。之后在我院口服中药汤药连续治疗半年，辨证以益气通络、健脾益肾为大法。患者黄疸逐渐减轻，病情趋于平稳，遂自行停药。近期症状加重，出现面色黧黑，目周为甚，尿色黄，偶呈灰青色，遂再次来诊。

现症见：右胁时有不适，乏困明显，畏寒背凉，无汗，面部发热，纳差，偶有食后腹胀、午后为甚，大便色黄通畅，双下肢浮肿，睡眠可。舌质

淡暗、苔薄腻、舌下络脉迂曲，脉弦革。

诊查：精神差，形体消瘦，面色晦暗，目周发青，皮肤巩膜轻度黄染。腹部平坦，可见腹壁静脉隐现，全腹无明显压痛，肝上界位于右侧锁骨第5肋间，肝肋下2 cm，剑突下约7 cm，质Ⅱ度，无触痛，脾肋下刚及，移动性浊音（－），双下肢轻度水肿。自身免疫系列：AMA-M2抗体（＋）；乙肝五项：HBsAb（＋）；抗－HCV-IgG（－）；上腹CT：胆囊结石，胆囊炎，肝表面呈结节样改变，右叶比例欠佳。考虑早期肝硬化。胃镜：胃底静脉曲张；肝功能：TBIL 60.1 μmol/L，DBIL 16.0 μmol/L，IBIL 44.1 μmol/L，AST 55 U/L，CHE 3198 U/L，TBA 59.2 μmol/L，ALB 37.5 g/L，GLO 34.2 g/L；血清肝纤维化系列：透明质酸 ＞800 ng/mL，层粘连蛋白149.33 ng/mL，甘胆酸9.09 μg/mL；AFP 4.46 ng/mL。

西医诊断：原发性胆汁性胆管炎；胆囊结石并慢性胆囊炎。

中医诊断：黑疸。

辨证：肝肾阳虚，痰瘀阻络。

治法：温补肝肾、健脾燥湿、化痰通络。

方药：自拟桂附二仙汤加减。

处方：桂枝8 g，黑附片（先煎）8 g，青黛、白矾各1 g，巴戟天10 g，仙茅、淫羊藿、当归、鸡内金、醋鳖甲（先煎）、石楠叶、郁金、金钱草、炒白芍各15 g。7剂，水煎服，每日1剂。

二诊：患者面部发热症状有所缓解，畏寒怕冷程度减轻。但出现咽干、鼻中疖肿"上火"症状，上方加黄柏、知母以清虚火，引火归元；大便干，加郁李仁润肠通便，金钱草加量至30 g以清利肝胆。7剂，水煎服，每日1剂。

三诊：患者上症消失，且颜面烘热、畏寒怕冷及腿肿进一步改善，精神好转，食纳增加，大便通畅，尿色变淡，面色暗黑减轻。效不更方，继续服用2个月。

四诊：患者感背凉腰困，晚间胃脘胀满，考虑青黛、白矾、知母、黄柏长期服用过于苦寒，故去之，加干姜、茯苓、炒白术温胃健脾。

五诊：上方服用2周后，患者精神好转，面色暗滞明显减轻，且有光泽，畏寒怕冷消失，胃胀缓解，纳食增加，大小便调。复查肝功能：TBIL 21.5 μmol/L，DBIL 6.2 μmol/L，AST 51 U/L，ALB 39.1 g/L，GLO 31.7 g/L。上方继续随证加减治疗4个月，患者精神饱满，面色如常，各项指标进一步

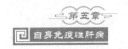

改善。

按语：杨老在肝病的辨治中，倡导元代医家朱丹溪《相火论》的观点，提出"相火虚衰"理论辨治黑疸，应用于临床疗效显著。相火虚衰的病机特点为肝阳气亏虚。历代医家论肝病，多论其有余，而论肝气肝阳不足者甚少。肝内寄相火，寓一阳生化之气，寄居肾中真阳。《相火论》指出："天非此火不能生物，人非此火不能有生。"肝气肝阳虚证是导致疏泄不及的一个重要病理环节。若肝阳不足，则机体生化困乏。气虚为阳虚之渐，阳虚为气虚之甚，两者并无绝对界限，但有轻重之分。针对肝气虚型者，杨老自拟"补肝益气汤"（柴胡、升麻、当归、生黄芪、山萸肉、白芍、茯苓、陈皮、远志、夜交藤、合欢皮等）加减以补肝益气。对于肝阳虚型者，自拟"桂附二仙汤"（桂枝、黑附片、白芍、炙甘草、淫羊藿、巴戟天、仙茅、石楠叶、鸡内金、醋鳖甲、青黛、白矾等）加减以温生肝肾阳气。

黑疸之名，出自《金匮要略·黄疸病脉证并治第十五》，系各种黄疸日久不愈，或失治误治，湿热或湿浊毒邪蕴郁血分，营血腐败，致浊色外越肌肤面目而成，是各种黄疸发展到血分的严重阶段，以目青面黑、虽黑微黄为主症。杨老认为黑疸病证虚实夹杂以虚为主；主要病机特点为相火虚衰，挟痰瘀阻络；治疗上以攻补兼施为原则，临床以温补肝肾、化痰通络为基本治法。该案例患者年老体衰，肝肾不足，气血虚弱，黄疸日久未愈，更伤及肝肾精血，阴损及阳导致相火虚衰。肝主疏泄，其色青；肾主封藏，其色黑。肝肾受损则青黑之色外现而发为黑疸。临床自拟"桂附二仙汤"治疗，其中桂芍取"桂枝加桂汤"之意，乃仲景用以治"气从少腹上冲心"的阳虚阴乘证，桂枝配附子，温补肝阳，佐以酸甘温养之品，如淫羊藿、巴戟天、仙茅、石楠叶等温肾补肝；配伍醋鳖甲、鸡内金畅气通络；用青黛、白矾取"硝石矾石散"之意，以燥湿化痰消积，并以青黛为引经，咸软直入肝血；配郁金、金钱草以清利肝胆。随证加减治疗 7 个月，患者面色好转，黄疸消退，症状基本消失。

二、金实教授治疗原发性胆汁性胆管炎医案 1 则

患者，男，53 岁。

初诊：2009 年 3 月 12 日。

主诉：身目俱黄伴乏力 1 年。

病史：2008 年 3 月出现黄疸，至当地医院诊断为原发性胆汁性胆管炎。

查腹部 CT：肝硬化，脾大，胰腺多发小囊肿。服用熊去氧胆酸等效果不显。2009 年 2 月查生化指标：ALT 52 U/L，AST 60 U/L，TBIL 86.6 μmol/L，DBIL 51.7 μmol/L，ALP 173 U/L，GGT 243 U/L，AMA 1：320，AMA-M2（+）。

现症见：目黄、身黄、小便黄，乏力明显，胁肋偶有隐痛，纳食一般，无口干口苦，无皮肤瘙痒，无恶心呕吐，二便正常，苔薄微黄、舌质淡略紫，脉细弦。

西医诊断：原发性胆汁性胆管炎。

中医诊断：黄疸。

辨证：肝脾受损，湿阻瘀滞，胆络失畅。

治法：疏肝健脾，清热利湿，利胆和络。

方药：自拟茵芍二金汤加减。

处方：茵陈 30 g，赤芍 30 g，郁金 10 g，金钱草 30 g，炒柴胡 6 g，黄芩 15 g，枳壳 10 g，栀子 10 g，片姜黄 10 g，制大黄 5 g，车前草 30 g，连翘 15 g，甘草 5 g。

二诊：2 周后，黄疸如前，乏力略有好转，大便 1～2 次/日，苔薄微黄、舌淡，脉细弦。原方制大黄改 6 g，加黄柏 10 g。以后以原方略有加减。

三诊：服药 3 个月后，尿黄好转，乏力不明显，大便通畅，无其他不适。苔薄微黄、舌淡，脉细弦。复查生化指标：ALT 47 U/L，AST 52 U/L，TBIL 53.6 μmol/L，DBIL 26.5 μmol/L，ALP 128 U/L，GGT 216 U/L。

按语：金老认为，本病病位在肝胆，与脾胃关系密切。病机关键为肝脾受损，湿阻瘀滞，胆络失畅。胆者，居六腑之首，又隶属于奇恒之腑。胆汁的生化和排泄，由肝的疏泄功能控制和调节。肝主疏泄，喜条达，恶抑郁，湿、热、郁、瘀等各种病理因素留于肝脏，影响肝的疏泄功能，导致胆汁排泄不畅，胆汁不循常道，溢于肌肤发为黄疸。此外，肝病伐脾，则脾失健运，生湿化热，又可致湿热更甚，壅塞肝胆，疏泄不利，又可加重黄疸。治疗时应注意各种病理因素兼夹的情况，使热清、湿化、郁解、瘀消，从而使机体恢复正常生理功能，处处不忘利胆和络之则。六腑以通为用，攻下通腑为通，疏利去邪、扶正和络亦为通，临证时根据病理因素的不同，使邪祛正安，胆腑恢复通畅。

金老指出，临证时需注意"辛散理用、酸敛治体、甘缓理虚"肝病三法的具体运用，常以自拟茵芍二金汤为基本方随症辨证加减施治。方中茵陈苦泄下降，性寒清热，善清脾胃肝胆湿热，使之从小便而出；赤芍苦寒入肝

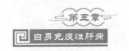

经血分，有活血散瘀止痛之功；郁金性寒入胆经，能清利肝胆湿热；金钱草入肝、胆、肾、膀胱经，能清肝胆之火，又能除下焦湿热，有清热利胆退黄之效。临证时具体体现在"疏、清、化、运、补"五种具体方法的运用。疏，即疏肝解郁；清，即清化湿热，泄热通腑；化，即化瘀活血，软坚通透；运，即健脾助运；补，即健脾温阳，滋养肝肾。若肝郁气滞明显，加柴胡、香附、枳壳等以疏肝解郁，理气运脾，利胆和络；若热毒伤肝，加垂盆草、鸡骨草、栀子、黄柏、黄芩、龙胆草等以清热解毒，保肝降酶，利胆和络，使用剂量往往大于常规剂量（大于 20 g），以求邪之速去；湿重苔腻，加苍术、砂仁、泽泻、厚朴等以行气运脾化湿，利胆和络；若疸色暗黑，肝郁血滞，加丹参、片姜黄、三七、当归、莪术化瘀活血，利胆和络；若肝脾肾三脏皆亏虚，病程较长，加女贞子、枸杞子、白术、麦冬、白芍、鳖甲等以柔肝健脾益肾，利胆和络；面色晦暗、畏寒舌淡之阴黄，加白术、干姜、制附片等，以健脾温阳，利胆和络；对于日久湿邪难以退去者，金老于清热利湿中加入温药（如干姜、肉桂等），既有利于退黄，又可以防止寒凉药太过。以上兼症临证时选取 2~3 味随症加减，最终使肝之疏泄、脾之健运之职恢复正常，胆络通畅，以期达到机体的阴阳平衡。

本案例患者目黄、身黄、小便黄，乏力，苔薄微黄、舌质淡，脉细弦，辨证当属肝脾受损、湿阻瘀滞、胆络失畅，可采用自拟茵芍二金汤作为基本方加减。患者胁肋偶有隐痛，舌质淡略紫，乃湿热瘀滞所致，加用柴胡、黄芩、枳壳、栀子、连翘、片姜黄、车前草等清热利湿，活血化瘀。金老认为，该患者转氨酶升高不明显，而胆红素及碱性磷酸酶等胆道酶升高明显，在使用中药时应重用赤芍、郁金、姜黄等利胆活血化瘀药，胆红素及胆道酶下降效果明显。本例患者在原西药治疗基础上配合中药服用 3 个月之后，临床症状和实验室指标有所下降，服用中药半年后，患者的临床症状和一些酶指标均在逐渐下降，体现了中医治疗的优势。

三、常占杰教授论治原发性胆汁性胆管炎医案 1 则

患者，女，51 岁。

初诊：2017 年 10 月 11 日。

主诉：反复出现乏力、瘙痒症状 2 年余，加重半个月。

病史：患者于 2016 年 6 月经外院确诊为 PBC，服用熊去氧胆酸胶囊 250 mg/次，2 次/日，自诉近 1 年来肝功能及其他相关指标未见明显异常，

后自行停药。患者曾因皮肤反复瘙痒、间断乏力先后在多家医院皮肤科、消化内科门诊治疗，诸症仍有反复发作。半个月前因过度劳累后乏力、瘙痒症状加重，遂来就诊。患者平素身体尚可，偶有情志不舒，无烟酒不良嗜好，否认肝炎家族病史及其他家族病史。

现症见：乏力，纳差，脘腹胀满，伴有皮肤瘙痒，小便可，大便溏，舌质淡、苔白腻，脉弦细。

诊查：全身皮肤无明显黄染，皮肤上有抓痕、片状色暗，巩膜轻度黄染，心肺未见异常。辅助检查：乙型肝炎病毒抗原抗体检测、丙型肝炎病毒抗体均为阴性，肝功能：ALT 44 U/L，AST 63 U/L，GGT 81 U/L，ALP 328 U/L，ALB 32.4 g/L，TBIL 23.1 μmol/L，DBIL 10.2 μmol/L，IBIL 12.9 μmol/L。自身抗体系列：ANA 1∶160，AMA 1∶640，抗 gp210 抗体（＋＋＋），AMA-M2（＋）。血、尿常规正常，腹部 B 超：肝光点增粗，胆囊壁毛糙。

西医诊断：原发性胆汁性胆管炎。

中医诊断：虚劳。

辨证：脾虚气郁证。

治法：健脾疏肝，养血活血。

方药：黄芪四君子汤合逍遥散加减。

处方：黄芪、炒薏苡仁 30 g，炒山药 20 g，党参、茯苓、柴胡、当归、防风各 15 g，炒白术 12 g，炒麦芽、白芍、枳壳各 10 g，甘草 6 g。14 剂。同时，仍口服熊去氧胆酸胶囊，调整剂量为 750 mg/片，用法为 2 次/日，早 2 片晚 1 片。

二诊：2017 年 10 月 27 日。服药 2 周后乏力明显减轻，全身皮肤瘙痒较前改善，但仍感食欲不佳、脘腹胀满，且偶感口干、头晕，见舌质淡、苔白腻，脉缓，此为湿邪阻遏气机，使清阳不升、津液不得上承于口而导致，原方基础上减去柴胡、枳壳，加玄参 15 g，扁豆、苍术各 10 g，升麻 12 g。6 剂。

三诊：2017 年 11 月 5 日。患者自述诸症好转，复查肝功能：ALT 34 U/L，AST 33 U/L，GGT 13 U/L，ALP 213 U/L，ALB 35.3 g/L，DBIL 9.4 μmol/L，IBIL 6.3 μmol/L。随后患者间断性门诊随诊，病情尚稳定。

按语：常教授认为 PBC 为本虚标实之病，中焦脾虚、肝肾阴虚为本病发生发展的根本原因，瘀血阻滞为本病的主要致病因素，阴虚夹湿是本病病

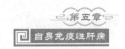

情缠绵的主要因素。故常教授强调在治疗中应着重以健脾疏肝、养阴化湿、活血化瘀为主要治疗法则。临床上多以黄芪四君子合逍遥散加减，常用药有党参、白术、茯苓、甘草、柴胡、香附、当归、川芎、白芍。常教授尤善用升麻、葛根升举脾胃清阳之气，佐以少量桂枝鼓舞脾阳升腾，恢复脾胃升清降浊之用。气虚明显者，重用黄芪30~50 g，灵芝30 g，意在扶助元气、顾护后天之本，使生气有源，体现了贵元气、补中焦的思想；胁肋部疼痛者，加延胡索、青皮、白芍疏肝柔肝止痛；大便溏薄、慢性腹泻者，加炒山药、白扁豆、薏苡仁等健脾渗湿，标本同治，寓含参苓白术散之意；见黄疸者，加茵陈、刘寄奴以活血利湿退黄。

另外，常教授认为在PBC进展过程中，有肝肾阴虚兼夹湿邪者，因湿邪久滞，易留中焦，阻碍脾胃气机导致水精不布，进一步加重阴虚，故在治疗上尤其注重处理阴虚与湿邪之间的关系，提出养阴化湿之法。养阴常用牛膝、山药、麦冬等甘寒滋补之品，避开龟板、鹿角胶、鳖甲等血肉厚重之品，以免助湿邪留滞；化湿常用薏苡仁、猪苓、芦根等甘淡渗湿之药，不用黄芩、黄连、黄柏等辛燥大热之药，以免伤及阴液。若患者久病脾气亏虚，虚则无力推动血液在脉内运行，血运不畅瘀滞脉中；或因阴虚而血脉干涸，脉道不充，阴血不足而致血脉瘀滞；或因水湿之邪阻滞，湿瘀阻滞，故在健脾益气、滋阴养血基础上加用活血化瘀法，常用当归、川芎、赤芍、红花、白芍、牛膝、刘寄奴、郁金、姜黄、丹参等。常教授注重益气化瘀，常配伍大剂量黄芪、白术，两药合用，采用补气养血之法来行血通络，气行则血行，从而达到益气化瘀的目的。忌用破血逐瘀的三棱、莪术等，以免耗伐气血，伤及中焦脾胃之气。见腰膝酸软、头晕目涩、失眠多梦、胁肋隐痛等肝肾阴虚甚者，加枸杞、生地黄、玄参、白芍以滋肝肾之阴，养先天之本。

本案例患者为中年女性，此时机体免疫力下降，又因瘙痒、乏力曾就诊于多处，长期服用药物损伤脾胃，导致脾胃虚弱，且平素情志不畅，从而进一步导致了本病的发生与发展。脾为气血生化之源，脾虚健运功能失职，化源不足、水湿不运，四肢失于温养，故见乏力、纳差、脘腹胀满；水湿流注肠中，故见大便溏；肝木失养，肝气郁滞，胆汁外溢故见皮肤瘙痒、巩膜轻度黄染，而舌质淡、苔白腻，脉弦细，均为脾虚气郁之征。本次就诊因劳累过度、耗伤脾气而发病，治以健脾疏肝为法，给予黄芪四君子合逍遥散加减，方中黄芪用量最大，体现了"虚则补之"的思想；茯苓、炒薏苡仁健脾胃、祛湿邪；炒麦芽、炒山药补中益气，升发脾阳兼疏肝；当归活血养血；枳壳理气宽中；柴胡增强行气疏肝之功；防风祛风止痒。服用 14 剂后乏力、皮肤瘙痒等症减轻，但仍有脾虚不运的表现，且偶有口干、头晕，故在原方中去柴胡、枳壳两味苦辛之药，恐过用伤及阴液，加玄参、扁豆、苍术以滋阴运脾化湿，加升麻以助脾阳升腾，清阳上升。服用 6 剂后，患者诸症明显好转，肝功能明显改善，病情好转，体现了中医药治疗的优势，目前患者仍在继续治疗中。遣方用药，以健脾疏肝为主，兼顾养血活血，强调调理中焦脾胃的重要性，祛邪与扶正同用，标本兼顾，疾病由此得以缓解，此乃"见肝之病，知肝传脾，当先实脾"的体现。

四、程良斌教授治疗原发性胆汁性胆管炎医案 1 则

患者，男，55 岁。

初诊：2017 年 10 月 25 日。

主诉：反复身目发黄 3 年余，加重伴乏力、纳差 1 个月。

病史：3 年前患者家属发觉患者皮肤及巩膜稍显发黄，自觉皮肤瘙痒，后于当地医院就诊，服用熊去氧胆酸、水飞蓟宾及甘草酸二铵等药物，疗效不佳，皮肤及巩膜仍稍显黄染，且乏力、纳差。

现症见：身目稍发黄，皮肤瘙痒，乏力，纳差，时有呃逆，大便黏滞、日行 2~3 次，小便稍黄，无胁部胀痛，舌质暗紫、苔稍黄腻，脉弦稍滑。

诊查：皮肤巩膜黄染。抗核抗体谱：AMA-M2（+），抗着丝点抗体（+）。肝功能指标：ALT 60 U/L，AST 35 U/L，GGT 305 U/L，ALP 285 U/L，TBIL 66.3 μmol/L，DBIL 45.2 μmol/L。肝脏 CT 及 MRI 检查未见明显异常。

西医诊断：原发性胆汁性胆管炎。

中医诊断：黄疸。

辨证：肝郁脾虚，湿热瘀滞，胆络失和。

治法：疏肝健脾，行气化瘀，清利湿热，利胆通络。

方药：茵陈蒿汤合四君子汤加减。

处方：茵陈、扁豆、代赭石各 30 g，郁金、败酱草、党参、茯苓、白术、佛手、当归各 15 g，陈皮、青皮、木香、柴胡、旋覆花、炙甘草各 10 g。15 剂，每日 1 剂，水煎分 3 次口服。

二诊：2017 年 11 月 10 日。乏力、纳差、呃逆明显缓解，皮肤、巩膜黄染较前明显减轻，偶有皮肤瘙痒，大便偏溏、排便顺畅，小便色正常，舌苔白稍腻。复查肝功能：ALT 35 U/L，AST 20 U/L，GGT 150 U/L，ALP

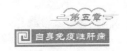

150 U/L，TBIL 25.5 μmol/L，DBIL 11.7 μmol/L。上方去代赭石，加木瓜15 g、蚕沙10 g，15 剂，日1 剂，水煎3 次口服。

三诊：2017 年11 月25 日。服药后患者时感双眼干涩，皮肤、巩膜黄染及皮肤瘙痒消失，二便调，舌苔薄白。上方去木瓜、蚕沙，加女贞子、墨旱莲各15 g，效不更方，续服30 剂后复查肝功能正常，无明显不适。

按语：PBC 所致黄疸，一般多属于阴黄范畴，与传统黄疸有一定差异。程教授基于中医药理论和多年临证实践，认为是内伤寒湿所致，将PBC 的病因具体概括为湿、热、痰、毒、瘀、虚、郁。内伤寒湿者多因饮食不节、情志不遂、劳逸失度等致使肝失疏泄，肝木乘脾土，脾失健运，肝脾失和，气机阻滞，痰湿内生，久则瘀血内停，阻于肝经脉络而导致PBC。程教授根据PBC 病情发展变化特点，将其病机概括为正虚邪实。正虚主要责之于脾、肾；邪实主要为初气滞，继痰凝，后血瘀，终水停甚至积聚。病位在肝、脾、肾，早期为患者情志不遂，肝气郁结，气滞痰阻，或肝木克土，脾失运化而生痰，湿浊凝津为痰；中期为痰瘀阻络，瘀结成积；晚期为痰瘀互结，水湿内停，而成鼓胀。气滞痰阻，湿热内生，胆汁不循常道，溢于肌肤则发为黄疸；痰凝阻络，气滞血瘀，瘀结成积，则成癥瘕痞块。

针对PBC 正虚邪实的病机，程教授主张治疗本病应采用行气化痰、活血化瘀、清热解毒、利湿退黄、扶正化瘀等治法。另外，PBC 是一种慢性渐进性终身性疾病，临床常需要终身治疗，程教授认为是正气亏虚、后天脾虚或先后天脾肾不足所致，水液输布失调，寒湿内生，且湿邪缠绵难愈，导致本病病势渐进而缠绵，同时易合并干燥综合征等其他类风湿性疾病。故治疗上，程教授时时不忘扶正，始终秉持祛邪扶正的观念。遣方用药常选用茵陈、大黄、郁金、败酱草、栀子、薏苡仁、佩兰等清热化湿之品，配伍太子参、党参、黄芪、茯苓、白术、陈皮之品，益气健脾以助水运；杜仲、补骨脂、肉桂、蛤蚧、白芷、虫草等温阳化湿之品；少伍泽泻、通草利尿之品，以助邪出，所谓"治湿不利小便，非其治也"，少量利尿药物祛邪而不伤正。此外，程教授治疗PBC 临床善用黛矾散（青黛和白矾组成），青黛有清热解毒、清肝泻火、凉血止血的功效，又有消痰散肿之长；白矾有祛痰燥湿、解毒止血的功效。二者相配，一清一燥，一收一散，共奏祛湿化痰、清肝利胆、活血化瘀之功效，正中PBC 之病因病机。

本案例患者有身目稍发黄、皮肤瘙痒、小便黄、大便黏等湿热之象，故以茵陈、郁金、败酱草清热解毒利湿；乏力、纳差，故以党参、茯苓、白术、陈皮、扁豆、炙甘草健脾益气；纳差、呃逆、大便不爽，乃肝脾不调、气机不畅、胃气上逆所致，予青皮、柴胡、旋覆花、代赭石疏肝行气、和胃降逆。后续患者湿热去除后，显露肝肾阴虚之象，可见双目干涩，予女贞子、墨旱莲滋补阴液以善后。诸药共奏健脾疏肝、清利湿热、利胆通络之功效。经过 2 个月的治疗，患者肝功能指标均降至正常范围。该患者予中医干预前一直服用熊去氧胆酸、水飞蓟宾等药物，疗效不佳，肝功能指标改善亦不明显。程教授运用中医辨证施治，四诊合参，不但肝功能各项指标改善，且临床症状亦改善明显，疗效显著。

五、卢秉久教授治疗原发性胆汁性胆管炎医案 1 则

患者，女，53 岁。

初诊：2009 年 2 月 16 日。

主诉：身黄、目黄、小便黄 1 年余。

病史：患者于 1 年前出现身目黄染，小便颜色加深。就诊于某省级医院，经查肝功能异常，肝炎病毒系列无异常，HBV-DNA 正常。进一步检查发现抗线粒体抗体（AMA）（＋），遂诊断为自身免疫性肝病、原发性胆汁性肝硬化，口服熊去氧胆酸治疗。近来，患者自我感觉稍差，纳食不佳，小便颜色加深，瘙痒加重，遂来我院就诊。

现症见：小便色黄，脘腹胀满，纳差，乏力，夜间瘙痒加重，睡眠不佳。手足心热，但又怕冷恶寒。

诊查：皮肤、巩膜黄染，面色晦暗，腹软，肝脾稍大。墨菲征（－），移动性浊音（－）。舌质红、少苔，脉沉滑、尺脉弱。肝功能：GLO 45.7 g/L，ALB 25.4 g/L，A/G 0.56，ALT 69.7 U/L，AST 103.7 U/L，ALP 543.8 U/L，GGT 287.8 U/L，TBIL 110.5 μmol/L，DBIL 52.2 μmol/L，IBIL 58.3 μmol/L。AMA（＋）。彩超：肝硬化，脾大，有少量腹腔积液。

西医诊断：原发性胆汁性胆管炎（肝硬化），腹腔积液。

中医诊断：鼓胀。

辨证：湿热瘀血证。

治法：清热活血，行气利水。

方药：茵陈五苓散加减。

处方：茵陈 100 g，白术 20 g，茯苓 20 g，桂枝 20 g，赤芍 60 g，当归 20 g，丹参 20 g，红花 10 g，鸡内金 20 g，大枣 20 g，焦三仙各 10 g，熟附

子（先煎）10 g，芒硝 10 g，白矾 3 g，麻黄 10 g，蝉蜕 15 g。10 剂，水煎温服，每日 2 次口服。同时给予熊去氧胆酸 250 mg 每日 2 次口服；螺内酯 20 mg 每日 1 次口服。

二诊：2009 年 3 月 2 日。自觉瘙痒减轻，睡眠尚可，纳食有增。舌质红、苔少，脉沉滑。仍觉乏力。效不更方，上方加太子参 20 g，麦冬 20 g，牡丹皮 20 g，紫草 20 g，10 剂，每日 2 次水煎服。其他药同上。后加减治疗半年余，患者感觉尚好，夜间瘙痒减轻，饮食、二便正常。彩超：腹腔积液已无。肝功能大致正常。嘱患者定期复查，注意休息，病情变化随诊。

按语：卢老认为原发性胆汁性肝硬化的病机复杂多变，涉及脏腑较多，但归纳起来病位主要涉及肝、胆、脾、肾等脏器。该病的病理因素有湿邪、热邪、寒邪、气滞和血瘀五种。卢老将该病分为早、中、晚三期，辨证施治以阴阳为纲，早期健脾开郁，中期清热利湿兼用活血化瘀，或温补脾肾、化气利水，晚期主要是水瘀互结，治以活血化瘀、行气利水。

早期患者大多无异常感觉，但仍有患者情志抑郁，两胁疼痛不适，纳食不馨，食后腹胀，得嗳气、矢气稍减。舌淡红、苔薄白或稍腻，脉弦滑。证属肝郁脾虚，湿浊中阻。卢老认为当以健脾化湿、疏肝理气为其治则，方用柴胡疏肝散合平胃散加减治疗。在临床治疗上，卢老方中多加白芍，取其柔肝理脾之功。纳食不馨者多用焦三仙和鸡内金。肝气郁滞甚者多加荔枝核，破气以疏肝。肝郁日久，肝郁稍有化热征象者，卢老多加郁金，郁金性寒，理气之余又能清心除烦。另外，肝气郁结重者，卢老常用连翘，《本草备要》中载其"散诸经血凝气聚"，卢老用连翘，取其散结气的功效，临床上每获良效。

病程发展至中期，可以分为湿热瘀血和阳虚水盛两个证型。①湿热瘀血证：证见面色晦暗，口苦口干，皮肤瘙痒，身目黄染，乏力腹胀，小便黄赤，腹腔积液或下肢水肿，牙龈出血，舌质红或暗红有瘀斑、苔黄腻或少苔，脉沉细或沉滑。卢老认为当清热活血，行气利水。治以茵陈蒿汤合用硝石矾石散加减。卢老常用茵陈 50～100 g 治疗黄疸，量大力专，效果较好。同时应用郁金、丹参、桃仁、赤芍等药，活血消癥。同时在方中加用路路通、泽泻、猪苓等药健脾利水。若患者瘙痒难忍，卢老常在方中加用麻黄 10 g，蝉蜕 15 g，卢老认为瘙痒主要是因为湿浊郁表，不得外达。用麻黄和蝉蜕散其表郁，湿热邪气外达，则瘙痒自消。与此同时，卢老借用仲景之方，应用硝石矾石散消瘀化湿。硝石能入血分，活血消瘀；矾石入气分化湿利水。两药同用，相得益彰。同时，两味药均为矿石类药，故卢老常在方中加入白术固护脾胃。②阳虚水盛证：腹部胀满，朝宽暮急，面色苍黄，食少纳呆，神疲乏力，肢冷浮肿，小便不利，舌淡苔白、舌体胖大或有齿痕。脉沉细。治以温肾助阳、化气行水，以真武汤加减。真武汤温肾阳以治疗肾阳虚的阳虚水泛证。卢老在应用真武汤时，往往合用五苓散的一些药物，取其化气行水之功。

病到晚期，患者病情严重。主要表现为脘腹胀满、按之坚硬、腹大如鼓，胁下刺痛，面色黧黑，或见赤丝血缕，面颈等部位可出现蜘蛛痣，舌质暗或有紫斑，脉细涩。属水瘀互结证。治宜活血化瘀，行气利水，软坚散结。故卢老在治疗上多以血府逐瘀汤加减治疗。同时方中止血药与活血药同用，活血消瘀，止血以防出血。药物多应用土鳖虫、茜草、藕节炭、侧柏炭等药。卢老常用三七与阿胶配合应用，相反相成，三七活血动而不居，阿胶止血静而扶正，一举两得，活血而非攻破，滋阴而不腻滞。随着腹腔积液量的逐渐增大，故卢老在方中常加入腹皮、茯苓皮等药物，健脾利水。水邪自去，脾气得健，饮食如故，人即安和。

本案例方中茵陈加量至 100 g，量大力专，用以退黄。同时应用丹参、红花、赤芍活血消癥。患者腹腔积液量少，用苓桂术甘汤振奋脾阳，脾阳振，则水湿得运，腹腔积液自消。患者夜间瘙痒难忍，加用麻黄 10 g，蝉蜕 15 g，开表郁，湿热得散，则瘙痒自消。本证虽为湿热壅盛兼有瘀血，但是患者仍兼有肾阳虚的证候，加用熟附子，温肾助阳以化湿利水，湿去则热孤，湿热得清。硝石能入血分，活血消瘀；矾石入气分化湿利水。两药同用，相得益彰。焦三仙、鸡内金、大枣固护脾胃，脾气健，纳食充，则正气足也。熊去氧胆酸促进胆盐的排泄，改善患者生化指标，延缓病程发展。

参 考 文 献

[1] 中华医学会肝病学分会. 原发性胆汁性胆管炎的诊断和治疗指南（2021）[J].中华肝脏病杂志，2022，30（3）：264-275.

[2] 郝建梅，袁超，陈香妮. 杨震从相火虚衰辨治黑疸 [J].陕西中医，2014（8）：1052-1053.

[3] 王红霞，金实. 金实教授治疗原发性胆汁性肝硬化经验 [J].吉林中医药，2011，31（1）：37-38.

[4] 周才英，李京涛，刘永刚，等. 常占杰教授从虚瘀论治原发性胆汁性胆管炎经验

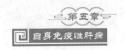

[J]. 中西医结合肝病杂志, 2021, 31 (9)：848－850.

[5] 许杰, 戚璐, 楼汪洲洋, 等. 程良斌教授治疗原发性胆汁性胆管炎的临床经验
[J]. 中西医结合肝病杂志, 2020, 30 (2)：157－158.

[6] 郑双飞. 卢秉久教授治疗原发性胆汁性肝硬化经验总结 [D]. 沈阳：辽宁中医药大学, 2010.

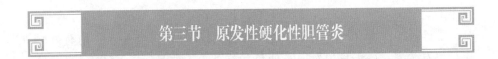

第三节　原发性硬化性胆管炎

原发性硬化性胆管炎 （primary sclerosing cholangitis，PSC），是一种由特发性肝内、外胆管炎症和纤维化导致的以多灶性胆管狭窄、胆汁淤积为特征的自身免疫性肝病。现代医学对其病因及发病机制尚未阐明，且临床无特效疗法，仅能对症治疗，不能阻止疾病的进展。多数 PSC 患者最终需要肝移植，但仍有约 25% 的患者移植后复发。想要获得对 PSC 长期稳定的疗效，应发挥中西医结合的优势和特点，从全新角度治疗 PSC，控制病情进展。

一、钱英治疗原发性硬化性胆管炎医案 1 则

患者，男，63 岁。

初诊：2018 年 11 月 1 日。

主诉：持续目黄 6 个月。

病史：患者 6 个月前开始出现目黄，在当地医院确诊为原发性硬化性胆管炎，予熊去氧胆酸胶囊 250 mg/粒、2 粒/次、1 次/日；多烯磷脂酰胆碱胶囊 228 mg/粒、1 粒/次、3 次/日治疗，效果不显，仍持续目黄，今日慕名来找钱老诊治。

现症见：胃胀，乏力，口干不思饮，手足刺痛，小便色红，大便日行 4～5 次、排便不畅，近日有 1 次黑便。

诊查：目黄，唇黑，面黑，杵状指 （＋），舌暗红、苔黄厚腻、舌下静脉瘀色黑，脉弦滑数。肝功能：ALT 62 U/L，AST 114 U/L，GGT 164 U/L，ALP 789 U/L，ALB 28.1 g/L，TBIL 275.6 μmol/L，DBIL 204.6 μmol/L，TBA 182.3 μmol/L。

西医诊断：原发性硬化性胆管炎。

中医诊断：黑疸。

辨证：湿热困阻证。

治法：固肾和胃退黄。

方药：茵陈蒿汤加减。

处方：茵陈80 g，炒栀子、川朴各10 g，白薇20 g，地骨皮、青蒿各15 g，大腹皮、大腹子各12 g，熟大黄3 g，芒硝（后下）4 g。水煎服，每日半剂。

二诊：2018年12月13日。患者胃胀明显好转，全身乏力稍有好转，手足仍有刺痛，口干喜温饮，小便色如红茶，大便日行4~5次、呈条状。舌暗红、苔黄厚，脉弦滑数。复测肝功能：ALT 50 U/L，AST 106 U/L，GGT 112 U/L，ALP 383 U/L，ALB 27.3 g/L，TBIL 240.4 μmol/L，DBIL 174.7 μmol/L，TBA 198.2 μmol/L。诊断同前，治以通络活血凉血法。上方减熟大黄、芒硝，加赤芍15 g，红花10 g，薏苡仁20 g，当归12 g，羚羊角粉、水牛角粉各3 g。水煎服，每日半剂。同时配合大黄䗪虫丸1丸/次，1次/日，巩固治疗。

按语：黑疸为黄疸的特殊类型之一，其病名最早出现在《金匮要略》中："目青面黑，心中如啖蒜齑状，大便正黑，皮肤爪之不仁，气脉浮弱，虽黑微黄。"钱老提出"固肾法"治疗黑疸，其理论基础为肝肾同源。因肾藏精，肝藏血，肝为肾之子，肾精可化为血藏于肝，精血互生则是乙癸同源的物质基础。五脏中肾主黑，肾虚则元阳亏损，肾之黑色现于面部而为黑疸。因此，钱老治肝病注时意调补肾阳、滋养肾阴。

钱老早年跟随其师关幼波先生抄方学习多年，关老提出治疗黄疸有三法："治黄必治血，血行黄易却""治黄需解毒，毒解黄易除""治黄要化痰，痰化黄易散"。钱老在继承中加以发挥，强调在化痰、解毒、活血退黄的过程中要多法联用，分清主次，灵活使用。《张氏医通》曰："诸黄虽多湿热，然经脉久病，无不瘀血阻滞也。"治疗黄疸时活血乃常用治法，而瘀血的病机各有不同，需分期主次，伴有瘀热者要凉血活血，多用牡丹皮、赤芍、紫草、茜草、生地黄、白茅根、小蓟；伴有血虚者则多用川芎、三七、泽兰补血活血；病久者多为沉寒痼瘀，用桂枝、苏木、鸡血藤以温通活血。钱老认为在治疗过程中出现病机转变时要随证加减变化药方。另外，钱老常用的化痰药为杏仁、橘红、莱菔子、瓜蒌。但选取配伍时又不相同。《本草备要》中记载："杏仁泻肺解肌，除风散寒，降气行痰，润燥消积，通大肠

气秘。"故杏仁多用来治疗寒痰。《本草纲目》中记载橘红下气消痰，具有行气化痰之效。莱菔子有消食化痰，下气定喘之效，患者纳食不佳伴有痰时选用莱菔子效果更好。《本草纲目》中记载："瓜蒌润肺燥、降火、治咳嗽、涤痰结、止消渴、利大便、消痈肿疮毒。"临床上肺热燥咳，痰黏不易咳出时用瓜蒌。中药中清热解毒之品众多，钱老根据上焦、中焦、下焦热的不同程度对症选药。偏上焦热甚者选栀子、金银花、连翘、黄芩；中焦热甚者选黄连、大黄；下焦热甚者则用草河车、蒲公英等。

本案例为典型的黑疸患者，其面黑、乏力为肝久病而虚损、气血两伤所致；木旺乘土，肝脾不调则出现胃胀、大便次数增多、排便不畅等症。黑便是湿邪入内，困于脾土，肝气不舒，血瘀气滞，出现肝不藏血之症。钱老根据患者病机，准确立法，先以茵陈蒿汤退黄，加用地骨皮、白薇滋肾阴、清虚热；后以赤芍、红花、当归活血以利退黄。因患者面色黑、胃胀、眼眶周围色黑，据《金匮要略·血痹虚劳病脉证并治》中说"五劳虚极羸瘦，腹满不能饮食，……肌肤甲错，两目黯黑，缓中补虚，大黄䗪虫丸主之"，加用大黄䗪虫丸巩固疗效。患者临床症状改善，实验室指标检测结果较前明显好转。

二、孔庆辉教授诊治原发性硬化性胆管炎医案 1 则

患者，女，50 岁。

初诊：2020 年 3 月 11 日。

主诉：乏力、尿黄 14 年，加深伴纳差腹胀 1 周。

病史：患者自述 14 年前，因乏力、尿黄、身目黄染伴皮肤瘙痒就诊于当地医院，查血清 ANA、SMA（＋），AMA（－）。ERCP 示"肝内胆管不规则狭窄和扩张，呈串珠状"。诊断为原发性硬化性胆管炎，后长期服用激素、熊去氧胆酸片等治疗，肝功能改善后停药。7 年前因肝硬化并腹腔积液住院，予利尿消腹腔积液、抗感染等治疗，腹腔积液消退后出院。1 周前，患者因劳累后不适症状加重入院。既往有胆结石病史 1 年，间断口服中药及对症治疗，无腹部手术史。

现症见：乏力，身目黄染，皮肤瘙痒，口干，情绪一般，纳差，腹胀，四肢、头面不肿，小便不利，大便溏、2 次/日，舌质暗红、苔白腻，脉沉缓。

诊查：体温 36.4 ℃，脉搏 88 次/分，呼吸 20 次/分，血压 121/80 mmHg。

患者形体消瘦，面色暗黄无光泽，皮肤、巩膜中度黄染，前胸部可见蜘蛛痣，肝掌（＋）。中下腹压痛（＋）、反跳痛（＋），肝脾扪及不满意，肝浊音界上界位于右锁骨中线第6肋间，脾浊音区位于左腋中线第9～11肋间以下，移动性浊音（＋）。肝功能：ALT 52 U/L，AST 129 U/L，TBIL 108.5 μmol/L，DBIL 51.4 μmol/L，ALB 27.1 g/L；血常规：WBC 3.35×10^9/L，RBC 2.91×10^{12}/L，PLT 27×10^9/L，CRP 12.12 mg/L，ESR 41 mm/h。肝炎病毒指标均为阴性，尿常规、血糖、肿瘤标志物、降钙素原未见明显异常。B超示肝硬化、脾大、腹腔积液深度81 mm；胆囊受累、胆囊结石；脾静脉增宽。

西医诊断：原发性硬化性胆管炎；肝硬化失代偿期，腹腔积液；自发性细菌性腹膜炎；脾功能亢进；慢性贫血（轻度）；胆囊结石。

中医诊断：黄疸（阴黄）；鼓胀。

辨证：脾虚湿郁证。

治法：健脾利湿退黄，扶正软坚柔肝。

方药：茵陈五苓散加减。

处方：茵陈50 g，鸡血藤40 g，车前子、冬瓜皮、大腹皮、生牡蛎（先煎）、炒白术各30 g，茯苓、生黄芪、鳖甲、猪苓各20 g，盐泽泻18 g，路路通、水红花子各15 g，当归9 g，桂枝6 g，三七粉（冲服）3 g。7剂，1剂/日，水煎取汁，早、晚餐后1小时服用。

西医治疗：口服甘草酸二铵肠溶胶囊300 mg/次，3次/日；熊去氧胆酸500 mg/次，3次/日，以保肝、利胆、抗炎；口服咖啡酸片0.2 g/次，3次/日，以升高血小板及白细胞；口服呋塞米片20 mg/次，螺内酯片40 mg/次，均2次/日，以水消肿；静脉滴注左氧氟沙星250 mg、替硝唑400 mg，1次/日，以抗感染。嘱患者卧床休息，合理饮食，限水限钠。

二诊：治疗7日后，患者小便通畅，尿量明显增加，腹胀、身目黄染、皮肤瘙痒较前减轻，但仍有乏力、纳差、口干等不适症状，舌暗红、苔白腻，脉沉缓。复查肝功能：ALT 48 U/L，AST 89 U/L，TBIL 62.1 μmol/L，DBIL 48.4 μmol/L；CRP恢复正常值。停用抗生素，中药处方：上方加芦根、玄参、赤芍各15 g。14剂，1剂/日，水煎服。

三诊：治疗14天后，患者乏力较前明显改善，食欲增加，腹胀、身目黄染、皮肤瘙痒进一步减轻，舌暗红、苔薄白，脉沉细。复查肝功能：ALT 49 U/L，AST 60 U/L，TBIL 40.5 μmol/L，DBIL 31.6 μmol/L。腹腔积液深度 10 mm。患者肝功能逐渐恢复，诸症向愈，遂嘱其出院，继续服用中药巩固疗效。2 个月后随访患者黄疸尽退，腹腔积液消失。

按语：根据 PSC 临床表现，可归属于中医学的"黄疸""鼓胀"等范畴，湿邪是其发病的关键病因。正如张仲景在《金匮要略·黄疸病脉证并治》中所言："然黄家所得，从湿得之。"病程初起，湿邪阻滞中焦，导致脾胃运化功能失常，肝郁而失疏泄，导致气血运行不畅，气滞而血瘀，瘀阻胆道，胆液不循常道，外溢肌肤，下注膀胱，而发为黄疸。肝气横逆乘脾，进而脾虚更甚，脾失健运，水湿不能输布停聚于腹中；久则累及于肾，肾开阖不利，气化无权，水邪泛溢，发为鼓胀。

孔教授在治疗本病时主张中西医并重，积极借助现代医学先进的诊疗手段，并结合中医学对本病的认识，快速、准确地判断出疾病所处阶段，从而制定合理的治疗方案，特别是在现代医学对其病因及发病机制尚不明确的情况下，中西医结合治疗本病显得尤为重要。本案患者病程长达 14 年，病情处于晚期（肝硬化失代偿期），孔教授认为本病为本虚标实、虚实交错，湿邪为患者发病的根本因素。治疗时，无论处于疾病的何种时期，均以健脾利湿退黄为治则，实则阳明，虚则太阴，施以茵陈五苓散加减治之。方中茵陈苦平，主治黄疸而利水，重用为君药；茯苓甘平，利水而不伤气，白术甘温，既可补气健脾，又可燥湿利水，两药合用，健脾扶正，培土制水，共为臣药；泽泻、猪苓均可直达肾与膀胱，宣通内脏之湿，两药相须为用，共为佐药；桂枝辛温，为温化水湿之要药，与茯苓、白术配伍使脾阳健运，生湿之源得以解决而为使药。方中加用生黄芪补中益气，利水消肿，与茯苓、白术同用健脾益气以资后天之本；车前子利小便以实大便，同时增强利湿降浊之效；冬瓜皮利水消肿；大腹皮性善下行，行气宽中，行水消肿；水红花子归肝、胃经，活血利水、散血消积；路路通行气止痛，活血通络，利水消肿；牡蛎软坚散结；鳖甲养阴清热，软坚散结；鸡血藤行血补血，当归补血活血，三七入肝经，可治疗各种血症，三药同用与水红花子、鳖甲、牡蛎、路路通软坚柔肝、活血散结之效相得益彰；赤芍养肝阴，活肝血；芦根生津、利尿，玄参滋阴、散结消瘰，两药同用还可缓解口干症状。现代研究也表明，茵陈五苓散能明显降低转氨酶、消退黄疸和保护肝细胞，其化学成分主要是香豆素类、多糖类、萜类及挥发油等，适用于黄疸湿多热少、小便不利之症。

参 考 文 献

［1］中华医学会肝病学分会．原发性硬化性胆管炎诊断及治疗指南（2021）［J］.中华肝脏病杂志，2022，30（2）：169－189.

［2］张丽丽，胡建华，李丽，等．钱英教授固肾退黄法治疗黑疸病经验浅析［J］.中西医结合肝病杂志，2019，29（6）：541－542.

［3］刘朋洋，孔庆辉．茵陈五苓散加减治疗原发性硬化性胆管炎1例［J］.中西医结合肝病杂志，2021，31（8）：757－758.

第六章　脂肪肝

脂肪肝是由各种原因引起的以肝细胞弥漫性脂肪变为病理特征的一种临床综合征，根据其原因可分为酒精性脂肪肝和非酒精性脂肪肝。酒精性脂肪肝是由长期大量饮酒导致的肝脏损伤，非酒精性脂肪肝则与肥胖、高血脂、高血糖等代谢紊乱有关。脂肪肝的发病率在全球范围内呈逐年上升趋势。

中医认为，脂肪肝的发生与饮食不节、情志失调、气滞血瘀等因素有关，主要是由脾胃运化失常、水湿内停，或因情志不畅、气机郁滞，导致气血运行不畅，水湿浊邪上扰清阳，或因久病耗伤正气、阴阳失调、水湿内停而化为痰浊，聚集于肝而成为脂肪。中医治疗脂肪肝的原则是辨证施治，根据不同的证型选用相应的方药，如健脾化湿、行气活血、清热利湿等。

西医认为，脂肪肝的发生与遗传、环境、生活方式等多种因素有关，主要是由体内脂质代谢紊乱，导致脂质在肝细胞内过度积累或清除不足而形成。西医治疗脂肪肝的原则是针对其病因和并发症进行综合干预，如控制体重、改善饮食结构、增加运动量、戒酒戒烟、调节血糖血脂等。目前，西医在治疗脂肪肝方面仍无特效药物，中医治疗脂肪肝多根据病因病机行方组合，在临床中取得较好的疗效。

第一节　酒精性脂肪肝

酒精性脂肪肝是一种常见的肝脏疾病，是由过度饮酒导致脂肪在肝脏中堆积而引起的，酒精对肝脏有明显的毒性作用，80%以上的重度饮酒者有一定程度的脂肪肝。此病可以发生在任何年龄，若不及时治疗，可能会导致酒精性肝炎、肝硬化、肝癌等严重后果。西医以戒酒限酒、对症及营养支持为主，效果不甚满意。近年来，中医学者对中医治疗酒精性脂肪肝进行了大量的研究和观察，发现中医药全程干预，可有效改善酒精性脂肪肝的病情及预后，并在预防疾病的复发上取得了良好的疗效。

酒精性脂肪肝为现代医学病名，中医学并无此概念。根据本病临床症状表现，可归属于传统医学"肥气""肝着""胁痛""黄疸""酒疸"等范畴。一般认为本病的病因为饮酒过度，患者脾虚失运或脾胃受损，导致酒毒、气滞、痰浊、血瘀互结于肝，主要治疗方法为理气、祛湿化痰、活血化瘀。中医学对此类疾病有着充实的理论基础和丰富的临床经验，故如何运用中医药治疗酒精性脂肪肝，值得广大学者去深入研究。

曾斌芳教授通过多年临床经验提出了以"疏肝健脾补肾"为依据，以"芪茵茶"为代表方，在治疗酒精性脂肪肝上取得良好的临床效果；赵文霞教授认为，本病病机是一个由浅入深、逐渐演变的过程，每个阶段都有自己的特点，初期病位主要在脾胃，中期病及肝胆，后期则肝脾肾俱病，需要把握好本病的演变规律，才能精准辨证论治；杨继荪教授认为，脂肪肝的病机皆以痰瘀交阻为主，治疗本病应以化浊行瘀、消积疏理为主要治法。各家运用中药治疗酒精性脂肪肝都有较为明确的疗效，具体案例如下。

一、曾斌芳诊治酒精性脂肪肝医案 1 则

孙某，男，42 岁。

初诊：2014 年 6 月 12 日。

主诉：右胁部胀满不适半年。

病史：有饮酒史且偏食肥甘厚味，在体检时发现为脂肪肝伴有轻度的肝纤维化。

现症见：患者面目发黄，平日烦躁易怒，口苦恶心偶有反酸，口干不欲饮水，夜间盗汗、多梦、不易入睡，小便淋漓不尽，舌红、苔黄腻，脉滑数。

西医诊断：酒精性脂肪肝。

中医诊断：肝癖。

辨证：肝胆湿热，痰湿内阻。

治法：燥湿化痰，疏泄肝胆。

方药：芪茵茶加减。

处方：黄芪 20 g，茵陈 6 g，泽泻 20 g，苍术 12 g，生山楂 12 g，三七粉 8 g，制大黄 6 g，补骨脂 15 g，苦丁茶 8 g，决明子 8 g，法半夏 12 g，酸枣仁 30 g，知母 10 g，茯神 15 g，枳实 6 g，生龙牡（各）30 g。水煎服，

每日1剂。嘱其戒酒，清淡饮食。

二诊：2014年6月19日。自述服药后睡眠改善，胸胁部不适感减轻，大便稀溏、每日3～5次。上方去酸枣仁、知母、茯神，加柴胡10 g，黄芩8 g，黄连4 g，白芍18 g。

三诊：2014年6月26日。上述症状均有所改善。原基础方不变，随证加减治疗3月余患者自觉良好，嘱其戒酒，清淡饮食，适度运动，停药。

按语：本病患者饮酒史久且饮食偏重肥甘厚味，体检时发现患者出现脂肪肝，经诊断为酒精性脂肪肝，肝主疏泄，喜条达而恶抑郁。本案患者平素烦躁易怒，肝火旺盛，易乘脾侮胃，使脾失健运，水湿内生，湿从热化，湿热内蕴。肝经走两胁肋，湿热蕴结于肝胆，则肝胆疏泄失常，脉络失和，而见口苦、舌红苔黄腻、脉滑数，由于肝胆有湿热，则见口干而不欲饮、小便淋漓不尽，湿热没有出路，证见面目发黄。为了掌握、治疗此病，曾斌芳教授总结多年的临床实践，通过对"肝气郁结不舒、脾虚运化失常、肾中精气受损导致痰湿瘀滞郁结"等中医机制的精准把握，总结出中医治疗原则"肝脾肾同调、痰瘀滞同治"，并制定出以"抑肝扶脾补肾、消导化痰、兼活血消积"为中心的治疗大法，本案治以燥湿化痰、疏泄肝胆，方拟茋茵茶加减。方中黄芪、苍术行气，气运则水湿自行，故可祛湿利水，取《金匮要略》茵陈蒿汤之义，使邪有出路；使用茵陈使邪从中焦而化，茵陈善清利肝胆之湿热；用泽泻、苦丁茶使邪从小便而泄，茵陈、泽泻清利湿热利尿，使湿热从小便而去；用补骨脂补相火、壮肾阳，补骨脂性辛温味苦，补肾温阳之力温和而绵长；制大黄、决明子使邪从大便而泻；生山楂具有促进胆汁的排泄、消食降脂的作用；临证加酸枣仁、生牡蛎、生龙骨重镇安神。同时，叮嘱患者养成生活习惯，清淡饮食，适度运动。

二、赵文霞诊治酒精性脂肪肝医案1则

马某，男，28岁。

初诊：2016年8月2日。

主诉：身目黄染3个月，加重10天。

病史：既往饮酒史10余年，饮酒每日50～120 g。

现症见：皮肤及巩膜黄染，乏力，纳差，稍腹胀，口干口苦，寐可，小便色如茶色，大便黏腻、排便不爽、每日1～2次。舌质暗红、苔薄黄腻，脉弦滑。

诊查：ALT 215 U/L，AST 327 U/L，ALP 291 U/L，GGT 632 U/L，TBIL 118.7 μmol/L，DBIL 81.5 μmol/L，PT 12.8 s。彩超：脂肪肝，胆囊壁毛糙。

西医诊断：酒精性脂肪肝。

中医诊断：肝癖。

辨证：肝胆湿热证。

治法：清热祛湿，解毒退黄。

方药：茵陈蒿汤合甘露消毒丹加减。

处方：茵陈 30 g，生薏苡仁 30 g，炒麦芽 30 g，大黄 6 g，黄芩 12 g，滑石 15 g，石菖蒲 15 g，连翘 15 g，鸡内金 15 g，栀子 10 g，藿香 10 g，白豆蔻 10 g。每日 1 剂、服上方 1 周。

二诊：2016 年 8 月 10 日。患者乏力、纳差症状较前改善，身目黄染有所减轻，无口苦，口稍干，排便顺畅、每日 1～2 次，舌质暗红、苔薄白腻、舌下络脉迂曲，脉弦滑。在一诊方的基础上去栀子、大黄，加泽泻 30 g，丹参 20 g，郁金、山楂、水飞蓟各 15 g。继服 1 周。

三诊：2016 年 8 月 18 日。服药后，患者身目黄染显著减轻，纳食尚可，无口干口苦，小便色稍黄，大便基本正常。复查肝功能：ALT 47 U/L，AST 62 U/L，ALP 151 U/L，GGT 332 U/L，TBIL 59.3 μmol/L，DBIL 38.5 μmol/L。继续调理善后 1 周后出院，出院后戒酒，病情稳定。

按语：隋代巢元方在《诸病源候论·饮酒后诸病候》中记载的"酒性有毒，而复大热，饮之过多，故毒热气渗溢经络，浸溢脏腑，而生诸病"，指出酒为热毒之品，过度饮酒，会导致各种病证。本案患者有数十年饮酒史，TBIL、AST 等指标升高，并经诊断确定为酒精性脂肪肝，符合中医肝癖的诊断。过量饮酒导致酒毒湿热之邪积于体内，损伤脾胃。湿热熏蒸肝胆，胆汁外溢，则皮肤巩膜发黄、口干口苦；湿邪阻碍脾胃运化，脾气不升故见纳差、乏力；湿热之邪困于中焦，故见大便黏腻，排便不爽；湿热下注，故小便黄；结合舌脉可辨证为湿热酒毒蕴结，因此治疗方面以清热解毒、利湿退黄为原则，以茵陈蒿汤合甘露消毒丹加减。二诊患者热势已缓，大便顺畅，其舌暗、舌下络脉迂曲，表现为湿、毒、瘀互结，故此时去栀子、大黄，加泽泻利水渗湿，丹参、郁金化瘀通络、凉血退黄，山楂散瘀消食，助中焦运化。三诊后患者病情明显好转，病情稳定。赵教授运用精准的辨证，因证而施方药，故获得良好的临床疗效。

三、杨继荪诊治酒精性脂肪肝医案 1 则

胡某，男，48 岁。

主诉：反复右上腹及中上腹部胀痛 2 年，加重伴低热半个月。

病史：患者嗜酒数载，既往有糖尿病、高脂血症及痛风等病史。体检中多次 B 超显示有脂肪肝。

现症见：发热，腹胀不适，纳差，时有泛恶，大便秘结，4 日未行。

诊查：肝功能：ALB 27 g/L，TBIL 280.6 μmol/L，DBIL 154.6 μmol/L，ALT 2655 IU/L，AST 1888 IU/L，TBA 340 μmol/L，TCHO 2.0 mmol/L。HBV-DNA 5.65×10^3 IU/mL。皮肤黏膜重度黄染，巩膜重度黄染。舌红、苔黄厚腻，脉弦滑。

西医诊断：脂肪肝，胆道感染，胰腺炎待查。

中医诊断：胁痛，积证。

辨证：痰瘀交阻，痰浊偏盛。

治法：疏理清化，祛浊行瘀，消积滞。

处方：莪术 30 g，虎杖 30 g，制延胡索 30 g，蒲公英 30 g，黄芩 15 g，莱菔子 15 g，大腹皮 15 g，生大黄 15 g，柴胡 12 g，厚朴 12 g，枳壳 12 g，王不留行 12 g，姜半夏 12 g，黄连 5 g，吴茱萸 1 g，郁金 9 g。

二诊：大便通畅，胁胀痞满均减，体温正常。再予上方去大腹皮、吴茱萸，加生山楂、谷芽、麦芽各 30 g。

续服 14 剂后，复查血 WBC 5.6×10^9/L，BUA 341 μmol/L，ALP 1.05 U/L，ALT 666.8 IU/L，AMS 107 U/L，三酰甘油（TG）1.76 mmol/L，TCHO 4.62 mmol/L。并嘱患者适当控制饮食，忌酒，少进膏粱厚味，多进素食，随之糖尿病、高脂血症等疾病亦得到相应控制。

按语：杨老认为，虽然导致脂肪肝的病因很多，但最常见的病因还是饮食和营养问题。他将脂肪肝之病因归纳为痰瘀交阻，制定出消积疏理、化浊行瘀之基础方，再根据患者具体临床表现进行药味加减。本例患者长期嗜酒，饮食不节制，损脾伤肝，痰阻中焦，体内气机郁滞，膏脂不化，血脉瘀阻，久而成积，即脂肪肝。肝失疏泄故胆汁排泄障碍，出现皮肤巩膜黄染；肝病传脾，脾失健运，痰湿内生，故纳差泛恶；痰瘀交结，腑气不通，故大便秘结；舌脉均是痰瘀交结的表现。故针对本病，杨老辨证为痰瘀交阻、痰浊偏盛证，以疏理清化、去浊行瘀、消积滞为法。方取莱菔子、厚朴、枳

实、大腹皮疏肝理气，化痰消积；虎杖清热利湿，活血散瘀，保肝降脂，为治疗脂肪肝常用靶药；蒲公英、生大黄、黄连、黄芩清化湿热，通腑泄热，使实邪有出路；王不留行、莪术化瘀通络，郁金与柴胡相须为用，通络疏肝，行气化瘀，郁金配合大黄有利胆退黄之效；吴茱萸引药入肝经，降逆止呕。二诊患者大便已通，痞满感减轻，故加生山楂、谷芽、麦芽健脾胃，消积化滞祛浊。去大腹皮以免行气太过伤正。吴茱萸偏温性，继续使用有使痰湿之邪化热之向，故去吴茱萸。配合相关饮食控制及服本方14剂后，患者血清胆红素恢复正常，诸症消失，血糖血脂得到控制。

四、王军诊治酒精性脂肪肝医案1则

范某，男，42岁。

初诊：2012年10月30日。

主诉：肝区不适胀痛1年余。

现病史：患者平时以酒代茶频繁饮用（具体每日饮用量不祥）。1年前开始出现肝区不适、胀痛，诊为脂肪肝，间断用药治疗，病情时轻时重。3天前右侧胁肋胀痛明显加重，伴腹胀不思饮食，头晕，恶心呕吐，口服多潘立酮治疗无效。

现症见：皮肤巩膜黄染，肝区不适、胀痛，腹胀，纳差。舌质红紫、边有瘀点、苔黄腻，脉弦。

诊查：慢性肝病病容，颈软，心肺无异常，右上腹饱满，肝区触痛明显，肝肋下12 cm，脾未扪及，余阴性。肝功能：ALT 202 U/L，AST 474 U/L，GGT 476 U/L，TBIL 71 μmol/L，DBIL 21 μmol/L，TP 68.3 g/L，ALB 35.3 g/L，GLO 33 g/L，A/G 1.1；肾功能：BUN 2.0 μmol/L，Cr 49 μmol/L，UA 447 μmol/L；血脂：TG 3.62 μmol/L，TCHO 3.06 μmol/L；HDL-C 0.36 mmol/L。B超示肝脏形态饱满，实质回声密集增强，肝血管变细。CT示肝脏体积增大，肝实质密度均匀性减低。

西医诊断：酒精性脂肪肝。

中医诊断：积聚。

辨证：湿热滞血。

治法：清热利湿化瘀。

方药：茵陈蒿汤合膈下逐瘀汤加减。

处方：茵陈60 g，栀子30 g，大黄15 g，茯苓30 g，泽泻15 g，桃仁

15 g，红花 10 g，赤小豆 30 g，川芎 15 g，甘草 10 g，山楂 30 g，苏麻子 30 g。每日 1 剂，煎水 400 mL，分 2 次温服。

西医治疗：0.9% 生理盐水 250 mL + 甘草酸二铵注射液 150 mg 静脉滴注，每日 1 次；丹参注射液 250 mL 静脉滴注，每日 1 次；0.9% 生理盐水 250 mL + 门冬氨酸钾镁注射液 30 mL + 甲硫氨酸维 B_1 注射液 6 mL，静脉滴注，每日 1 次。

治疗 5 天后，腹胀腹痛稍减轻，头昏好转，恶心呕吐基本消失，饮食增加，但心中烦躁，欲饮酒，查黄疸明显减轻，肝脏质地较入院时变软。上方加三七粉冲饮，2 周后时有腹胀，腹痛消失，饮食基本恢复正常，皮肤、巩膜黄染基本消退，肝脏胁下约 9 cm、质地稍硬。肝功能：ALT 70 U/L，AST 82 U/L，GGT 94 U/L，TBIL 25 μmol/L，DBIL 11 μmol/L，TP 69 g/L，ALB 37 g/L，GLO 32 g/L，A/G 1.15。B 超示肝脏增大，右斜径为 18.6 cm。因经济拮据，遂带中药出院门诊治疗。1 个月后症状消失，饮食正常，化验肝功能正常，B 超示肝大，右斜径为 17 cm，嘱其禁酒，注意休息。

按语：中医学认为，酒为湿热有毒之品，性温，味甘、苦、辛，入心、肺、肝、胃经，易生湿热，若暴饮过度，可扰乱气血，使阴阳失调，产生一系列疾病。本案患者长期酗酒，湿热酒毒蕴而不化，聚湿成痰，痰阻气机，气滞则血运不畅，导致瘀血内停，气、痰、血相互搏结，结于胁下，而为酒癖。王军教授精准把握其病因病机，辨证为湿热滞血证，以清热利湿行血为法，方用茵陈蒿汤合隔下逐瘀汤加减。痰瘀都为有形之实邪，日久凝滞不行必会生热，故用茵陈蒿汤以清热利湿。《七情良方》曰："气不行凝血蕴里不散，津液凝涩不去而成积也。"故合隔下逐瘀汤以化瘀。患者配合戒酒、服用中药 1 月余后，相关指标恢复正常，诸症消失，病情得到控制。

参 考 文 献

[1] 周璇，路珊珊，田宗祥，等. 曾斌芳教授治疗脂肪肝临床经验撷菁 [J]. 亚太传统医药，2016，12（20）：79-81.

[2] 刘江凯，赵文霞. 赵文霞分期辨治酒精性肝病经验介绍 [J]. 新中医，2021，53（18）：201-204.

[3] 潘智敏. 杨继荪教授辨治脂肪肝的经验介绍 [J]. 新中医杂志，1999（9）：7-8.

[4] 王军. 中西医结合治疗重度酒精性脂肪肝 1 例 [J]. 实用中医药杂志，2014，30（4）：349.

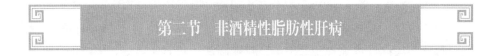

第二节 非酒精性脂肪性肝病

非酒精性脂肪性肝病（non-alcoholic fatty liver disease，NAFLD）是一种以肝实质细胞脂肪变性和脂肪贮积为特征的代谢性疾病，与糖尿病、肥胖等代谢紊乱、炎性疾病等关系密切。目前 NAFLD 的发病机制仍未明晰，但众多国际专家学组一致认为该病与糖脂代谢紊乱相关疾病存在关联性，提倡用代谢相关的脂肪性肝病替代 NAFLD 的专家共识。虽然 NAFLD 患病率日益增高，但目前尚没有药物正式获准用于 NAFLD 的临床治疗，生活方式干预仍是治疗 NAFLD 的基础。相比之下，中医药治疗非酒精性脂肪性肝病方法多样，疗效确切，研究前景广阔，具有其独特优势。

中医学古籍没有非酒精性脂肪性肝病的病名，2009 年《非酒精性脂肪性肝病中医诊疗共识意见》将非酒精性脂肪性肝病统一为"肝癖""胁痛""积聚"。大多数临床现代医家认为本病的病因主要是饮食不节、劳逸失度、情志失调、久病体虚、禀赋不足等多种原因导致肝失疏泄、脾失健运、肾虚气化不利，痰、湿、浊、瘀、热等病理产物蕴于肝体。病位在肝，涉及脾、胃、肾等脏腑，证属本虚标实，以脾肾亏虚为本，痰浊血瘀为标。肝体阴而用阳，肝体受损，疏泄失职，气机阻滞，脾虚运化失职，肾虚气化不利，使痰、湿、浊、瘀、热蕴于肝体，导致肝体及疏泄之能受损，形成恶性循环。在中医治疗非酒精性脂肪性肝病时，应当分期论治。初期应疏肝理气，健脾和胃；中后期应健脾益肾，化瘀散结，佐以清热化湿。对于重症患者，应采取中西医结合治疗。

徐湘江教授认为脂肪肝的病因是痰（湿）、瘀、热、虚，病机核心是土郁木壅，诊断中运用特色腹诊和舌诊，治疗上重视肝脾同调，内治外敷相结合；李金生教授认为本病有单因，也有数因并存，治疗应病证合参，辨证求因，虚实兼顾；仝小林教授认为本病肝经湿毒最为常见，故治疗时以清热利湿药为主等。现代名医一般选用经典成方加减或自拟方药治疗非酒精性脂肪性肝病，具体案例如下。

一、龙治平诊治非酒精性脂肪性肝病医案 1 则

陈某，男，39 岁。

初诊：2007 年 1 月 24 日。

主诉：巩膜发黄、小便黄 3 周。

病史：3 周前无明显诱因出现巩膜发黄，小便黄似茶色，伴体倦乏力，纳差，微厌油。到当地某医院就诊，检查肝功能：TBIL 46.1 μmol/L、DBIL 9.1 μmol/L、TP 90.4 g/L、ALB 56.7 g/L、A/G 1.68、ALT 46 U/L、AST 31 U/L、GGT 35 U/L、ALP 102 U/L；TG 2.3 mmol/L；HBV 血清标志物：HBsAg（＋）、抗 HBs（－）、HBeAg（－）、抗 HBe（＋）、抗 HBc（＋）、HBV-DNA < 10^3 copies/mL；B 超：脂肪肝。予还原型谷胱甘肽、茵栀黄注射液等输液治疗 20 天，复检肝功能：TBIL 59.6 μmol/L、DBIL 8.6 μmol/L、TP 78.9 g/L、ALB 53.2 g/L、A/G 2.1、ALT 198 U/L、AST 124 U/L、GGT 39 U/L、ALP 96 U/L；TG 2.94 mmol/L；HBV 血清标志物：HBsAg（＋）、抗 HBe（＋）、抗 HBc（＋）、HBV-DNA < 10^3 copies/mL；B 超：脂肪肝。病情加重，遂来求治。既往有 HBsAg 阳性史 12 年，肝功能正常，未治疗。无饮酒嗜好。

现症见：体倦乏力，纳差，厌油，口苦腻，小便黄似茶色，大便正常。精神差，皮肤不黄，巩膜轻度黄染，无肝掌及蜘蛛痣。肝脾肋缘下未扪及，肝区无叩痛。舌质红、苔黄腻，脉弦滑。

西医诊断：脂肪性肝炎；慢性乙型肝炎（中度）。

中医诊断：肝癖；肝着。

辨证：湿热疫毒蕴结证。

治法：清热解毒降脂，保肝利湿退黄。

方药：自拟解毒降脂汤。

处方：金钱草 30 g，茵陈 18 g，薏苡仁 15 g，白茅根 35 g，黄芩 15 g，决明子 15 g，丹参 20 g，垂盆草 20 g，连翘 12 g，川木通 6 g，泽泻 12 g，虎杖 35 g，甘草 3 g。7 剂。水煎，每日 1 剂，分 3 次服。

二诊：2007 年 1 月 31 日。体倦乏力略有好转，纳食微增，右胁肋偶感不适，仍觉厌油、口苦腻，巩膜黄染未见消退，小便黄，大便稀溏、2~3 次/日，舌质红、苔薄黄腻，脉弦滑。续上方加茯苓 15 g，广郁金 12 g，7 剂。

三诊：2007 年 2 月 7 日。体倦乏力明显好转，纳食渐增，右胁肋痛除，已不觉厌油、口苦腻，巩膜黄染有所减退，小便黄减，大便正常，舌质红、苔薄黄腻，脉弦滑。守法不变，予上方加鸡内金 18 g，决明子增为 20 g，连服 21 剂。

四诊：2007 年 2 月 28 日。精神好转，偶感乏力，巩膜微黄，小便淡黄，大便正常，舌质红、苔薄黄，脉弦滑。治以清热解毒、利湿降脂退黄，首方合茵陈五苓散化裁：茵陈 20 g，猪苓 12 g，泽泻 12 g，茯苓 15 g，炒白术 20 g，白茅根 35 g，垂盆草 20 g，黄芩 15 g，决明子 24 g，薏苡仁 15 g，金钱草 30 g，蒲公英 30 g，甘草 3 g。7 剂。

五诊：2007 年 4 月 4 日。上方临证加减治疗 1 月余。复检肝功能：TBIL 10.3 μmol/L、DBIL 4 μmol/L、TP 76.5 g/L、ALB 48.1 g/L、A/G 1.7、ALT 23 U/L、AST 34 U/L、GGT 37 U/L、ALP 60 U/L；TG 1.49 mmol/L；HBV 血清标志物：HBsAg（-）、抗-HBs（-）、HBeAg（-）、抗-HBe（+）、抗-HBc（+）、HBV-DNA < 10^3 copies/mL；B 超：脂肪肝倾向。精神、饮食尚可，巩膜黄染退尽，二便正常，舌质淡红、苔薄，脉略弦。病已痊愈，嘱再进上方 2 个月，以巩固疗效。

按语：本案患者因感染湿热疫毒，迁延日久，导致湿热熏蒸肝胆，肝失疏泄，出现尿黄、巩膜黄染，羁留不去，湿热阻滞中焦，精微化生不足，则见体倦乏力、纳差、厌油、口苦腻等症，舌质红、苔黄腻，脉弦滑等为湿热之征。患者系湿热内蕴，又因疫毒久羁而伤肝，加之肝细胞变性和脂肪贮积，而致慢性乙肝与脂肪肝同病，临床较为少见，证属虚实夹杂，邪气偏盛，故祛邪必当清热解毒，且贯穿病之始末，切勿随意变更或终止，用清热利湿、解毒降脂之法而获两病同愈之效，故投以自拟解毒降脂汤清热解毒，降脂保肝，利湿退黄。湿热疫毒之邪不清，则病难治愈，故用金钱草、茵陈、黄芩、虎杖、川木通清热解毒、利湿退黄；久病疫毒伤肝，导致肝气郁结，横逆犯脾，脾阳受损，或脾气本虚，湿热疫毒滞留，造成脾虚湿阻，予以薏苡仁、甘草健脾除湿；湿热蕴结肝胆，肝功能受损，疏泄失职，血脂、转氨酶升高，予以决明子、丹参、泽泻活血清肝、利水通便而降脂；白茅根、垂盆草增强清热利湿、解毒降酶。后二诊患者纳食增加，右胁肋偶感不适，大便稀溏，加用茯苓、广郁金健脾除湿、理气解郁。三诊患者纳食转佳，右胁肋痛除，巩膜黄染较前有所减退，症状较前好转，继予守方，加用鸡内金消食，增加决明子剂量以促进活血清肝之效用。四诊巩膜黄染较前明显消退，可见患者湿热疫毒渐退，故首方合茵陈五苓散化裁加强清热解毒、利湿退黄之功，为时仅 2 月余，肝功能恢复正常，血清标志物 HBsAg 转阴而告愈。

二、仝小林诊治非酒精性脂肪性肝病医案 1 则

王某，男，17 岁。

初诊：2019 年 8 月 26 日。

主诉：胰岛素升高 5 年伴肝功能异常。

病史：患者 5 年前于当地医院就诊发现胰岛素升高，医师嘱其控制体重，未予特殊处理，现为求中医进一步治疗，故来仝小林教授门诊求诊。

现症见：自汗，饮食自控，平素锻炼，体重无明显下降，易增重，眠可，大便日 3 ~ 4 次、不成形，小便可，无夜尿。

诊查：中重度脂肪肝，具体年份不详，否认过敏史、吸烟史、饮酒史。

诊查：辅助检查（2019 年 8 月 23 日），生化全项：ALT 112.1 U/L，AST 47.6 U/L，TBIL 25.6 μmol/L，IBIL 17.7 μmol/L，UA 638 μmol/L。

西医诊断：高胰岛素血症，高胆红素血症。

中医诊断：肥胖病。

辨证：痰湿内盛证。

治法：清利脾胃，肝胆湿热。

处方：茵陈 45 g，赤芍 45 g，金钱草 30 g，虎杖 30 g，鬼箭羽 30 g，威灵仙 45 g，醋五味子 30 g，生姜 15 g，半夏曲 6 g。

二诊：2019 年 9 月 30 日。自汗好转，余无明显不适。查指标：ALT 84 U/L，AST 37 U/L，TBIL 19.3 μmol/L，IBIL 10.2 μmol/L，UA 480 μmol/L。加炒决明子 30 g，盐车前子 30 g，陈皮 15 g，炒神曲 30 g，半夏曲 9 g。

三诊：2019 年 11 月 4 日。余无明显不适，ALT 81 U/L，AST 38 U/L，TBIL 18.3 μmol/L，UA 445.6 μmol/L。加黄芪 15 g，党参 9 g，茯苓 30 g。

经 3 个月治疗后患者 AST、TBIL、IBIL 均降至正常区间，ALT 从 112.1 U/L 下降至 81 U/L，UA 由 638 μmol/L 下降至 445.6 μmol/L。各项指标均稳步下降，继续予其中药调理。

按语：本例患者初诊前由于过食肥甘、饮食不节等原因，脾胃难以运化膏脂，水谷精微输布失常，堆积于中焦，并影响水液运化，聚而成痰。结合患者 BMI 31.14 及中重度脂肪肝病史，仝教授辨证为肥胖病，痰湿内盛证。

《名医方论》曰："肝为木气，全赖土以滋培，水以灌溉。若中气虚，则九地不升，而木因之郁。"脾胃失健，膏脂堆积日久可沉积于肝内，影响肝之气机疏泄，故发为脂肪肝，并伴有各项肝功能指标异常升高。其中 TBIL 上升，但并未有明显"三黄"症状，全教授也考虑到了这一点，在遣方用药中使用了较多促进胆汁排泄的药物。全教授认为脂肪肝的病机包括"中满"和"内热"，此案中全教授以清法为主，消膏降浊为辅去治疗该患者，选择用茵陈以疏肝利胆兼清湿热，降低胆固醇含量；虎杖和鬼箭羽是治疗脂肪肝的常用靶药，可清热利湿，且有保护肝细胞和降脂、降血糖之效；赤芍清泻肝火，保肝护肝；金钱草利湿退黄，改善胆汁淤滞；威灵仙通经活络除湿；五味子保肝降酶；半夏燥湿化痰行气，促进肝气之疏泄。二诊肝功能指标好转，加炒决明子、盐车前子、陈皮、炒神曲。半夏曲为消膏转浊常用药，一则减少膏浊的生成，二则促进膏浊的消化，以达到降脂的目的。三诊患者已无明显不适，肝功能较二诊好转，可见该方疗效稳定，效不更方，加黄芪、党参、茯苓补气健脾。患者服中药 3 个月后 AST、TBIL、IBIL 已降至正常区间，效果良好。

三、徐湘江诊治非酒精性脂肪性肝病医案 1 则

王某，女，48 岁。

初诊：2019 年 10 月 11 日。

主诉：胁腹胀痛。

现症见：胁腹坠胀隐痛，体形肥胖，腹部膨隆，时嗳气乏力，大便溏滞不爽，月经后期、量少。

诊查：腹部触诊中脘部位偏凉，按之顶手，肝区有压痛。肝功能：TBIL 32 μmol/L、ALT 216 U/L、AST 150 U/L、ALP 190 U/L、GGT 175 U/L。生化：TCHO 7.9 mmol/L、TG 5.6 mmol/L。彩超：肝区光点密集增粗，前场增强后场衰减，重度脂肪肝。舌质淡、胖大，脉滑。

西医诊断：重度脂肪肝。

中医诊断：肝积。

辨证：湿浊中阻证。

治法：清泄湿浊，健脾疏肝。

处方：茯苓 20 g，白术 15 g，虎杖 15 g，丹参 20 g，柴胡 15 g，枳实 15 g，清半夏 10 g，佩兰 12 g，藿香 12 g，紫苏叶 12 g，厚朴 20 g，薏苡仁

15 g，白芍 20 g，干姜 6 g。14 剂。每日 1 剂，水煎分 2 次服。

外用中药脐部贴敷，药物组成：肉桂 10 g，丁香 10 g，丹参 10 g，炒莱菔子 10 g，炒决明子 10 g，草果 10 g，打粉，每日 5 g，用姜汁调成丸状，塞入脐部。每日夜间贴敷，晨起去掉。

二诊：2019 年 10 月 25 日。患者腹胀减轻，大便黏好转。原方去干姜，余不变，继续治疗。治疗 4 个月后症状消失，肝功能、血脂在正常范围，彩超：肝区光点细密，余正常。

按语：徐老将"痰（湿）、瘀、热、虚"视为脂肪肝的核心病因，其病机为肝气郁滞，脾失健运，即"土壅木郁"。本例患者胁腹坠胀疼痛，触诊按之顶手，为肝气郁滞于内，疏泄失常，导致 TBIL 的升高。加之患者体形肥胖，疏于饮食管理，脾难以运化水谷精微，水湿中阻，膏脂堆积，表现为大便溏滞不爽、乏力嗳气、舌淡胖、脉滑之象。徐老根据脂肪肝病因病机，并结合临床，将其证型分为两大类：湿浊中阻型和湿热蕴结型。此例徐老将其辨为湿浊中阻型，治以健脾除湿，疏肝行气。本方以茯苓、白术、虎杖、丹参、柴胡、枳实为基础方，其中茯苓、白术健脾胃，运水湿，茯苓保肝降酶，白术护肝降脂；虎杖利湿退黄，配合丹参活血化瘀；柴胡、枳实取四逆散之意，疏肝理气。基础方之外，配伍藿香、佩兰、厚朴、薏苡仁、半夏助化湿泄浊之功，白芍柔肝缓急止痛，干姜温中补虚。在脂肪肝的治疗方面，徐老注重内服外用兼施，以及患者日常健康管理。患者服药期间需配合脐部贴敷，神阙为元气归藏之根，诸药通过该穴补益肝脾，土木同调。二诊患者腹胀好转，故去干姜以防内生热象，与湿相搏。服用药物 4 月余并配合日常健康管理维护后，患者诸症已愈，血清胆红素恢复至正常水平，肝功能及血脂已正常，治疗效果佳。

四、李金生诊治非酒精性脂肪性肝病医案 1 则

患者，女，48 岁。

初诊：2012 年 12 月 8 日。

主诉：胁肋胀痛伴乏力半年余。

现症见：胁肋胀痛不适，时有刺痛，伴倦怠乏力。

诊查：B 超检查：肝大，表面光滑，肝实质回声增强、增粗，中度脂肪肝。血脂检查：TG 3.8 mmol/L，TCHO 7.8 mmol/L，LDL-C 6.8 mmol/L，HDL-C 20 mmol/L。肝功能：ALT 89 U/L，TBIL 20 μmol/L。舌质暗，脉弦。

西医诊断：脂肪肝，高脂血症。

中医诊断：胁痛。

辨证：脾虚肝郁，痰瘀内伏证。

治法：健脾疏肝，涤痰化瘀。

方药：健脾疏肝降脂汤加红花。

处方：党参20 g，白术10 g，山楂20 g，柴胡10 g，枳实10 g，白芍10 g，草决明20 g，茵陈20 g，泽泻15 g，丹参30 g，红花5 g，瓜蒌皮15 g，陈皮10 g，每日1剂，水煎，分2次服。

服药2周后，患者胁痛减，倦怠乏力除，但仍时有刺痛，故守上方，红花改为10 g，续服60日。患者无明显不适，舌质淡，脉略弦。B超、血脂、肝功能复查，各项指标均趋于正常，嘱低脂饮食，适当运动，保持心情舒畅。随访半年未再复发。

按语：李老认为脂肪肝的发生多由痰阻、肝郁、血瘀等因素共同作用，导致气滞脂停，长期积累形成。脾虚功能失常，导致水谷精微阻滞在肝脏中，痰液和脂肪聚集，表现为倦怠乏力、舌质暗、脉弦涩或弦滑等症状；肝气郁结，胆汁郁滞，疏泄失常，气机不畅，清净无权，脂浊难化，故见胁肋胀痛或刺痛；血行不畅，瘀血阻络，气机不利，脂浊停滞肝脉，表现为胁肋刺痛。故本案辨证为肝郁脾虚、痰瘀内伏，故治以健脾疏肝、涤痰化瘀，采用健脾疏肝降脂汤为主。李老治疗脂肪肝常有几大特点，在本方中亦有体现：①遵古训肝病实脾。该法源于《黄帝内经》中的"风起火来，木之胜也，土湿受邪，脾病焉"。《难经》进一步提出，治未病者应先实脾气，防止肝邪传入脾。《金匮要略》强调实脾是治疗肝病的上乘之法。李老汲取前贤思想，结合个人临床经验，注重脾胃，辨证施治。本案辨证为肝郁脾虚、痰瘀内伏，故以肝病实脾为基础配伍药物：a. 肝郁气滞脂聚，故方中柴胡可疏肝利胆，草决明清泄肝胆郁热，枳实和白芍加强解郁效果。b. 脾虚痰阻气滞脂停，治疗中当配伍以豁痰行滞清脂，丹参、山楂可活血化瘀，降低胆固醇，山楂还能健脾消积，瓜蒌皮、陈皮化痰行滞，党参、白术、山楂健运脾胃，协助治疗肝病实脾。c. 血行不畅，瘀血阻络，气机不利，脂浊停积，日久可见血瘀气滞脂停，治疗以活血化瘀、行滞除脂。本案辨证为肝郁脾虚、痰瘀内伏、胁肋胀痛或刺痛可见其气滞血瘀之征，且瘀偏重，故在柴胡、枳实、白芍疏肝理气行滞，丹参、山楂活血化瘀的基础上，加红花以助化瘀之功。②在辨证基础上常用草决明、茵陈、泽泻三味药。因李老认为此三味药不仅降脂，更因此三味药通利二便，使脂质随二便排出体外，在中医古籍及现代药理研究中亦有证明。③李老还强调饮食和运动的调节，避免摄入过多的肥甘厚味，调节情绪，预防病情复发。在此辨证基础上，服用3月余，可见肝功能趋于正常，胆红素下降至正常。通过这些治疗方法，李老成功地治疗了许多脂肪肝患者，为中医肝病的研究和治疗做出了重要贡献。

五、李青诊治非酒精性脂肪性肝病医案1则

彭某，男，54岁。

初诊：2000年3月2日。

主诉：右上腹疼痛、乏力1个月。

现症见：患者右上腹胀闷，时有隐痛，四肢乏力，昏昏欲睡，胃纳不馨，恶心欲吐，尿黄，大便不爽，右上腹压痛。

诊查：ALT 13650 U，AST 1120 U，GGT 198 U，TBIL 24 μmol/L，TCHO 6.02 mmol/L，TG 2.4 mmol/L。B超检查提示脂肪肝、胆囊壁略厚。舌质淡红、边有齿痕、苔厚腻燥黄，脉弦细。

西医诊断：肥胖性脂肪肝。

中医诊断：肝癖。

辨证：肝郁脾虚，痰浊中阻证。

治法：疏肝健脾，利湿化痰导滞。

方药：加味三合一方。

处方：柴胡6 g，白芍12 g，党参12 g，炒莱菔子12 g，炒枳实10 g，炒白术10 g，陈皮10 g，半夏10 g，茯苓10 g，女贞子10 g，生山楂15 g，连翘15 g，神曲15 g，生麦芽15 g，泽泻15 g，草决明15 g，干荷叶15 g，丝瓜络15 g，夏枯草15 g，虎杖15 g，茵陈30 g，炙甘草5 g。每日1剂，水煎2次，分早晚服。

7剂后右上腹胀痛感消失，苔腻渐化，效不更方，连服21剂，患者诸症状消失，复查ALT 32 U，AST 30 U，GGT 43 U，TBIL 16 μmol/L，TCHO 4.8 mmol/L，TG 1.78 mmol/L，肝胆B超检查未见异常，体重下降4.5 kg。嘱其适当增加运动，控制脂肪、糖类进食量。随访2年，脂肪肝未发。

按语：李教授认为肥胖性脂肪肝的病理机制主要表现为痰瘀互结，导致肝经脉络闭阻。因此，治疗应该根据痰湿和瘀血的程度加以区分，以祛瘀化痰为主要治疗方法。治疗方案应该以化痰为主，同时兼顾祛瘀，或以祛瘀为

主，同时兼顾化痰，辅以理气、补益脾肾等方法。尽管中医学中没有专门针对肥胖性脂肪肝的疗法，但可以从痰浊这一病机入手进行治疗。这种病的主要原因是食用过多肥甘厚味或脾虚湿困等因素导致水谷精微不能正常输布全身，最终滞留于血脉中形成痰浊，导致脂肪肝的发生。为了治疗肥胖性脂肪肝，李教授结合现代药理研究成果，采用了四逆散、四君子汤、保和丸等名方，同时加入含有齐墩果酸的女贞子、丝瓜络、夏枯草等药物，以及草决明、生山楂、泽泻和干荷叶等降脂抑脂的药物，以达到治疗效果。

参 考 文 献

[1] 张丽霞. 非酒精性脂肪肝发病机制的研究进展 [J]. 中国城乡企业卫生，2022，37 (4)：82-85.

[2] 张声生，李军祥. 非酒精性脂肪性肝病中医诊疗专家共识意见 (2017) [J]. 中医杂志，2017，58 (19)：1706-1710.

[3] 龙治平. 龙治平疑难病验案与方论 [M]. 北京：人民卫生出版社，2009.

[4] 杨浩宇，王新苗，顾成娟，等. 茵陈、赤芍、金钱草治疗胆汁淤积及转氨酶升高经验——仝小林三味小方撷萃 [J]. 吉林中医药，2020，40 (1)：18-20.

[5] 王皓，徐慧. 徐湘江诊疗脂肪肝之经验 [J]. 江苏中医药，2021，53 (1)：21-24.

[6] 郭义然，杨小莲，李金生. 李金生运用中药治疗脂肪肝的经验 [J]. 环球中医药，2014 (201)：56-57.

[7] 李青. 中药复方治疗肥胖性脂肪肝52例 [J]. 陕西中医，2003 (9)：788-789.

第七章　酒精性肝病

　　酒精性肝病是由长期大量饮酒导致的肝脏疾病。初期通常表现为脂肪肝，进而可发展成酒精性肝炎、肝纤维化和肝硬化，是一种常见的肝脏疾病，严重酗酒时可诱发广泛肝细胞坏死，甚至引起衰竭。影响酒精性肝病的常见因素为饮酒量，当饮酒量到达一定阈值，肝损伤的风险也大大增加。其次它也与饮酒种类、方式、个人差异有关，包括年龄、性别、遗传等因素。常用的内科治疗方法包括戒酒、营养支持等对症治疗，病情严重者可考虑肝移植治疗。目前，西医在治疗酒精性肝病方面局限性较多，例如难以戒酒、缺乏特效药物等方面。而中医可以根据患者当前病情进行辨证论治，从整体上调节人体的气血津液，改善肝脏的代谢功能，减轻酒精对肝脏的损伤。

　　酒精性肝病在中医可归属于"伤酒""酒癖""酒胀""酒臌""酒疸"等范畴。总结古代医家与近现代医家的观点，本病可根据其病症特点及发病长短分为初期、中期和末期。初期，由于过量饮酒，湿热酒毒内蕴，损伤脾胃，伤及肝胆，治疗上不外乎以清热利湿、健脾益气、疏肝理气为法；中期，疾病迁延日久，正气渐虚，体内渐生痰、瘀，治疗则以理气化痰、化瘀散结为主；末期，疾病累及肾脏，肝脾肾功能失调，水湿停积于内，发为"酒臌"，治则常以祛邪扶正、活血祛瘀、行气利水等为主。根据患者所处的阶段不同，采取不同的治疗原则，从根本上去诊疗疾病。对于本病的治疗，中医药能够缓解患者的症状和不适，提高患者的生活质量。

　　现代医家对本病进行了大量的探索，酒精性肝病患者常伴有不同程度的肝功能损害，冯崇廉教授认为此乃少阳枢机不利、肝胆湿热、痰湿困脾所致，可配伍清热解毒、化痰祛湿之品。邵教授根据本病的发病特点，强调戒酒为治疗本病的第一要务，临证时以健脾运脾为要，配以专方专药，注重辨病与辨证相结合。在临床上，当四诊合参，辨证施治，中西结合，才能更好地发挥出中医药的作用。具体医案如下。

一、冯崇廉诊治酒精性肝病医案 2 则

案 1：陈某，男，43 岁。

初诊：2018 年 7 月 13 日。

主诉：右胁肋胀痛 4 个月，加重伴身目黄染 2 天。

病史：平素烟酒应酬较多，近 4 个月来右胁肋胀痛，伴腹胀、嗳气，饱食后易发作，口干口苦，且易疲劳困倦，2 日前出现身目黄染，故来院就诊。

现症见：腹形肥胖，胁肋胀痛、嗳气，疲倦乏力，口干口苦，身目黄染，胃纳睡眠一般，小便黄，大便干。舌暗红、苔黄厚腻，脉滑。

诊查：体温 36.7 ℃，脉搏 78 次/分，呼吸 20 次/分，血压 126/81 mmHg，心、肺查体未见明显异常，肝区轻压痛，双下肢无水肿，病理征（-）。生化：ALT 115 U/L，AST 92 U/L，GGT 137 U/L，TBIL 37.90 μmol/L，DBIL 19.46 μmol/L。血脂：TCHO 7.9 mmol/L，TG 3.7 mmol/L。肝炎分型正常，彩超提示中度脂肪肝、慢性胆囊炎。

西医诊断：酒精性肝炎。

中医诊断：酒癖。

辨证：肝郁脾虚，湿热瘀阻证。

治法：疏肝健脾，清热祛湿，活血通络。

方药：四君子汤加减。

处方：柴胡 12 g，枳壳 6 g，党参 15 g，茯苓 15 g，丹参 15 g，黄皮叶 15 g，田基黄 15 g，茵陈 10 g，生白术 10 g，佛手 10 g，川萆薢 10 g，素馨花 10 g，竹茹 5 g，生甘草 5 g。并嘱戒烟酒及肥甘厚腻之品。

二诊：右胁肋胀痛、口干口苦、身目黄染减轻，二便调。守方临证加减继服 3 个月后，精神好转，右胁肋胀痛、腹胀、嗳气反酸、双目黄染诸症消失，纳食增加，二便调，舌淡红、苔白微腻。复查肝功能恢复正常，血脂降至 TCHO 4.3 mmol/L，TG 2.9 mmol/L。彩超提示脂肪肝消失。

按语：本例患者因工作原因长期饮酒，日久损伤肝脾，肝气郁滞不舒，气机血行失畅，则出现胁肋部疼痛；脾胃受损，饮食水谷运化失常，则易出现腹胀、嗳气、疲劳困倦；湿邪内蕴，与热邪相搏结，熏蒸肝胆，影响胆汁正常排泄，淤积于内，则出身目黄染及小便黄。冯老将酒精性肝病分为三期：早期为单纯性脂肪肝，以肝郁脾虚为主要病机；中期以酒精性肝炎为

主，病机为肝胆湿热、气滞血瘀；晚期为肝纤维化及肝硬化，重在气虚血瘀。其中中期证候特点多与"黄疸"有关。此例中患者临床表现符合酒精性脂肪肝中期，故冯老辨其为酒癖，病机为肝郁脾虚、湿热瘀阻。治疗上冯老重视《金匮要略》中"见肝之病，知肝传脾，当先实脾"的思想，顾护脾胃正气，故本案以疏肝健脾、清热祛湿为主，辅以活血通络之法。全方以四君子汤为基础方健脾益气，配合柴胡、枳壳及清灵之品佛手、素馨花以疏泄肝胆，调理一身之气机并顾护肝阴；茵陈、黄皮叶、田基黄利湿退黄，其中茵陈和田基黄为冯老治疗 TBIL 升高和 TBA 升高的常用药对；竹茹清体内热邪，丹参活血化瘀通络。本病不仅重治疗，更重日常防护，故嘱其配合饮食及戒烟酒，以防病情反复。二诊患者诸症减轻，行之有效，效不更方。3 个月后患者诸症已消失，TBIL 已恢复至正常水平，肝功能正常。

案2：邓某，男，50 岁。

初诊：2018 年 4 月 27 日。

主诉：反复右胁疼痛 5 年，加重伴乏力 1 周。

病史：患者既往酗酒 15 年，每日 3～4 两；吸烟史 20 余年。近 5 年因右胁疼痛，肝功能异常曾多次于外院诊治，诊断为酒精性肝硬化。患者 1 周前右胁疼痛加重，经休息后不能缓解，故来院就诊。

现症见：神疲乏力，右胁隐痛，口苦口干，间有恶心呕吐，腹胀腹痛，进食及饮水后明显，胃纳差，睡眠一般，小便色黄，大便正常。舌暗红、苔黄微腻，脉弦细。

诊查：巩膜轻度黄染，慢性肝病面容，有蜘蛛痣及肝掌，腹软，剑突下压痛，肝区叩击痛（+），肝脏肋下 3 cm 可触及，双下肢可见瘀斑，扑翼样震颤未引出。血常规：RBC 3.35×10^{12}/L，HGB 105 g/L，PLT 90×10^{9}/L；肝功能：ALT 68.7 U/L，AST 153 U/L，GGT 68 U/L，TBIL 42.5 μmol/L，ALB 30.1 g/L；肝炎分型：抗 HEV-IgG（+）；CEA 7.58 ng/mL。肾功能、尿常规、大便常规、铜蓝蛋白、寄生虫七项、自身免疫肝组合未见异常。彩超：肝脏增大，肝脏实质回声增粗，考虑肝硬化声像；胆囊超声检查未见明显异常；胆总管内径正常范围；胰头部及体部超声检查未见明显异常；脾脏增大；腹腔积液声像。电子胃镜：①食管静脉曲张（轻度）；②门静脉高压性胃病；③十二指肠球炎。

西医诊断：酒精性肝硬化（失代偿期）。

中医诊断：酒疸。

辨证：脾虚血瘀证。

治法：健脾益气，活血祛瘀软坚，清热利湿。

方药：软肝汤加减。

处方：太子参 15 g，茯苓 15 g，田基黄 15 g，醋鳖甲（先煎）15 g，楮实子 15 g，柴胡 10 g，白芍 10 g，生白术 10 g，桃仁 10 g，浙贝母 10 g，丹参 10 g，白花蛇舌草 10 g，川萆薢 10 g，生牡蛎（先煎）30 g，三七 5 g，甘草 5 g。1 日 1 剂，煎服，分 2 次服用。

二诊：2018 年 5 月 23 日。患者诉右胁疼痛、腹胀不适、恶心欲呕较前明显缓解，舌红、苔黄腻，脉滑弦。守上方，去鳖甲、牡蛎，加佩兰、黄皮叶、茵陈。患者定期门诊复诊，症状好转，生活质量明显改善。

按语：本案中患者酗酒不节长达 15 年，肝脾损伤日久，正虚血瘀，属于酒精性肝病中的第三期，即肝硬化期，除肝失疏泄所致的右胁疼痛外，患者可见一系列神疲乏力、纳差、腹胀腹痛、身目黄染等脾虚失运、湿热蕴脾之象，伴有水湿停聚所致腹腔积液、苔腻等表现。患者肝功能受损，血瘀于内，故有肝掌、蜘蛛痣、下肢瘀斑等症。结合其起病原因及临床症状，冯老辨其为酒疸，证属脾虚血瘀证，治当扶正祛邪、标本兼治。针对酒精性肝病后期，冯老善用软肝汤为基础方加减，以健脾益气、活血祛瘀软坚、清热利湿为法。本方中四君子汤补益脾胃、健脾益气，其中太子参为养阴益气之品、性平，故易党参；白花蛇舌草、田基黄清热利湿，退黄而不伤阴；桃仁、丹参、三七活血化瘀，其攻逐之力不似红花等药峻猛，化瘀而不伤正；生牡蛎、浙贝母、醋鳖甲软坚散结；柴胡疏解肝郁；川萆薢、楮实子利湿化浊。且临床观察已表明软肝汤有改善患者肝功能、缩小脾脏等功效。二诊患者上述症状好转，舌脉为湿热之象，需巩固脾胃正气，针对滞留之湿热之邪进行药味加减。故去鳖甲、牡蛎以防滋腻太过，损伤脾胃，加佩兰化湿运脾，加黄皮叶、茵陈利湿退黄。本病虚实夹杂，冯老在诊疗过程中的用药体现了补中寓清，补中寓消，祛邪不伤正，扶正不影响祛邪。经定期复诊，患者症状改善。

二、龙治平诊治酒精性肝病医案 1 则

吴某，女，36 岁。

初诊：1999 年 9 月 26 日。

主诉：反复乏力，皮肤、巩膜发黄 5 个月。

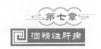

病史：5 个月前无明显诱因感乏力，未到医院检查及治疗。1 周后感肝区不适，食欲下降，皮肤、巩膜发黄，小便黄，大便正常。到乐山某医院检查，肝功能：TBIL 187 μmol/L、ALT≥2000 U/L。诊断为急性黄疸性肝炎，住院治疗 2 个月，黄疸消退，肝功能仅 ALT 80 U/L，病情好转出院。1 个月后复查肝功能 ALT 200 U/L，前往某医大肝病研究所治疗，入院诊断为自身免疫性肝炎？酒精性肝炎？。入院检查 WBC 1.6×10^9/L，各型肝炎病毒标志物均为阴性，骨髓检查示增生性贫血。经保肝、对症治疗 4 周后疗效不显。8 月 21 日发热（体温 38.3 ℃）、咽喉疼痛，伴鼻塞，对症处理后症状未缓解，予青霉素治疗 1 周，疗效仍不明显而停用。停抗生素 2 天后体温升至39.5 ℃以上，肢体出现大量红色皮疹。诊断为青霉素药物热、药物疹，使用泼尼松 10 mg 静脉滴注 1 周，改服泼尼松 20 mg，每日 3 次，2 周后减为5 mg，每日 3 次，维持 1 周后停用。停激素后再次出现皮疹、发热。肝穿刺活检后，院内会诊诊断为自身免疫性肝炎、酒精性肝炎。再次使用泼尼松和抗肝脏炎症药物治疗，仍低热不退，皮肤、巩膜轻度黄染。自动出院，遂来我院求治。近 10 年每周有 2~3 次饮酒史，每次饮酒量约 100 mL。

现症见：体倦乏力，每日下午 3—4 点发热（体温 38~38.6 ℃），持续3~4 小时可自行退热，汗多，食欲减退，口腻，小便黄，大便正常。诊查：精神较差，形体消瘦，颜面潮红，有红色皮疹，皮肤、巩膜轻度黄染，皮肤湿润。肝掌明显、无蜘蛛痣，肝上界在右锁骨中线上第 6 肋间隙，剑突下4 cm 可触及肝下界，无叩痛。左侧肋缘下可触及脾脏。舌质暗红，舌体略胖，舌苔黄白相兼、根部厚腻，脉细数，重按无力。

辅助检查：肝功能，TP 56 g/L、ALB 34 g/L、A/G 1.5、TBIL 35.3 μmol/L、DBIL 16.8 μmol/L、ALT 24 U/L、AST 144 U/L、GGT 220 U/L；ANA（-）、ds-DNA（-）。肝炎病毒血清标志物：HBsAg（-）、抗-HBs（+）、HBeAg（-）、抗-HBc（-）、抗-HBe（-）、抗-HAV（-）、抗-HCV（-）、抗-HEV（-）。血常规：WBC 1.6×10^9/L、NE% 66%、HGB 88 g/L、PLT 85×10^9/L。B 超示肝大、脾大，肝回声增强。

西医诊断：酒精性肝炎；脾功能亢进症。

中医诊断：黄疸（酒疸）。

辨证：阴虚血热，气虚血瘀证。

治法：养阴透热，益气活血。

方药：青蒿鳖甲汤加减。

处方：青蒿 10 g，鳖甲（另包、先煎）35 g，细生地黄 24 g，牡丹皮 6 g，茯苓 15 g，白茅根 30 g，夏枯草 20 g，茵陈 18 g，赤芍 12 g，广郁金 12 g，黄芪 20 g，白芍 15 g，甘草 6 g。3 剂。水煎服，每日 1 剂，分 3 次服。嘱：戒酒，递减激素直至停用。

二诊：1999 年 9 月 29 日。连续 2 天最高体温 37.5 ℃，食欲未增，潮热，自汗、盗汗，体倦乏力，尿黄，大便黄软、日 1 次，口腻，舌质暗红、有齿痕、苔薄白腻，脉细数无力。方药已对证，效不更方，继用上方 3 剂。

三诊：1999 年 10 月 2 日。经前方治疗，病情明显好转，患者体温恢复正常，仍感体倦乏力，盗汗，口微腻，小便略黄，舌质暗红、苔薄白腻，脉细数无力。治疗以活血养阴、健脾利湿为主，上方去生地黄，加炒白术 18 g，蒲公英 24 g，鸡血藤 15 g，6 剂。

四诊：1999 年 10 月 8 日。复查肝功能：TP 62 g/L、ALB 34 g/L、A/G 1.2、TBIL 30.1 μmol/L、DBIL 18 μmol/L、ALT 36 U/L、AST 140 U/L、GGT 193 U/L；血常规：WBC 1.8×10^9/L、NE% 67%、HGB 110 g/L、PLT 75×10^9/L。患者体温正常，饮食略增，自汗、盗汗减少，无明显潮热，面部红疹渐退，肝区不适，疲乏无力，口干欲饮，小便淡黄，大便黄软、日 1 次，白带量多色黄，舌质暗红，苔薄白、根部薄腻，脉细数。辨证为气阴两虚、血热夹瘀，治宜益气养阴，佐以活血清热，予自拟芪芍知柏汤化裁。处方：黄芪 30 g，赤芍 12 g，知母 10 g，炒黄柏 6 g，大生地黄 18 g，北五味子 10 g，茯苓 15 g，炒白术 20 g，鸡血藤 18 g，鳖甲（另包、先煎）35 g，丹参 20 g，茵陈 18 g，蒲公英 30 g，薏苡仁 15 g，甘草 3 g。此方随证加减治疗 2 月余。

五诊：1999 年 12 月 24 日。复查肝功能：TP 65 g/L、ALB 40 g/L、A/G 1.6、TBIL 12.7 μmol/L、DBIL 5 μmol/L、ALT 18 U/L、AST 56 U/L、GGT 72 U/L；血常规：WBC 3.9×10^9/L、NE% 0.60%、HGB 120 g/L、PLT 110×10^9/L；B 超：肝脏形态大小正常、实质颗粒增粗、脾稍大、门静脉内径 1.2 cm。患者精神、饮食尚可，自汗、盗汗已除，肝区不适消失，面部无红疹，皮肤、巩膜黄染消退，二便正常，舌质红、苔薄白，脉弦。病已基本痊愈，以益气活血、软坚散结，佐以养阴清热善后，投自拟益气软坚汤加减。处方：广郁金 12 g，赤芍 12 g，鳖甲（另包、先煎）35 g，茵陈 20 g，黄芩 18 g，丹参 35 g，水牛角（另包、先煎）24 g，女贞子 18 g，麦冬 15 g，夏枯草 20 g，猪苓 12 g，茯苓 15 g，黄芪 38 g，甘草 6 g。此方连服

3个月。随访3年未复发。

按语：此案发病以乏力、黄疸为主症，长期饮酒史10年，2周内有大量饮酒史，折合酒精量>80 g/L，且存在肝病，肝功能白蛋白水平低，胆红素和转氨酶升高，以AST、GGT尤为显著，经肝穿刺活检后诊断为酒精性肝炎，而自身免疫性肝炎的诊断依据相对不足，故最终诊断为酒精性肝炎。

龙老在辨治过程中，注重肝"体阴用阳"的生理特点，即肝的生理活动的物质基础是肝阴和肝血，而生理功能的具体表现为肝阳和肝气。正常情况下，肝体和肝用相互协调，共同完成肝的生理功能，在病理上"肝阴易损易虚，肝阳易动易亢"。患者长期饮酒，内蕴酒毒，伴湿热之邪，湿热酒毒久羁，伤其阴血，阴损及阳，故见形体消瘦、体倦乏力、汗多、食欲减退、口腻、小便黄，且关幼波认为："有黄是湿热入血分，瘀阻血脉，蕴毒生痰，瘀阻血络，熏蒸肌肤而发黄疸，在治疗上清利宜重，偏治于血；无黄是湿热入气分，胆汁尚能循常道而泄利，故不出现黄疸，在治疗上清利宜轻，偏治于轻。"故本案湿热入血分而见午后潮热，且阴虚血热，阴损及阳，气虚血瘀，瘀阻血脉而肝脾大，熏蒸肌肤而发黄，其舌质暗红，舌体略胖，舌苔黄白相兼、根部厚腻，脉细数，重按无力，可见其阴虚血热、气虚血瘀之征。投青蒿鳖甲汤加减以养阴透热，黄芪益气养血，芍药甘草汤养肝血，郁金、赤芍疏肝解郁、活血化瘀止痛，茵陈利湿退黄，夏枯草清肝热，白茅根清热利尿、凉血止血，龙老认为白茅根在酒精性肝炎的方剂配伍中应重用，用量常在30~38 g。本方加减在肝胆疾病中的运用十分罕见，然证从机变，方随法立，今有其证，便用其方，此方证相对之谓矣。

当热退汗减，患者症状好转，辅助检查均见明显改善，但气阴未复，瘀血犹存，故投自拟芪芍知柏汤化裁，以益气养阴为主，佐活血清热善后，2个月后肝功能、血常规、B超基本正常，临床症状消失，病已基本痊愈。但因本病病程日久，病情复杂，正气大伤，不可掉以轻心，虑其反复，改投自拟益气软坚汤以益气活血、软坚散结，佐以养阴清热，服用3个月巩固疗效。

三、邵铭诊治酒精性肝病医案1则

患者，男，50岁。

主诉：腹胀、乏力半个月。

现病史：既往饮酒史20年，日约白酒300 g，近半个月来自觉腹胀、乏力明显。

现症见：腹胀，乏力，纳食欠佳，夜寐可，小便量少，大便成形，舌质淡偏暗、苔白腻，脉弦细。

诊查：见面色晦暗，皮肤、巩膜轻度黄染，腹部膨隆，肝区叩击痛（±），移动性浊音（+）。腹部 B 超：肝硬化，胆囊壁毛糙，脾大，腹腔积液。肝功能：AST/ALT 167/68 U/L，TBIL/DBIL 43.5/23.4 μmol/L，GGT 520 U/L。

西医诊断：酒精性肝病。

中医诊断：酒臌。

辨证：脾虚水停，兼有瘀血阻滞。

治法：健脾化湿利水，兼以活血。

处方：当归 12 g，杭白芍 30 g，炒党参 12 g，云茯苓 12 g，陈皮 6 g，虎杖 12 g，三棱 12 g，炙鳖甲 12 g，桑白皮 12 g，泽泻 12 g，马鞭草 12 g，地龙 6 g，枳椇子 12 g，山楂 12 g。14 剂，每日 1 剂，早晚温服。

连服 14 剂后，自觉乏力较前缓解，食后时有腹胀，小便量增加，舌苔白腻，脉弦，复查肝功能：AST/ALT 82/48 U/L，TBIL/DBIL 33.5/13.4 μmol/L，GGT 320 U/L；原方中加厚朴 6 g，砂仁（后下）3 g，炒薏苡仁 30 g，继服14 剂后，诸症渐消，腹腔积液明显减少。

按语：本案患者饮酒史长达 20 年，一直过度饮酒，导致脾胃受损，脾的运化功能失调。湿邪因此停聚并形成痰浊，容易阻滞气机，气滞则血行不畅，日久成血瘀，气、血、痰相互搏结成痞块，形成积聚，迁延日久，肝脾累及到肾，肾气不足开阖失司，三焦通调水道功能失常，水湿内停，气、血、水互结而成鼓胀。本病多属于虚实夹杂，本虚标实，久病入络，脉络瘀阻，治疗时要针对脾虚为本和气滞、血瘀及水停作为标实的主要原因，首先调理气血和肝脾同治，同时注重活血利水，辅以化浊解毒和化痰软坚的药物。因湿邪聚于中焦，影响了脾胃运化功能，土壅木郁，从而肝的疏泄功能受损，胆汁外溢于肌表，故本案患者症见纳食欠佳，面色晦暗，皮肤、巩膜黄染，腹部膨隆等，中医辨证为脾虚水停，兼有瘀血阻滞。治疗上应标本同治，以健脾化湿利水为主，同时辅以活血化瘀。方中党参、茯苓、陈皮健脾行气以治其本，桑白皮、泽泻、马鞭草、地龙等利水以治其标，并配合三棱、当归、炙鳖甲等活血化瘀药，根据现代药理研究表明泽泻的醇提物、水提物均有良好的降血脂作用，同时对肝细胞也具有保护作用，全方共奏健脾利水、活血化瘀之功，症状好转后加厚朴、砂仁、薏苡仁加强健脾行气的功效，以顾护脾胃。

参 考 文 献

［1］中华医学会肝病学分会脂肪肝和酒精性肝病学组，中国医师协会脂肪性肝病专家委员会．酒精性肝病防治指南（2018 年更新版）［J］．临床肝胆病杂志，2018，34（5）：939－946.

［2］聂钊源，冯崇廉，刘佳，等．冯崇廉教授治疗酒精性肝病经验总结［J］．中西医结合肝病杂志，2020，30（6）：555－558.

［3］龙治平．龙治平疑难病验案与方论［M］．北京：人民卫生出版社，2009.

［4］卢殿强，邵铭．邵铭教授从脾论治酒精性肝病［J］．世界中西医结合杂志，2013，8（11）：1160－1161.

第八章　药物性肝损伤

药物性肝损伤是指由各类处方或非处方的化学药物、生物制剂、传统中药、天然药、保健品、膳食补充剂及其代谢产物乃至辅料等诱发的肝损伤，是一种常见的药物不良反应，容易引起肝衰竭，严重者甚至可以导致死亡。影响药物性肝损伤的危险因素包括遗传因素（如年龄、性别、妊娠、基础疾病）和非遗传因素（如药物因素和环境因素）。当前临床治疗方法包括停药、药物治疗、肝移植等治疗措施。近年来随着研究的深入，人们发现合理使用中医药能够起到保肝护肝、促进肝细胞再生、改善肝脏循环、解毒之效，在治疗和预防药物性肝损伤有着独特优势。

药物性肝损伤可根据其临床症状将其归为"黄疸""胁痛""积聚"等范畴，其中重症药物性肝损伤常引发黄疸。部分医家提出"药疸"的概念，认为致病因素主要为药物毒，应以扶正祛邪为主要治疗原则。也有医家认为本病病位在肝，与脾、胆、胃密切相关，日久可累及肾。其发病早期以肝郁脾虚、湿热内蕴、瘀毒内结等实证为主，中后期邪实伤及人体正气，以阴阳两虚、气血不足等虚证为主，针对病因，治疗上常肝脾同调，以疏肝健脾、解毒利湿、行气活血为其主要治法。在实际临床中，需根据患者具体情况对患者的病因病机做到明确把握，中西医相结合，将治疗效果以数据化的形式呈现，检查肝功能是否恢复到正常指标。同时在治疗上需要注意药物的用量，不宜滥用过大处方加重肝脏的负担。在此原则下医生能够更好地遣方用药，发挥中医药在治疗药物性肝损伤方面的优势。

在药物性肝损伤病变的不同阶段，根据患者感受的病邪轻重或体质差异，可有不同的证候类型表现，故在临证治疗时，应病证结合、基本治法与辨证论治结合，灵活运用。杨震教授依据本病病因，认为本病病性为本虚标实，体虚为本，药毒伤肝为标，其病理因素为虚、毒、热、瘀；路志正教授诊治药物性肝损伤明辨病性之阴阳寒热，治以小柴胡汤合茵陈术附汤加减，和解少阳，温化寒湿，使难治性阴黄得以转危为安。具体医案如下。

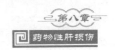
一、杨震诊治药物性肝损伤医案 1 则

季某，女，58 岁。

初诊：2013 年 9 月 10 日。

主诉：身、目、尿黄 1 周。

病史：患者 1 周前曾长时间在农田喷洒农药作业，其间未采取有效防护措施。后突感胃脘堵闷、恶心、尿黄，伴乏困，2 天后迅速出现全身黄染，于当地医院检查肝功能：TBIL 328 μmol/L，DBIL 185.6 μmol/L，IBIL 142.5 μmol/L，ALT 1266 U/L，AST 1769 U/L，ALP 322 U/L，GGT 122 U/L，A/G = 38/32 = 1.2；抗 – HBs（＋）；上腹部 CT 示脂肪肝，胆囊炎。为进一步明确诊断及治疗，遂收住入院。

病史：入院后，询问得知患者半年前因右膝关节疼痛，曾口服"藏药"及"自制药酒"（成分不详）4 个月，停药 2 个月。否认其他药物、毒物接触史。

现症见：身黄、目黄，小便浓茶色。纳食差，乏困，胃脘胀闷，恶心，周身燥热，无胁痛、瘙痒，无发热，无鼻衄、齿衄等。夜休可，大便每日 1 次、颜色正常、偏干。

诊查：全身皮肤、双侧巩膜明显黄染，未见肝掌及蜘蛛痣。腹部平软，全腹无压痛及反跳痛，肝、脾肋下未及，肝区叩击痛（＋），移动性浊音（－）。入院检查：血常规：WBC 7.88 × 10^9/L，RBC 5.01 × 10^{12}/L，HGB 105 g/L，PLT 399 × 10^9/L，NE% 71.40%。肝功能：TBIL 604.1 μmol/L，DBIL 322.9 μmol/L，ALB 35.1 g/L，GLO 22.0 g/L，A/G 1.60，ALT 756 U/L，AST 1090 U/L，CHE 3778 U/L，GGT 60 U/L，TBA 94.6 μmol/L。血脂：TG 2.14 mmol/L。凝血：APTT 31.50 s，TT 22.40 s，INR 1.60，PT 18.90 s，PTA 51%。AFP 84.45 ng/mL，SF 586.72 ng/mL。抗 – HCV 定量 0.05 S/CO。乙肝六项：表面抗体（＋）。空腹肾功能、电解质无异常。舌质红、苔黄腻，脉弦数、两关大稍滑。

西医诊断：急性中毒性黄疸型肝炎、脂肪肝、胆囊炎。

中医诊断：黄疸。

辨证：湿热蕴结证。

治法：清热利湿，利胆退黄。

方药：蒿芩清胆汤合茵陈蒿汤加减。

处方：青蒿 30 g，酒黄芩 12 g，姜半夏 10 g，茯苓 15 g，陈皮 10 g，枳实 10 g，竹茹 15 g，郁金 15 g，鸡内金 15 g，金钱草 30 g，白茅根 30 g，生大黄 15 g，茵陈 30 g，焦栀子 15 g。水煎至 400 mL，分多次、少量频服，每日 1.5 剂。

患者急性起病，近期有农药接触史，高度怀疑急性中毒性肝炎。患者病情较重，嘱清淡、营养饮食，严格卧床休息，并制定系统的中西医结合治疗方案。西医给予保肝、降酶、预防感染、营养支持治疗，静脉滴注还原型谷胱甘肽、异甘草酸镁注射液等以保肝，静脉滴注头孢哌酮钠舒巴坦钠预防感染以减轻肝脏炎症，间断输注血浆以改善肝功能。

服上方 3 剂后，患者胃脘胀闷、恶心缓解，纳食增加，但仍身、目、尿黄，周身燥热，心烦不安，大便通畅。舌质红、苔黄腻，脉弦数、两关大稍滑。为求进一步明确中医治疗方案，遂请杨老会诊。

杨老指出仍用上方，将青蒿、金钱草各加量至 50 g；加地锦草 30 g，虎杖 20 g 以清热解毒利湿；加水牛角（先煎）30 g，茜草 20 g，大青叶 15 g，板蓝根 30 g，赤芍 20 g 以凉血散瘀解毒。嘱患者保持二便通畅，使湿热毒邪有出路。水煎 400 mL，分多次、少量频服，每日 1.5 剂。

上方加减共服用 15 剂，患者症状逐渐减轻，黄疸已明显减退，周身燥热、心烦不安消失，改用每日 1 剂，每日服 3 次。续服 14 剂后，面色晦滞，轻度黄染。诉晨起口苦，胃脘稍不适，纳食可，小便淡黄。舌红、苔白厚腻，脉沉弦、两关大。复查肝功能：TBIL 74.8 μmol/L，DBIL 35.9 μmol/L，IBIL 38.9 μmol/L，GGT 63 U/L，A/G = 38.1/22.4 = 1.7。腹部 B 超：肝、胆、胰、脾、双肾未见明显异常。患者病情好转，黄疸减退，为求疾病彻底恢复，再次请杨老会诊。

杨老第二次会诊时指出：目前热迫营血之象消退，湿热征象减轻，病情由急性期转为恢复期。此时为肝胆湿热夹瘀，湿热、毒邪尚未彻底去除，瘀血征象显现。治疗则随病势递减，由苦寒清热转为以化湿通利为主，选用桃红化浊汤加减。具体用药：炒桃仁 10 g，茜草 15 g，虎杖 15 g，金钱草 30 g，郁金 15 g，赤芍 15 g，红花 6 g，佩兰 15 g，广藿香 10 g，茵陈 15 g，板蓝根 15 g，鸡内金 15 g，醋鳖甲（先煎）15 g，白茅根 10 g，青皮 10 g，茯苓 15 g，炒薏苡仁 15 g。水煎至 400 mL，早晚分服，每日 1 剂。

服上方 5 剂后，患者症状基本消失。再查肝功能：TBIL 55.9 μmol/L，DBIL 24.9 μmol/L，IB 31.0 μmol/L，ALT 12 U/L，AST 24 U/L，GGT

50 U/L，A/G = 38.2/22.5 = 1.7。出院时，以上方加丹参 15 g，带药 15 剂。随访 2 个月，症状完全消失，肝功能恢复正常。

按语：本案患者在喷洒农药时，意外吸入大量有害物质，导致出现全身黄染，曾服"藏药"。检查肝功能发现 TBIL 升高，结合患者病史可诊断为急性中毒性黄疸型肝炎。中医诊断为黄疸，主要致病之邪为湿邪，湿邪易壅遏脾胃，阻塞肝胆，致使肝失疏泄，胆汁外溢而发生身目皆黄；同时，湿热熏蒸、湿邪困于三焦则出现周身燥热、纳差、小便如浓茶色。治疗以清热利湿、利胆退黄为法，以蒿芩清胆汤合茵陈蒿汤加减清泄少阳之热，使湿热之邪外达。方中的青蒿能清透少阳邪热，且芳香化湿辟秽；黄芩则清泄胆热、燥湿既透邪外出又清湿热，为君药。茵陈蒿汤为治阳明湿热相火之黄疸要方，苦寒直折，方中茵陈清利湿热，通过现代药理机制研究得知茵陈可以增强胆囊收缩及增加胆红素和胆汁酸的排出，从而起到利胆作用。杨老查看患者后，在上方的基础上加用虎杖、茜草、赤芍等药物，虎杖清热解毒利湿，茜草祛瘀凉血，赤芍则有改善肝脏微循环和促进肝细胞恢复和再生的作用。疾病后期，湿热夹瘀，黄疸难以完全消退，改用桃红化浊汤，此方为杨老治疗肝胆湿热瘀阻型肝病的经验方，具有芳香化浊、疏肝健脾之功效。方用藿香、香薷芳香化痰；茯苓、薏苡仁健脾化湿；白茅根、茵陈清热利湿；桃仁、红花辛散瘀结，并可引药入血分，而清血中之痰热。

二、龙治平诊治药物性肝炎医案 1 则

王某，女，82 岁。

初诊：2002 年 7 月 5 日。

主诉：皮肤、巩膜黄染，小便黄 2 个月。

病史：于 2002 年 5 月 12 日到某武警医院住院治疗，入院检查肝炎病毒标志物：HBsAg、HBeAg、抗－HAV、抗－HCV、抗－HDV、抗－HEV 均（－），肝功能损害，B 超、CT 未发现异常。诊断为药物性肝炎。经能量合剂、甘草酸二铵、茵栀黄及丹参注射液输液治疗 1 周，病情无好转。经某医院会诊，仍诊断为药物性肝炎，建议按原方案治疗。数天后病情逐渐加重，全身皮肤、巩膜黄染加深，皮肤奇痒难忍。2002 年 5 月 28 日转某医大附院肝胆外科住院治疗，入院时血常规：WBC 10.86 × 10^9/L、NE% 89%、嗜酸性粒细胞百分比 5%、RBC 3.68 × 10^{12}/L、HGB 107 g/L、PLT 174 × 10^9/L、PT 12 s、APTT 35 s；甲肝、乙肝、丙肝、丁肝、戊肝病毒标志物均为阴性；

B 超：肝胆胰脾双肾未见异常；肝功能：TBIL 317.1 μmol/L、DBIL 260.7 μmol/L、TP 63 g/L、ALB 28 g/L、A/G 0.8、ALT 13 U/L、AST 17 U/L。诊断：急性黄疸性肝炎（原因待查）。经抗感染、退黄、保肝等治疗，病情稍缓解，6 月 6 日行胰胆管造影术：胆管有结石、无阻塞。即转入消化内科治疗。6 月 8 日予复方氨基酸注射液 250 mL、还原型谷胱甘肽 1.2 g、九维他静脉滴注。治疗 10 天后复查肝功能：TBIL 130.2 μmol/L、DBIL 115.4 μmol/L、TP 62.7 g/L、ALB 34.9 g/L、A/G 1.26、ALT 135 U/L、AST 111 U/L。病情有所好转，出院后回当地继续治疗。2002 年 6 月 18 日再次到某武警医院住院，治疗 2 周后，病情未见明显好转，前来就诊。否认肝炎等病史，无手术、输血史。患病前服用过多种药物，其中麝香保心丸、地奥心血康等均服用 2 个月以上。

现症见：全身皮肤黏膜及巩膜中度黄染，小便黄如浓茶，大便不畅，身软乏力，精神差，纳呆，舌质红、苔黄腻，脉弦滑。

西医诊断：药物性肝炎；胆管结石伴感染。

中医诊断：黄疸。

辨证：肝胆湿热证。

治法：保肝降酶，清热解毒。

方药：自拟解毒保肝汤加减。

处方：金钱草 30 g，薏苡仁 15 g，茵陈 20 g，黄芩 12 g，连翘 12 g，蒲公英 30 g，夏枯草 18 g，白茅根 30 g，猪苓 12 g，炒白术 20 g，茯苓 15 g，垂盆草 24 g，甘草 3 g。7 剂。水煎，每日 1 剂，分 3 次服。嘱停用其他药物。

二诊：2002 年 7 月 12 日。精神好转，身软、乏力已除，小便黄如浓茶，食欲略增，皮肤、巩膜中度黄染，大便不畅，舌质红，苔黄腻，脉弦滑。方药已对证，续上方去夏枯草、白茅根，加制大黄 6 g，7 剂。

三诊：2002 年 7 月 19 日。症状明显缓解，精神食欲可，皮肤、巩膜黄染渐退，小便黄，大便干燥，睡眠差，舌质红、苔薄黄腻，脉弦滑。续上方14 剂。

四诊：2002 年 8 月 3 日。复查肝功能：TBIL 57.5 μmol/L、DBIL 31.4 μmol/L、TP 65 g/L、ALB 36.4 g/L、A/G 1.27、ALT 64 U/L、AST 31 U/L、GGT 181 U/L。精神较好，饮食睡眠正常，小便黄，大便每日 1 次、易排解，舌质淡红、苔薄黄，脉弦细。继续治以清肝利胆，保肝降

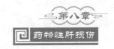

酶，续上方去制大黄，加麦冬 18 g，先后共服 45 剂，2 日 1 剂。2002 年 11 月 6 日复查肝功能正常，临床治愈，随访 3 年未复发。

按语：对于肝病方面的治疗，龙老认为不外乎三大原则：①扶正，治以健脾胃、调气血、补肝肾；②祛邪，治以祛邪解毒，清热利湿；③扶正祛邪并用。其中扶正祛邪并用包含三大辨证要点：①清热解毒与保肝降酶；②疏肝解郁与活血化瘀；③疏肝健脾与清热解毒。医者认为此例患者年龄较高，体质差，正气本虚，邪气易侵犯人体。加之患者患胆管结石，长期服用含甾体总皂苷药物，药毒堆积而造成肝脏损伤，胆汁淤积于内，外溢于皮肤、巩膜，下传至小便，发为黄疸，日久不愈则形成正虚邪恋之象。故龙老使用扶正祛邪之法贯穿始终，予自拟解毒保肝汤加减，以获清热解毒、保肝降酶之效。本方中垂盆草、蒲公英、白术、黄芩、连翘保肝降酶；《金匮要略》曰"诸病黄家，当利其小便"，故用白术、薏苡仁、猪苓、茯苓、白茅根健脾利水渗湿，引湿热之邪从小便而出；金钱草、大黄、茵陈、夏枯草、黄芩、甘草清肝利胆退黄，通腑祛瘀。前后分消，退黄之力强的同时健脾保肝以扶正。其中茵陈、黄芩、连翘在龙老治疗病毒性肝炎时无一疏漏，为常用药。二诊患者黄染程度减轻，但仍有大便不畅之状，故加重大黄剂量，荡涤肠胃，使湿热从大便而出。三诊邪渐退，正气渐复，效不更方。四诊患者病势平缓，大便正常，无须大黄行泻下之效，故去大黄，加麦冬养阴益胃，顾护正气，最终疾病痊愈。

三、王文友诊治药物性肝炎医案 1 则

王某，女，42 岁。

初诊：2011 年 6 月 10 日。

主诉：目黄、身黄、纳差 1 周。

现病史：患者因皮肤病，服用多种口服药（具体不详）6 个月，近 1 周出现目黄、身黄、小便黄、纳差、恶心，于外院住院治疗。查肝功能异常：ALT 298 U/L，AST 150.3 U/L，GGT 350 U/L，ALP 220.5 U/L，TBIL 202.2 μmol/L，DBIL 185.3 μmol/L；乙肝六项（－），抗－HCV（－），自身抗体（－），外院诊为药物性肝炎。停服所有皮肤科用药，给予保肝药物静脉滴注治疗。治疗 1 周症状无明显缓解，复查肝功能及胆红素均未见明显下降。

现症见：患者仍身目黄染，黄色鲜明，厌食油腻，口苦，皮肤时痒，倦

怠乏力，大便色黄、质溏，小便黄。舌质红、舌苔黄腻，脉弦滑稍数。

西医诊断：药物性肝炎。

中医诊断：黄疸（阳黄）。

辨证：湿重于热证。

治法：健脾利湿，清热利胆。

处方：茵陈30 g，茯苓15 g，泽泻15 g，白术10 g，法半夏10 g，竹茹10 g，藿香10 g，赤芍15 g，砂仁6 g，鸡内金15 g，郁金10 g，金钱草30 g，泽兰30 g，炙甘草6 g，土茯苓30 g，丹参20 g。14 剂，水煎服，日 1 剂。

二诊：身目黄已减，恶心好转，时有腹胀，舌质红、舌苔薄黄，脉弦滑。复查 TBIL 135.5 μmol/L，DBIL 92.08 μmol/L。原方去土茯苓，加枳壳10 g。继服 4 周。

三诊：黄疸明显消退，食欲好，已无恶心厌油，小便色转浅，大便如常。复查肝功能：TBIL 52.1 μmol/L，DBIL 40.7 μmol/L，ALT 28.5 U/L，AST 35.1 U/L，GGT 154.6 U/L，ALP 112.5 U/L。上方去竹茹、藿香，继服 4 周，复查肝功能正常。

按语：本患者自行服用多种皮肤科药物，1 周后出现目黄、身黄、小便黄，查肝功能 ALT、AST、ALP、TBIL 等指标升高，可以考虑为药物性肝炎（胆汁淤积型）。《素问·刺法论》曰"正气存内，邪不可干"，正气亏虚，气血阴阳失和于内，外感"药毒"之邪是药物性肝损伤的致病之因。胆汁淤积于胆道，久而化热，再加上药物对脾有损害，脾失健运，湿邪内蕴，与热相结合，从而形成湿热内蕴证，使患者表现为"阳黄"，且根据厌食油腻、大便色黄质溏及舌脉可知为湿重于热，脾失运化则出现倦怠乏力，湿热下注膀胱而小便黄，治疗上以健脾利湿、清热利胆为主，方药为茵陈四苓汤加减，方中的茵陈苦泄下降，善于清利湿热而退黄疸，为退黄之要药；茯苓、泽泻可利水渗湿，如《金匮要略·黄疸病脉证并治》中提到的"诸病黄家，但利其小便"，利小便即是通过淡渗利湿，以达到退黄的目的；赤芍和丹参可凉血活血，正如关幼波老师提出"治黄先治血，血行黄易却"，同时根据现代药理研究，赤芍具有保肝护肝的作用，丹参能保护肝细胞、改善肝功能指标；藿香、砂仁化湿醒脾；郁金含有姜黄素和挥发油，可促进胆汁分泌和排泄，郁金挥发油有保肝作用，最后甘草调和诸药，全方共奏利湿清热、活血退黄之功效。

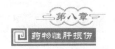

四、路志正诊治药物性肝损伤医案 1 则

程某，男，58 岁。

初诊：2004 年 4 月 8 日。

主诉：身目发黄 2 月余。

病史：既往有慢性白血病病史，在某医院诊断为药物性肝损伤，住院治疗 2 个月，静脉滴注茵栀黄注射液、清开灵注射液等药，口服茵陈蒿汤、甘露消毒丹等清热利湿之品，病情未愈却进行性加重，黄疸加深，肝损害加重，病至垂危，遂邀请路老会诊。

现症见：面黄晦滞虚浮，周身皮肤黄如烟熏，神志昏蒙，疲乏无力，眩晕呕恶，口苦咽干，渴不多饮，脘腹胀痛，纳谷欠馨，大便稀溏、每日 7～8 次，小便频数量少，下肢水肿，四末不温，舌质淡红、苔灰白腻、见水滑之象，脉沉细数。

西医诊断：药物性肝损伤。

中医诊断：黄疸。

辨证：脾肾阳虚，寒湿郁温少阳。

治法：和解少阳，温化寒湿。

主方：小柴胡汤合茵陈术附汤加减。

处方：柴胡 12 g，黄芩 10 g，半夏 10 g，人参 15 g，茵陈 20 g，白术 15 g，干姜 12 g，制附子（先煎）10 g，茯苓 20 g，藿香（后下）10 g。7 剂，每日 1 剂，水煎服。

二诊：2004 年 4 月 16 日。患者药后神志渐清，精神稍好转，纳食稍进，呕恶已减，既中病机，仍宗前法，处方在原方的基础上，茵陈减为 15 g，加生薏苡仁 30 g，丹参 15 g，郁金 15 g，再取 14 剂，继续服用。药后黄疸明显减轻，诸症均明显好转，TBIL 由 100 μmol/L 减为 40 μmol/L，上方略做变化，又进 50 余剂，诸症消失，肝功能恢复正常。

按语：本例患者因患有慢性白血病，免疫力低下，人体正气本虚。长期服药导致脏腑不耐药毒侵袭，损伤肝脏，肝脏功能失调。住院期间虽使用了许多清热利湿之品，却忽略了患者本身是热重还是寒重。不明确辨证的情况下盲目使用清利之品反而加重了肝脏负担，损伤脾胃之阳气，进而影响脾胃运化水湿的功能，故黄疸加深，肝损害加重。路老根据该患者皮肤黄如烟熏，大便稀溏，小便频数，下肢水肿，四肢不温，舌脉之象，可联系到

《医学心悟》卷二中的"阴黄之症，身冷，脉沉细，乃太阴经中寒湿，身如熏黄，不若阳黄之明如橘子色也……小便自利，茵陈术附汤主之"，再结合《金匮要略·黄疸病脉证并治》中说的"诸黄，腹痛而呕者，宜柴胡汤"，本病辨证为脾肾阳虚、寒湿郁遏少阳、胆汁疏泄失常之阴黄证，以和解少阳、温化寒湿为治疗大法，方用小柴胡汤合茵陈术附汤。茵陈术附汤以温化寒湿、健脾和胃为主要功效，小柴胡汤和解表里、疏肝理气，两方合用，共奏利湿退黄、疏肝理气健脾、保肝护肝之效。二诊患者神志渐清，纳可，情况已转危为安，故减少茵陈之量，加生薏苡仁、丹参、郁金健脾胃、运水湿兼活血化瘀。患者病情日渐好转直至消失，TBIL 降至正常水平，肝功能指标正常。

五、赵国仁诊治药物性肝损害医案 1 则

丁某，45 岁。

初诊：2005 年 10 月 17 日。

主诉：身目黄染 4 月余。

病史：半年前右外侧踝关节下部出现一软性肿块（腱鞘囊肿），民间草医予金毛狮子（黄药脂）治疗，连续服用 1 个月后，自觉腹胀，呕恶，仍坚持服药。40 天后，面目深黄，尿黄，自觉乏力。遂去医院做肝功能检查：TBIL 214 μmol/L，DBIL 101 μmol/L，IBIL 113 μmol/L，ALT 713 U/L，AST 714 U/L，TP 74.3 g/L，ALB 38.9 g/L，GLO 35.4 g/L；乙肝三系（−）；AFP 9 μg/L。现患者前来我处就诊。

现症见：其面目深黄如橘子色，尿黄如栀汁，脘腹胀满，呕恶，大便不畅。舌苔黄腻，脉弦滑数。

肝功能检查：TBIL 214 μmol/L，DBIL 101 μmol/L，IBIL 113 μmol/L，ALT 713 U/L，AST 714 U/L，TP 74.3 g/L，ALB 38.9 g/L，GLO 35.4 g/L；乙肝三系（−）；AFP 9 μg/L。

西医诊断：药物性肝损伤。

中医诊断：阳黄。

辨证：湿重于热证。

治法：清热化湿。

方药：茵陈蒿汤加用大剂量香茶菜根。

处方：茵陈 30 g，焦山栀 10 g，生大黄 10 g，茯苓 15 g，泽泻 10 g，生

白术 10 g，猪苓 10 g，香茶菜根 45 g，生甘草 5 g。同时日服葛根粉糊 1 碗。

药后 3 小时左右，少腹鸣响，旁人皆可闻及，随后临厕，得便甚畅。如是半月，症情大减，又半月，已无所苦。复查肝功能：TBIL 28.6 μmol/L，DBIL 8.5 μmol/L，IBIL 19.1 μmol/L，余皆正常。原法出入，再服半月，体健如常矣。

按语：服黄药脂而使肝脏受损早有报道，草医不知，量大时久，导致出现黄疸等肝损害。但因患者素体强壮，发现尚早，故药之尚无大碍。患者服用黄药脂日久伤及脾胃，蕴湿生热，又因嗜酒，素体湿热内伏，内夹酒毒，湿热蕴结，肝失疏泄，胆汁不循常道，溢于肌表而发黄，见身黄、小便黄；脾失健运，脘腹胀满，呕恶，大便不畅；舌苔黄腻、脉弦滑数可见湿热之征。故治以清热化湿，解除药毒。投以茵陈蒿汤清热祛湿，利胆退黄，赵老善于总结前人治病经验及民间效验方，对于乙肝、肝硬化等病，常在辨证基础上运用大剂量白英、香茶菜根、茜草根清热解毒、活血祛瘀。本案内夹酒毒，又患湿热，予以大剂量香茶菜根清热解毒；加之葛根"起阴气，解诸毒"（《神农本草经》），葛根粉糊解黄药脂毒及酒毒；又因湿热为患，脾失健运，且赵老重视脾胃，故予以四君子汤及猪苓健脾利水渗湿，既可健运脾胃、防大剂量寒冷药物伤及脾胃过甚，又可促进消除湿邪。本方甚为对症，服药 1 个月后转氨酶恢复正常，胆红素大幅下降，此药后速得显效，亦为大幸。

参 考 文 献

[1] 于乐成，茅益民，陈成伟．药物性肝损伤诊治指南［J］．实用肝脏病杂志，2017，20（2）：257 - 274．

[2] 张梦杰，杨伟丽，王茜，等．中医药治疗药物性肝损伤的用药规律分析［J］．中医药临床杂志，2023，35（3）：503 - 509．

[3] 郝建梅，王少波．杨震临床带教录［M］．北京：中国中医药出版社，2022．

[4] 龙治平．龙治平疑难病验案与方论［M］．北京：人民卫生出版社，2009．

[5] 王文友．王文友行医 60 年临床经验集［M］．北京：中国中医药出版社，2017．

[6] 许彦来，谢文英．肝胆病名医验案解析［M］．北京：中国科学技术出版社，2018．

[7] 赵国仁．中医临床验案四百例传心录［M］．北京：人民卫生出版社，2012．

第九章　妊娠期急性脂肪肝

妊娠期急性脂肪肝（acute fatty liver of pregnancy，AFLP），是一种以脂肪浸润、肝衰竭为主要特征的罕见但病情危急的产科疾病，发病率介于1/20 000～1/7000，母儿病死率曾一度达到75%～85%。AFLP起病急骤，病情凶险，常伴多脏器损害，易迅速出现肝性脑病、弥散性血管内凝血、肾衰竭。通常发生于妊娠晚期，以妊娠35周左右的初产妇居多。其发病原因尚不明确，临床症状表现复杂，缺乏特异性治疗方法。早诊断、及时终止妊娠、抗感染、人工肝、肝移植及对症支持治疗是改善母婴不良结局的有效方法。而随着国内临床研究的深入，在内科综合治疗基础上应用中医药进行干预，可有效降低AFLP病死率，改善预后，其治疗有独特优势。

该病的病因病机极其复杂，属于中医"急黄"范畴。《诸病源候论·黄疸诸候》曰："脾胃有热，谷气郁蒸，因为热毒所加，故卒然发黄，心满气喘，命在顷刻，故云急黄也。"本病的病因多为毒、湿、热、瘀、虚，其病位在肝胆、脾胃，可累及肾、心、脑、三焦等，病机主要为正气亏虚，感受湿热疫毒之邪，正气无力驱邪外出，湿热毒邪充斥于周身。湿热毒邪熏蒸于肝胆，胆汁不循常道，则身、面、目重度黄染；上扰神明，则神昏谵语；阻滞于下焦，则小便短赤，甚或癃闭；阻滞于内，则腹胀腹痛，大便秘结；深入于血分，煎灼营血，则出现血瘀、血热，甚则败血阻滞毒蕴血溢。治疗上大都以清热解毒、化瘀豁痰为主。单独西医治疗效果不理想，联合中医治疗，发挥二者长处，实现优势互补，改善患者预后，达到最满意的临床疗效。

一、金广辉诊治妊娠重度黄疸医案1则

刘某，女，31岁。

初诊：2009年7月30日。

主诉：妊娠6个月，皮肤黄染1月余。

病史：怀孕6个月，入院前2周前无明显诱因出现皮肤、黏膜黄染，市

传染病医院诊为急性重症黄疸性肝炎，治疗 20 余天效果不佳，报病危，转来我院。住院后急请金老会诊。

现症见：全身黄染、浮肿，神志不清，掷手抛足，循衣摸床，语无伦次（谵语），发热（体温 39 ℃），渴不欲饮，大便 5 日未行，小便不利、尿黄如茶色，舌暗红干涩、苔黄燥，脉沉数。

查肝功能：TBIL 309.4 μmol/L，DBIL 213.8 μmol/L，IBIL 95.6 μmol/L，GGT 57.4 U/L，ALT 57.3 U/L。提示 TBIL 明显升高，转氨酶降低，胆酶分离，白蛋白 30.7 g/L。血常规：WBC 37.6 × 10^9/L，RBC 3.42 × 10^{12}/L，HGB 106 g/L，PLT 209 × 10^9/L，HBsAg、抗 – HAV、抗 – HCV（–），抗 – HBs（+）；凝血功能四项正常。腹部超声：肝大小形态正常、表面光滑、外观饱满，肝实质回声低且欠均匀，肝左叶长约 9.43 cm、厚约 6.37 cm、右叶斜径 13.0 cm，肝静脉显示清，门脉胆管不扩张，脾肋间厚 5.3 cm，脾静脉内径 0.8 cm，腹腔肝肾间隙可见 0.9 cm 的无回声区，腹腔肠间见 1.4 cm 的液性回声，子宫体积增大，大小 13.6 cm × 12.1 cm × 5.8 cm，宫腔内可见胎儿，双顶径 6.0 cm，胎心、胎动良好，羊水最大深度 5.5 cm。超声：①脾大，腹腔积液；②中期妊娠，单活胎。

西医诊断：妊娠期急性脂肪肝；急性肝衰竭。

中医诊断：急黄。

辨证：阳明腑实，郁热发黄，气营两燔，弥漫三焦。

治法：通腑泄热解毒，利胆退黄开窍。

方药：大承气汤、茵陈蒿汤、麻黄连翘赤小豆汤为主加减。

处方：茵陈 80 g，大黄 30 g，栀子 12 g，麻黄 15 g，连翘 20 g，赤芍 30 g，葛根 20 g，苦参 10 g，猪苓 15 g，茯苓 15 g，甘草 20 g，牡丹皮 15 g，枳实 12 g，芒硝 12 g（纳药汤内温化）。

本着"急则治标"的原则，入院后立即静脉滴注美能注射液、促肝细胞生长素、六合氨基酸、能量合剂、维生素 C、维生素 B$_6$ 等药物保肝对症治疗，同时给予中药汤剂口服，分 4～5 次服，日 1 剂，瓜蒂散粉鼻吸，流黄水为度。灌服安宫牛黄丸，每日 1 丸，连用 3 天。用药至第 2 天，排出臭秽稀便 1 次。第 3 天躁动消失，神志转清，24 小时尿量 1500～1800 mL，外观颜色变淡，水肿减轻，欲进食。加减服药至第 6 天，皮肤黄染明显好转，复查 TBIL 降至 232.1 μmol/L，IBIL 130.21 μmol/L，DBIL 102.0 μmol/L，GGT 86.7 U/L，ALT 154.6 U/L，ALP 161.7 μmol/L。血常规：WBC 16.7 ×

10^9/L，RBC 3.52×10^{12}/L，HGB 111 g/L，PLT 213×10^9/L。腹部超声提示胎死宫内，请产科会诊，引出一女性死婴。综合治疗 30 余天，化验肝功正常，临床症状消失出院。出院后继续中药扶正健脾汤剂，服用 1 个月而愈。

按语：患者起病急骤，病情变化迅速，根据发病特点和临床表现，本病后期病因病机为阳明腑实，瘀热发黄，气营两燔，弥漫三焦，热入心包，扰乱心神，灼伤津液，迫胆汁不循常道而外溢，表现为湿热血瘀内盛之象，经西医治疗 20 余天无效，病情凶险，危在旦夕，需救危急于顷刻，给邪以出路。金老处方以"利"字为先，"五利"开路，"一保"护驾。五利：一利胆，首用芒硝（硫酸镁）；二通利大便（大黄），三利小便（茯苓、猪苓、茵陈），四利汗腺（麻黄连翘赤小豆汤），五利窍（瓜蒂、安宫牛黄等）。可分可合，对证施药。"一保"是保肝输液药物及时跟上，以保驾护航。病情稳定后以顾护正气为主，药用益气健脾汤剂。

方中大黄解毒泄热通便；芒硝泄热通便，兼能利胆；麻黄、葛根解表发汗，且大黄、麻黄用量较大，四药合用，表里双解，驱邪引路，逼邪外出；茵陈、栀子、苦参、茯苓、猪苓清热利湿，保肝退黄，泻火除烦；安宫牛黄清热解毒，镇静开窍。纵观全方，首选通（通大便）、利（利小便）、清（清毒热）、开（开孔窍）治法，急下存阴，排毒回生。

金广辉教授为内蒙古自治区名中医、内蒙古自治区首批老中医药专家学术经验继承工作指导老师。金教授认为，黄疸的病因病机自《黄帝内经》始，皆责之脾胃肝胆湿热。依汪承柏所见，重症黄疸初始在气，继则及血。肝脏郁热，必伤营血，郁热日久，必有血瘀之证。郁热互结，必然导致肝细胞破坏，毛细胆管阻塞，周围水肿使胆汁瘀滞加重，黄疸加深。因此，肝胆血热血瘀乃黄疸的基本病机，早期必须重用凉血活血，行气破血，兼清化湿邪。学用经方时必须与西医学理论相结合，既要知晓方证要领、体现中医时代特色，又要懂得西医学的诊断和发病机制，这样方能将仲景的医理应用到现今的医疗实践中，再现经方活力。

二、徐福棠诊治妊娠重度黄疸医案 1 则

崔某，女，24 岁。

初诊：1987 年 6 月 10 日。

病史：妊娠 7 个月时突然上腹部疼痛，恶心呕吐，继之全身黄染，剧烈头痛，高热，周身瘙痒，某院传染科诊为急性黄疸性肝炎，收入住院治疗。

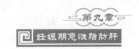

经保肝等对症治疗 3 天无明显减轻，遂行引产术。术后翌日神志恍惚，牙眼、皮下与黏膜出血，因病无转机，立即会诊，按"妊娠特发性脂肪肝"治之。经解热、对症处理 4 天仍病势不减，热势缠绵，体温在 38.2 ~ 39.4 ℃，昼轻夜重。经静脉滴注血浆、人血白蛋白等药，病情有增无减，遂发病危通知。于是邀请徐福棠老师会诊。

现症见：痛苦面容，巩膜黄染，遍体肿胀、按之凹陷，周身深黄如橘，大便秘结，小便黄赤，口干而臭，脘闷欲呕，烦躁不安。舌苔黄厚、舌质红绛，脉弦数。

诊查：黄疸指数 120 μmol/L，肝功能正常，碱性磷酸酶 110 U/L。B 超未见明显异常。

西医诊断：妊娠急性脂肪肝。

中医诊断：急黄。

辨证：湿热毒邪，充斥三焦，瘀血阻滞，肝胆失疏泄。

治法：清泻肝胆，凉血和营。

方药：茵陈蒿汤合犀角地黄汤。

处方：茵陈 30 g，山栀子、生大黄（后下）、桃仁泥、红花各 10 g，牡丹皮、生地黄各 15 g，细赤芍 18 g，生甘草 6 g，犀角粉（分 2 次冲服）3 g。

药进 1 剂，泻稀水样便 4 次，周身浆浆汗出，热势减，肿渐消。续服 3 剂，热退肿消，巩膜与周身黄染已去十之七八，纳谷渐增，腑气通调，神静躁安。为防病情反复，以前法去大黄，佐以健脾和胃之品，嘱饮食清淡，精心护理，以防饮食劳复。又进 5 剂后，黄疸指数 6 μmol/L，血常规、生化检查均未发现异常。诸症告退。

按语：患者病初表现为湿热证候。湿热黄疸常责之于脾胃湿热与肝胆疏泄失职等。综观脉证，本例乃湿热阻滞肝胆，毒邪深入营血，充斥三焦，瘀血、湿热合而为病，病情危笃。患者有发热，引产术后发热仍不退，虽有产后多虚之戒，仍考虑邪气壅盛，病虽久而无虚候，故方选茵陈蒿汤合犀角地黄汤清泻肝胆，凉血和营。方中茵陈为清热利湿之主药、疏利肝胆，栀子清泄三焦湿热而退黄，大黄通泄大便以清肠胃积热，桃仁、红花、当归化瘀通经，使毒邪易散，桃仁、红花行气活血、下胞宫瘀滞，赤芍、牡丹皮活血化瘀、凉血止血，生地黄清热凉血、滋肝肾之阴，犀角粉清热解毒、凉血安神。诸药合用，使湿热毒邪易散，三焦通利，大热顿除，转危为安。后期大便通畅，且产后冲任虚损，故去大黄，加用健脾和胃之药，以复胃气。

三、王旭斋诊治妊娠黄疸医案 2 则

案 1：闫某，女，24 岁。

初诊：1961 年 12 月 11 日。

主诉：嗜睡 6 天，尿黄 4 天，昏迷 1 天。

病史：1961 年 12 月 5 日起自觉疲乏无力，腰腿疼痛，继之发现尿黄、眼黄、困倦。至 12 月 11 日，嗜睡加重，持物双手发抖，说胡话，食后恶心，曾呕吐 1 次，急赴医院就诊，诊断为肝昏迷前期，住院。查体：巩膜轻度黄染，下肢有可凹性水肿，肝脾触诊不满意，肝上界第 5 肋间，下界未触及，腹部有波动感，移动性浊音（＋），膝腱反射亢进，双手扑击样震颤（＋），踝痉挛（＋），妊娠 5 个月。

现症见：中度黄疸，面色红赤，口渴思凉饮，神昏谵语嗜睡，烦躁不安，呕吐，3 天未大便，小便深黄，舌红、苔黄厚而腻，脉弦滑数有力。

查肝功能：BIL 6.4 mg%，ALT 480 U/L，TTT 13 单位，血氨 60 μmol/L。

西医诊断：急性黄色肝萎缩；肝昏迷；妊娠。

中医诊断：黄疸。

辨证：湿热内蕴，邪扰心营。

治法：清热解毒，芳化醒神，透营转气。

处方：佩兰 15 g，郁金 13 g，石菖蒲 10 g，黄连 10 g，石膏 60 g，莲子心 10 g，栀子 10 g，黄芩 10 g，金银花 15 g，大黄 6 g，黄柏 10 g，连翘 15 g，羚羊角粉（分冲）3 g。另服局方至宝丹 2 粒。

二诊：1961 年 12 月 13 日。患者症状平稳，神志不清，仍处于昏迷状态，黄疸未增深，口渴思饮，不时躁动，大便未下，小便赤浊，舌苔老黄、少津，脉弦滑有力。

辨证：湿热熏蒸，邪扰心营。

治法：清心凉营，开窍醒神。

处方：茵陈 45 g，栀子 15 g，玉兰 10 g，石菖蒲 10 g，黄连 10 g，玄参 15 g，石膏 60 g，龙胆草 16 g，莲子心 10 g，黄柏 13 g，牡丹皮 13 g，大黄 10 g，犀角（冲服）0.6 g，局方至宝丹 2 粒另给茵陈、石膏、竹叶，水煎代茶饮，频服。

三诊：1961 年 12 月 15 日。患者昨晚大便 1 次后神志渐清醒，能正确回

答问题，大便呈黑褐色，便时腹痛，小便深如浓茶，下肢浮肿渐退，肝浊音界在 5～8 肋，可以进食食物。舌红少津、苔白腻，脉沉滑有力。

辨证：邪热消退，宿滞未清。

治法：清热解毒，滋阴导滞。

处方：生地黄 13 g，玄参 13 g，麦冬 20 g，黄芩 10 g，龙胆草 10 g，酒大黄 10 g，竹叶 10 g，泽泻 13 g，滑石 15 g，黄连 6 g，连翘 15 g，大青叶 10 g，蒲公英 15 g，白茅根 20 g，赤芍 10 g。

四诊：1961 年 12 月 19 日。12 月 15 日患者神志完全清楚，想进食，腹腔积液增多，黄疸上升，头晕，心悸，脉弦滑数，舌质红少津、苔白厚。复查肝功能：BIL 14 mg%，ALT 270 U/L，TTT 14 单位。

辨证：湿热未清，邪黄留恋。

治法：清化渗利，滋阴复液。

处方：茵陈 30 g，栀子 10 g，黄柏 10 g，龙胆草 6 g，生地黄 15 g，白芍 15 g，当归 10 g，麦冬 30 g，沙参 20 g，熟大黄 10 g，猪苓 13 g，泽泻 10 g。

五诊：1961 年 12 月 25 日。患者腹腔积液见消，黄疸大部分消退，感觉软弱乏力，食欲好，睡眠差，舌红少苔，脉滑数少力。复查肝功能：BIL 8 mg%，ALT 375 U/L，TTT 15 单位。

辨证：邪退正虚，气阴两伤。

治法：滋阴扶脾，养血安神保胎。

处方：茵陈 30 g，栀子 10 g，白术 15 g，云茯苓 13 g，党参 20 g，当归 13 g，生地黄 13 g，麦冬 20 g，白芍 15 g，炙甘草 10 g，续断 15 g，首乌藤 30 g，酸枣仁 10 g。

六诊：1962 年 1 月 26 日。患者一般情况好，精神好，眠食正常，体力稍见恢复，两手脉搏有力。复查肝功能：BIL 3 mg%，ALT 170 U/L，TTT 15 单位。

继续补气养血安胎，滋阴扶脾以恢复体力，带药出院回家休养。

处方：当归 10 g，白芍 15 g，生地黄 15 g，熟地黄 15 g，党参 15 g，炙黄芪 20 g，麦冬 20 g，菟丝子 13 g，续断 15 g，白术 15 g，云茯苓 13 g，炙甘草 10 g，首乌藤 30 g。

按语：此患者病初有面色红赤，口渴喜冷饮，神志烦躁不安，大便干结未解，小便深黄，舌红、苔黄厚而腻等实热症状，表明湿热毒邪内陷，扰及神明，治疗当以清热利湿、开窍醒神为关键。方中采用大剂量清热解毒药物清热利湿祛邪，虽有妊娠，遵循《黄帝内经》"有故无殒，亦无殒也"理论，结合辨证论治，治病求本，安胎祛病并重。尝试使用醒神开窍药物，以抢救昏迷，保护肝脏。二诊时增加大黄用量泻下通便，大便通后神志逐渐转清，可见通降法使毒邪排出对清热安神醒脑是有帮助的。古语云"扬汤止沸，不如釜底抽薪"是有道理的。三诊患者邪热渐退，宿滞未清，故在清热解毒基础上，加用增液汤生津祛热、增水行舟，方中玄参滋阴降火、润肠生津，麦冬性甘寒、滋阴润燥，生地黄养阴清热，使胃肠复受濡润，大便畅行而下；后期病程日久，脾肾两虚，气血乏源，胎失濡养，增加补肾健脾类药物以安胎。

案 2：相某，女，24 岁。

初诊：1981 年 2 月 17 日。

主诉：妊娠 8 个月，乏力、周身瘙痒半个月，恶心呕吐、目黄、尿黄 5 天。

病史：患者半个月前无明显诱因自感乏力，周身瘙痒明显，继之下肢浮肿，口渴，大便次频；5 天前恶心呕吐，不思饮食，去医院检查，发现皮肤、巩膜黄染。诊断为肝炎，特来我院。查体：体温 36.8 ℃，脉搏 88 次/分，呼吸 24 次/分，血压 128/88 mmHg。营养中等，急性病容，表情痛苦，皮肤及巩膜中度黄染，全身抓痕成片，未见明显蜘蛛痣和出血点，肝掌（-）；双肺呼吸音浊，未闻及干湿啰音；心率 88 次/分，心尖部可闻及Ⅱ～Ⅲ级吹风样杂音，心律齐；肝脏相对浊音界位于右锁骨中线第 5 肋间，肝脾触痛不满意，无明显叩击痛，腹膨隆；宫底位于剑突下四指，胎头入盆，胎心 140 次/分；下肢凹陷性浮肿明显，生理反射存在，病理反射未引出。外院查肝功能，BIL 11.2 mg%，ALT 140 U/L。

患者住院后第 2 天凌晨开始阵发性腹痛，至午后 6 时顺产一男婴，外阴于 1 点、6 点 2 处轻度撕裂，产道侧后壁有环状撕裂，经缝合压迫止血效果不好，宫内与阴道壁同时出血，估计总出血量在 1400～1600 mL。由于出血量多，血压下降以后又出现腹胀、呕吐等消化道症状。从患者住院至 2 月 16 日这一阶段由西医治疗，后因患者高烧持续不退，同时有贫血征，邀中医会诊，当时体温 39.2 ℃。

现症见：患者产后 25 天，每日午后持续发热达 70 天，头晕，耳鸣，心悸，失眠，心烦，大便排解欠畅，小便短赤，舌质淡、苔净，脉细数少力。

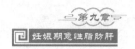

诊查：HGB 4.2 g/dL，RBC 1.49 × 10⁶/L。肝功能：BIL 4.1 mg%，ALT 236 U/L，TTT 5 单位。

西医诊断：妊娠中黄疸所致的肝损害，肝炎待除外。

中医诊断：黄疸。

辨证：产后气阴两伤，阴虚发热。

治法：补气养血，养阴清热。

处方：人参 10 g，白术 15 g，云茯苓 13 g，生地黄 15 g，熟地黄 15 g，炙甘草 10 g，阿胶 20 g，白芍 15 g，地骨皮 13 g，银柴胡 10 g，炙黄芪 20 g，首乌藤 30 g，当归 10 g。

二诊：1981 年 2 月 23 日。患者服药后自觉心慌、头晕、耳鸣等症状减轻，舌质转红，唯发热未愈。继续滋阴养血大力退热。

处方：当归 10 g，白芍 20 g，阿胶 30 g，天冬 15 g，麦冬 15 g，黄精 20 g，石斛 13 g，龟甲 15 g，地骨皮 15 g，牡丹皮 13 g，黄芪 20 g，生地黄 15 g，熟地黄 15 g，女贞子 15 g。

三诊：1981 年 3 月 2 日。患者体温逐渐下降，最高为 38 ℃，HGB 升至 5.5 g/dL，RBC 2.12 × 10⁶/L，精神好，出汗较多，脉细，舌质红润。继续补气养血，敛阴止汗。

处方：当归 10 g，白芍 15 g，生地黄 15 g，熟地黄 15 g，党参 15 g，阿胶 20 g，龟甲 20 g，地骨皮 15 g，牡蛎 15 g，黄精 15 g，麦冬 30 g，女贞子 15 g，黄芪 20 g，首乌藤 30 g，山茱萸 10 g。

四诊：1981 年 3 月 9 日。患者体温降至 37.5 ℃，HGB 升至 6.5 g/dL，食欲见增，每日可进食 6 两，舌质红，脉搏较前有力。继续补气养血，扶脾安神。

处方：当归 10 g，白芍 15 g，生地黄 20 g，熟地黄 20 g，阿胶 20 g，龟甲 15 g，白术 15 g，云茯苓 15 g，党参 15 g，炙黄芪 20 g，炙甘草 10 g，首乌藤 30 g，酸枣仁 10 g。

五诊：1981 年 3 月 9 日。患者体温已降至正常，HGB 升至 11 g/dL，RBC 3.67 × 10⁶/L。查肝功能：BIL 微量，ALT 100 U/L，TTT 15 单位。体力逐渐恢复，睡眠好转，食欲增加，面容亦转红润，脉搏有力，出汗亦减，有时感觉腰酸。准予出院回家休养，为拟巩固方，以补气养血、扶脾滋肾为主。

处方：当归 10 g，白芍 15 g，熟地黄 20 g，何首乌 30 g，阿胶 20 g，白

术 15 g，党参 15 g，枸杞子 20 g，炙黄芪 30 g，川续断 15 g，桑寄生 15 g，茺蔚子 20 g。

按语：本例患者由于产后大出血，造成气血两伤。中医治疗时，出血虽止，但患者面色白，机体极度衰弱，每日持续发热，耗伤气血津液。根据中医辨证分析，患者午后发热同时伴有心烦，证属血虚阴亏不能制阳，治以培阴抑阳、补气养血之法，清退虚热，同时兼顾补产后亏损，连续服药 1 个月热退身安，气血逐渐恢复，各项指标均见明显好转，效果比较满意。

在药物配伍上重用培阴抑阳药物，方中龟甲滋阴清热、养血补肾，天冬、麦冬养阴清热；阿胶滋阴补血；黄精养阴生津、补脾滋肾；熟地黄滋阴补血、填精益髓；辅以补气养血药物，取炙黄芪益气扶正、健脾升阳，专攻气虚；党参、白术健脾益气；选四物汤中白芍养血温经、和营理血，开阴结；当归补血活血、通经行滞，为补血圣药，且其质润，兼有润肠作用；续断甘温助阳、补益肝肾。诸药合用，以达到阴平阳秘的目的。

四、王占玺诊治妊娠黄疸医案 1 则

刘某，女，29 岁。

初诊：1962 年 2 月 2 日。

主诉：妊娠 6 个月。

病史：患者自 1962 年 1 月 24 日发病，2 月 2 日入院。症见身目发黄，身热目干，口渴喜饮，腹胀纳差，便溏而臭、每日 3～5 次。舌质绛红、舌苔薄白，口出臭气，脉滑稍数。

肝功能检查：血 BIL 5.6 mg%，TTT 14 单位，TFT（＋＋＋），CCFT（＋＋＋），ALT 470 IU/L。

西医诊断：妊娠并发急性黄疸型肝炎。

中医诊断：黄疸。

辨证：湿热并重，郁而发黄。

治法：清热利湿退黄。

处方：茵陈蒿汤、栀子柏皮汤加味。

方药：茵陈 45 g，栀子 10 g，大黄 10 g，黄芩 10 g，黄柏 10 g，泽兰 10 g，香附 10 g，金银花 25 g，竹叶 6 g，甘草 15 g。以上方加减服至 3 月 10 日，诸症逐渐消失，复查肝功能均恢复正常，母子平安而出院。

按语：患者妊娠期间出现身目发黄，辨证属阳黄、湿热内蕴证（湿热

并重），湿热内阻中焦，气血不归于血脉，则胎元不得荣养。病若不去，即使药不伤胎，病也伤胎。结合辨证论治，治宜清热利湿退黄、兼顾安胎。方中重用茵陈，善能清热利湿退黄，为黄疸之主药；栀子清热解毒，通利三焦，引湿热自小便而出；大黄泄热逐瘀，通利大便，导瘀热由大便而下；黄柏苦寒解毒，清下焦湿热；炙甘草甘缓和中，并防栀子、黄柏苦寒太过伤及脾胃；黄芩清热安胎；湿邪阻滞气机，脉络瘀阻，加用泽兰通经活血；香附疏肝行气，且现代研究证实，可缓解子宫张力，但用量需谨慎。本例实践证明，治疗妇人妊娠病时，应遵循《黄帝内经》"有故无殒，亦无殒也"理论，祛病与安胎并重，认清病情的轻重缓急，结合病情发展，谨慎使用"禁忌药"，注意中病即止，抓住辨证论治，治病不忘安胎，安胎寓于祛病，保障用药安全性、必要性。

五、罗凌介诊治产后黄疸医案 1 则

张某，女，39 岁。

初诊：2009 年 3 月 24 日

主诉：纳差乏力 10 天，身黄、目黄、尿黄 3 天。

病史：患者于 5 年前体检发现乙肝"小三阳"，因肝功能正常、无明显不适，未予治疗。20 天前，患者足月剖宫产下 1 女。近 10 天来，无明显诱因出现纳差乏力，腹胀不适，在社区门诊拟急性胃炎予对症治疗，病情未见好转，近 3 天来，出现皮肤、巩膜黄染，尿黄。

现症见：身黄，目黄，尿黄，纳差，乏力，恶心欲呕，口干，大便正常，眠欠佳。舌红、苔厚腻，脉弦。

查乙肝六项：HBsAg（＋），HBeAb（＋），抗－HBc（＋）。肝功能：TBIL 65.2 μmol/L，DBIL 43.3 μmol/L，IBIL 21.9 μmol/L，AST 73.0 U/L，ALT 107.0 U/L。抗－HAV（－）、抗－HCV（－）。腹部彩超：肝实质回声稍增粗，脾脏稍大，产后子宫。

西医诊断：慢性活动性乙型肝炎；剖宫产后 20 天。

中医诊断：黄疸。

辨证：阳黄湿重于热证。

治法：清利湿热。

处方：茵陈五苓散加减。

方药：绵茵陈 30 g，桂枝 10 g，白芍 10 g，白术 10 g，泽泻 10 g，柴胡

10 g，黄芩 10 g，法半夏 10 g，陈皮 10 g，鸡内金 10 g，甘草 5 g，茯苓 10 g。5 剂，水煎服，日 1 剂；配合静脉滴注硫普罗宁、能量合剂护肝降酶、营养支持对症治疗，肝苏颗粒口服。

二诊：2009 年 3 月 29 日。患者神清，精神良好，全身皮肤及黏膜无明显黄染。胃纳较前好转，少许乏力、口干，无明显恶心欲呕，夜寐尚可，大便正常。舌红、苔薄黄，脉弦。复查肝功能：TBIL 42.5 μmol/L，DBIL 29.8 μmol/L，IBIL 12.7 μmol/L，ALT 62.0 U/L。患者症状及实验室检查均明显好转，故守前方，以白芍易赤芍，并加入当归 15 g 以活血养血，兼顾产后多虚多瘀的特点。5 剂，水煎服，日 1 剂；配合静脉滴注硫普罗宁护肝。患者服药后症状基本消失，守方继服 10 剂，复查肝功能基本正常，继续治疗 1 个月，症状未见反复。

按语：患者产后体虚，兼之嗜食肥甘之品，湿热蕴结中焦，脾胃运化失常，湿热交蒸于肝胆，故成此病，证属湿重于热，方选《金匮要略》之茵陈五苓散加味。方中茵陈苦寒，为清热利湿退黄要药；茯苓淡渗利水；白术燥湿健脾；泽泻咸寒，咸走水府，寒胜热邪，佐茯苓之淡渗，通调水道下输膀胱，并泄水热；桂枝辛温，宣通阳气，蒸化三焦以行水。另外，法半夏、陈皮、茯苓、甘草是取二陈汤燥湿化痰、理气和中之功，黄芩善除中上焦之湿热；湿邪为阴邪，阻遏气机，肝失疏泄，脾失健运，加入柴胡疏肝解郁，白芍养血柔肝，鸡内金消食健胃，顾护胃气。二诊患者症状及实验室检查较前明显好转，治疗守前方，以白芍易赤芍，加强清热凉血、化瘀退黄之效，并加入当归以活血养血，兼顾产后多虚多瘀的特点。

回顾本病例，患者为产后黄疸，治疗上应遵循"勿拘于产后，勿忘于产后"的原则，不可因产后多虚而骤用滋补，亦不可因邪盛而过于攻伐，故不用大黄、芒硝之泄利之品，以防伤阴耗液，而代之以淡渗利湿、清利湿热为法，辅以益气健脾，体现了罗老临证中因人制宜的特点。

参 考 文 献

［1］中华医学会妇产科学分会产科学组．妊娠期急性脂肪肝临床管理指南（2022）［J］．临床肝胆病杂志，2022，38（4）：776-783.

［2］彭远兰．妊娠期急性脂肪肝的诊断及治疗进展［J］．世界最新医学信息文摘（连续型电子期刊），2021，21（14）：30-31.

［3］麻春杰，任存霞．经方临证实践录：伤寒篇［M］．北京：中国中医药出版

社，2019.

［4］徐惠祥．徐福棠治疑难重症案二则［J］．江苏中医，1992（10）：20-21.

［5］王旭斋．王旭斋老中医临床病案集［M］．北京：中国中医药出版社，2018.

［6］王占玺．伤寒论临床研究［M］．北京：科学技术文献出版社，1983.

［7］姚乃礼，王思成，徐春波．当代名老中医典型医案集第2辑——内科分册（脾胃肝胆疾病）［M］．北京：人民卫生出版社，2014.

第十章 肝豆状核变性

肝豆状核变性是一种常染色体隐性遗传铜代谢障碍性疾病，由 *ATP7B* 基因变异导致胆道铜排泄受阻，过量的铜积聚在全身多个组织器官，从而出现肝病、运动障碍、精神症状及眼部、肾脏、血液系统受损的表现。肝豆状核变性是一种少见的家族性常染色体隐性遗传病，因为铜代谢异常，大量的铜沉积在肝、基底节、肾、角膜后弹力层等组织上引起本病多系统的临床表现。其主要分为肝病型、神经型和混合型，在儿童 6～12 岁以肝病型多见，12 岁以上则神经损害居多。临床上主要表现为进行性加重的椎体外系统症状、肝硬化、角膜色素环（K-F 环）、肾功能损害等，本病在中医学中无相关病名的文献记载，临床医家多根据临床症状辨证论治，或归属于"黄疸""鼓胀""颤证"等疾病范畴。在病因病机上，近现代医家研究认为本病是肝肾不足、铜毒内聚所致。

一、奚凤霖诊治肝豆状核变性医案 1 则

赵某，女，9 岁。

初诊：1988 年 4 月 14 日。

病史：患儿以溶血危象入院，因有肝功能受损、黄疸、腹腔积液，经 K-F 环、铜蓝蛋白测定及明显家族史而确诊为肝豆状核变性。除用青霉胺排铜，其余西药基本不用。

现症见：巩膜、皮肤黄染，尿色深黄，腹胀腹腔积液，左上腹部似有癥积，神软不欲食，大便一般，苔薄，脉濡。

西医诊断：肝豆状核变性。

中医诊断：鼓胀，黄疸。

辨证：湿热内蕴。

治法：清热祛湿，利水消胀。

处方：茵陈 30 g，川桂枝 6 g，猪茯苓 15 g，泽泻 15 g，白术 15 g，黑山栀 10 g，川黄柏 10 g，片姜黄 10 g，厚朴 6 g，稻根须 30 g。服药 3 剂，

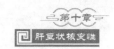

尿量增多，尿色清淡，腹腔积液减少，已思饮食。嘱原方再服 5 剂。

二诊：皮肤已无明显黄疸，巩膜仍有微黄，腹软，腹腔积液基本消退，腹块仍能摸到，精神、食欲渐复。湿热瘀积未消，续守原意。再予以硝石矾石散合治。处方：①茵陈 30 g，黄柏 10 g，黑山栀 10 g，猪茯苓各 15 g，白术 15 g，当归 10 g，桃仁 10 g，三棱、莪术各 6 g，青皮 6 g。②火硝石、烧矾石各 40 g，研末，装瓶密封。每日服 2～3 次，每次 0.3 g，大麦汤送服。煎方日服 1 剂，已连服半个月，散剂连续服，住院 37 天。复查肝功能正常，蛋白比例恢复正常，白、球蛋白无倒置，TBIL 及 DBIL 尚有偏高，血清铜 66.66～171 μg/dL（正常值 200 左右）。出院后继续来诊调理。

三诊：5 月下旬起症情稳定若失。仅巩膜微黄，尿色淡黄，肝质较硬，脾大 2 指多。拟柔肝养血，健脾益气，利湿清热，化癥消瘀。处方：当归 10 g，赤、白芍各 10 g，党参 15 g，白术 15 g，茯苓 15 g，炙甘草 4.6 g，生鳖甲 30 g，青皮 6 g，三棱、莪术各 6 g。随症加减法，保肝加沙参 10 g，麦冬 10 g，枸杞子 15 g；疏肝理气加金铃子 15 g，五味子 10 g；轻度黄疸加茵陈 30 g，滑石 30 g，虎杖根 30 g；湿重加白术 15 g，厚朴 6 g，薏苡仁 15 g。以上加减法间歇治疗 3 个月。硝石矾石散续配一料，连续共服半年之久。

随访至今 6 年，病情一直稳定，已至发育年龄，月经已于前年来潮，现在面色红润，发育正常，各项检验每年 1 次，均正常。

按语：患儿黄疸、鼓胀，且在短短数天内突然出现腹胀、腹腔积液，迅速增长，出现危象。当务之急予利水消胀，以茵陈五苓散主之。仅 3 剂药即中病而尿量增多，腹腔积液渐退。再 5 剂即腹胀腹腔积液得消。继予原法治疗外，再加硝石矾石散合治。方中火硝石味苦咸，能入血分、消坚积。矾石入血分以胜湿，用大麦粥汁和服，意在护胃，以减少西药之不良反应。达到去瘀消癥的功效。同时以养血保肝、益气扶脾与利水祛湿之剂同用，获相得益彰之效。在症情缓解后，多次配服丸药。以一贯煎、归芍六君汤、六味地黄汤加减化裁，调理巩固成效。

二、童康尔诊治肝豆状核变性医案 1 则

患者，女，11 岁。

初诊：1992 年 10 月 30 日。

主诉：发现黄疸、乏力 2 个月。

病史：患儿 2 个月前无明显诱因情况下，发现皮肤、巩膜黄染，感乏

力、纳食减退，到当地卫生院就诊，检查发现 TBIL 升高，ALT 升高。B 超检查发现肝大，胆囊肿大。拟为"甲型肝炎"，经中西药治疗，疗效不佳。转入省儿童医院治疗，发现患儿肝功能异常，铜氧化酶降低，ALB 倒置，前眼发现 K-F 环，遂诊断为"肝豆状核变性"，给予青霉胺、泼尼松护肝、抗感染等治疗。1 个月后患儿感腹胀明显，满月脸，黄疸、乏力纳差未见明显好转，自动停药来中医就诊。

现症见：患儿诉腹胀，小便黄，浮肿乏力，视物模糊，两膝酸痛，纳差。

体格检查：神清，满月脸，巩膜、皮肤黄染，血压 120/75 mmHg，心肺未见明显异常，腹略膨隆，移动性浊音（－），肝肋下 5.0 cm、剑突下 6.0 cm、质地中等、无压痛，脾肋刚及。舌质暗红、舌苔黄腻，脉弦涩。

诊查：TBIL 53.8 μmol/L（正常为 5.1 ~ 17.1 μmol/L），DBIL 20.3 μmol/L（正常为 0 ~ 6 μmol/L），ALT 132 U/L（正常 < 40 U/L），TP 76 g/L，ALB 30 g/L，GLO 46 g/L；B 超示肝弥漫性病变，胆囊水肿。

西医诊断：肝豆状核变性。

中医诊断：黄疸。

辨证：湿热炽盛，瘀血内阻。

治法：清热解毒，活血化瘀。

处方：泽兰 20 g，益母草 15 g，生薏苡仁 30 g，紫丹参 15 g，绵茵陈 20 g，垂盆草 15 g，白花蛇舌草 10 g，半枝莲 15 g，炒苍术 6 g，焦山栀 10 g，陈皮 6 g，甘草 3 g。每日 1 剂，水煎，分 2 次服。

二诊：服药 5 剂后，乏力、黄疸、视物模糊、浮肿及纳差均有好转，但仍两膝酸痛。按原方继续服用半个月后，诸症消失，检查肝功能已正常，但 A/G 比值仍倒置。舌质暗、苔薄白，脉弦细。考虑湿热已解，瘀血仍在，气血渐亏。治拟益气养阴，活血化瘀为主。原方去茵陈、垂盆草、半枝莲、焦山栀，加生黄芪 20 g，阿胶（另烊）、炙鳖甲（先煎）各 10 g，服药半个月后，查肝功能正常，TP 79 g/L，ALB 48 g/L，GLO 31 g/L。患儿未感到明显不适，开始上学。

按原法服药 1 月余，每隔半个月检查肝功能均正常，A/G 比值未见倒置。停服汤剂中药，改服复方丹参片，每日 3 次，每次 2 片。半年后去省儿童医院复查，肝功能正常，A/G 比值比例及铜氧化酶正常。但前眼仍可找到 K-F 环，B 超示肝弥漫性病变。停用任何药物，随访 3 年余未见复发。

按语：肝豆状核变性是一种较少见的疾病。一般可有家族史，多见于青少年。是由于先天性铜代谢异常，铜沉积于肝脑组织而引起的病变，其主要病变为双侧脑基底核变性和肝硬化。临床上可见精神障碍，锥体外系症状和肝硬化症状，并伴有血浆铜蛋白降低、铜代谢障碍及氨基酸尿等。本例患儿主要表现为肝脏损害症状，无明显家族史，亦无精神障碍及锥体外系症状，容易误诊为甲肝或重症肝炎。治疗本病，以往多采用青霉胺、泼尼松、护肝等治疗，但因为服药时间长，常出现较为明显的不良反应而患者难以坚持。本例患儿开始亦是服用青霉胺、泼尼松等药，因为不良反应明显、疗效欠佳而停药，改服中药。从本例患儿情况来看，早期症状主要体现为湿热炽盛、瘀血内阻，治以清热解毒、活血化瘀。中晚期湿热已解，瘀血仍在而气血已亏，改用益气养阴、活血化瘀治疗。待病情稳定后，改用复方丹参片活血化瘀以巩固疗效。总体来看，以活血化瘀贯穿了整个治疗过程，再根据患儿的情况辨证论治加减用药。经过服用以活血化瘀为主的中药后，患儿的病情得到很好的控制，为本病的治疗提供了新的思路。

三、刘斌诊治肝豆状核变性医案 1 则

患儿，男，9 岁。

主诉：腹痛、皮肤黄染 2 天。

现症见：腹痛，强迫体位，神清、精神疲倦，伴恶心，无呕吐，无咳嗽、流涕，无大汗淋漓，无发热，全身皮肤、颜面目黄染，双小腿可见多处抓痕已结痂，胃纳差，排黄色稀便 3~4 次/天，小便深黄量少，舌红、苔黄腻、舌体偏暗，脉弦滑。

诊查：血常规：WBC 16.26 × 10^9/L、RBC 2.11 × 10^{12}/L、PLT 158 × 10/L、HGB 77 g/L；C 反应蛋白 10.0 mg/L；生化：TBIL 362.7 μmol/L、DBIL 207.4 μmol/L、IBIL 158.8 μmol/L、ALT 100 IU/L；血清铜蓝蛋白 89.6 mg/L；24 小时尿蛋白定量 743.2 μg/24 h；心肌酶：AST 138 IU/L、肌酸激酶 67 IU/L、乳酸脱氢酶 55 IU/L、α-羟丁酸脱氢酶 191 IU/L、同工酶 55 IU/L。消化系彩超：肝形态饱满，肝内部回声改变，符合肝硬化表现；肝内多发结节；胆汁淤积，胆囊水肿；脾大；胰腺未见明显异常。患儿于 2017 年 3 月在某省级三甲专科医院因"急性肝衰竭"住院治疗，当时诊断为肝豆状核变性，后经治疗病情稳定出院，长期服用"青霉胺 250 mg 每日 1 次、维生素 B_6 25 mg 每日 1 次"。

西医诊断：肝豆状核变性；肝硬化；中度贫血。

中医诊断：黄疸。

辨证：湿热内蕴，瘀毒阻络证。

治疗上给予低铜饮食、哌拉西林钠/他唑巴坦钠、葡萄糖酸锌钙、复合维生素、还原型谷胱甘肽、多烯磷脂酰胆碱。

中药辨证治疗予茵陈蒿汤加减，处方：茵陈 12 g，猪苓 12 g，珍珠草 10 g，泽泻 10 g，萆薢 10 g，山药 10 g，陈皮 10 g，生地黄 10 g，牡丹皮 10 g，丹参 6 g，蒲公英 6 g，大黄 5 g，甘草 5 g，水煎服，每日 1 剂，另嘱暂停西药。服药 3 天后，大便较前次数增多，7～8 次/日，稀水样，予加强静脉补液，中药方剂去大黄、生地黄，继续观察治疗 2 周，患儿已无腹痛症状，大便颜色逐渐由深黄变浅、性状成条状、1～2 次/日。复查血常规：WBC 10.96×10^9/L、NE 8.01 g/L，PLT 106×10^9/L，HGB 94 g/L；生化：TBIL 321.3 μmol/L、DBIL 245.4 μmol/L、IBIL 75.8 μmol/L、ALT 69 IU/L、AST 90 IU/L；血清铜蓝蛋白 93.7 mg/L；24 h 尿蛋白定量 333.2 μg/24 h。予停用抗感染治疗，中药继予前方加减，加生地黄 15 g，白芍 10 g，阿胶（烊化）10 g，去蒲公英、萆薢，继续观察治疗 2 周，全身皮肤黄染已消退，复查肝功能正常，血清铜蓝蛋白 95.1 mg/L；24 h 尿蛋白定量 267.2 μg/24 h。此后嘱隔日 1 剂，未予西药治疗，定期复查。门诊已定期观察 3 月余，无复发，目前仍在追踪随诊中。

按语：肝豆状核变性是一种少见的家族性常染色体隐性遗传病，因为铜代谢异常，大量的铜沉积在肝、基底节、肾、角膜后弹力层等组织上引起本病多系统的临床表现。其主要分为肝病型、神经型和混合型，在儿童 6～12 岁以肝病型多见，12 岁以上则神经损害居多。临床上主要表现为进行性加重的椎体外系统症状、肝硬化、K-F 环、肾功能损害等，本病在中医学中无相关病名的文献记载，临床医家多根据临床症状辨证论治，或归属于"黄疸""鼓胀""颤证"等疾病范畴。在病因病机上，近现代医家研究认为本病是肝肾不足、铜毒内聚所致。本例患儿四诊合参、辨病当属"黄疸"，证归"湿热内蕴、瘀毒阻络证"。缘患者先天禀赋不足，肝肾亏虚，内生铜毒，又地处岭南湿热之地，平素饮食不摄，湿热与铜毒内蕴脾胃，互结中焦，熏蒸肝胆，故见皮肤、面目黄；湿热内停，脾胃运化失常，升清不足，清窍失养则见纳差、精神疲倦；中焦气机升降失调，浊难归腑，清流肠道，故见腹痛、大便稀、小便量少，舌脉亦为本病证之象。本病病位在肝肾，与

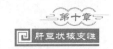

脾胃相关，病性属虚实夹杂。中医治疗本病有一定疗效，在临床实践中浅谈几点关于本病的思考：①抓住时机。本病的主要表现为肝脏与神经系统症状，在临床诊疗过程中可见其分为早期症状表现期、急性加重期、稳定期。针对急性加重期出现急性肝衰竭，建议及早进行血浆置换，血液滤过治疗，迅速清除有毒物质，以期减少对各器官的损害，而在早期、稳定期的症状反复，可尝试运用中医药治疗，中药在治疗过程中通过观察发现，其不仅可以经利尿、排便等祛邪外出，改善症状，同时具有修复肝脏、肠道的功能。②动态监测。在运用中药诊疗中需密切监测患儿的生化、肝肾功能，及时调整中药处方，部分矿物中药富含微量元素可能会加重对肝肾的损害，需避免使用。③祛邪有度，扶正缓图。本病治疗多采用补泻同用，在治疗过程中需掌握泻法有度，及时补充液体，避免因泻利过度而生其他变证。扶正贯穿本病治疗的始终，因本病是先天不足，故在稳定期治疗上可适予血肉有形之品如阿胶、鸡子黄等。④宣教预防。早期的宣教预防是影响本病进展的重要因素，本病需要长期服药，家属及患者往往依从性不高，没有得到有效的治疗而造成疾病的进一步发展，平时饮食应以低铜饮食为主，少食含铜量高的食物如海鲜等，中医药治疗本病，需在把握治疗原则的情况下，灵活辨证，针对不同阶段选用不同治疗，及时调整，方能收到显著疗效。

参 考 文 献

[1] 方微园，王建设.《2022年英国肝病学会实践指南：肝豆状核变性的评估诊断和治疗管理》摘译［J］.临床肝胆病杂志，2022，38（6）：1256－1257.

[2] 刘斌，林晓洁. 中药治疗小儿肝豆状核变性1例［J］.中国中西医结合消化杂志，2019，27（9）：721－722.

[3] 奚凤霖. 奚凤霖医论医案集［M］.北京：中国中医药出版社，2013.

[4] 瞿岳云. 疑难顽病奇症治验［M］.长沙：湖南科学技术出版社，2007.

[5] 刘斌，林晓洁. 中药治疗小儿肝豆状核变性1例［J］.中国中西医结合消化杂志，2019，27（9）：721－722.

第十一章 黄疸杂病

黄疸是常见症状与体征，其发生是由胆红素代谢障碍引起血清内胆红素浓度升高所致。临床上表现为巩膜、黏膜、皮肤及其他组织被染成黄色。黄疸是多种疾病的共同特征，可发生于多种内科和外科疾病。黄疸的中医分型为阳黄、阴黄及急黄，在中医上黄疸属于湿热郁结、熏蒸肌肤而导致皮肤发黄的疾病。

一、刘祖贻诊治黄疸杂病医案1则

陈某，男，50天。

初诊：2006年3月10日。

主诉：身目黄染48天。

病史：患儿未足月出生，生后即出现黄疸，且日益加重，至48天时往省人民医院检查，示巨细胞病毒抗体（＋），诊断为巨细胞病毒感染。查BIL 57.5 μmol/L，DBIL 24.8 μmol/L，TBA 52.2 μmol/L。经抗病毒、抗感染、保肝退黄等治疗，疗效不显，且黄疸加深，并出现喉中哮鸣声、痰鸣音，遂出院，改用中药治疗。

现症见：形体瘦弱，面色晦暗，喉中哮鸣，纳食少，大便溏。

诊查：舌淡、苔白腻，脉濡缓，指纹淡红。

西医诊断：巨细胞病毒感染。

中医诊断：黄疸（阴黄）。

辨证：脾虚不运，寒湿中阻。

治法：健脾温化，利湿退黄。

方药：香砂六君子汤合茵陈蒿汤加减。

处方：西党参5 g，白术5 g，茯苓5 g，白蔻仁5 g，砂仁5 g，山楂5 g，炒麦芽10 g，绵茵陈12 g，炒栀仁3 g，金钱草10 g，2剂，每日1剂，煎水，分次喂服。

二诊：黄疸稍退。上方去炒栀仁，加白花蛇舌草10 g，2剂。

三诊：服药后，喉中痰鸣消失，大便转实。继服 2 剂以巩固疗效。患儿至今 7 岁，身体健康。

按语：西医主要用抗病毒药物更昔洛韦治疗巨细胞病毒感染，但存在疗程较长、疗效欠佳、骨髓抑制等问题。该患儿用抗病毒治疗，病情未见好转，反增喘鸣，而对于喉喘鸣西医亦无有效治疗措施。有报道用吴茱萸粉调敷涌泉穴治疗喉喘鸣有效，本例患儿亦曾试用此法，但无任何效果。巨细胞病毒感染、喉喘鸣的中医治疗文献报道极少，刘老接诊此患儿时，亦感较为棘手。既无成法，刘老仍从中医辨证入手，进行分析。患儿先天禀赋不足，湿毒蕴结不解，故黄疸不退；脾虚不运，寒湿中阻，故见体瘦、纳少、便溏、舌淡苔腻；脾虚水液不得正化，痰湿内生，上而泛肺，阻塞气道，故见喉中喘鸣有声。可见诸症皆为脾虚所致，故当健脾以治本；湿浊久郁，有化热之机，故当温化中稍佐清利。如《医宗金鉴·黄疸门》谓："阴黄者，乃脾湿、肾寒，两虚而成，此最为危候。温脾去黄，以理中汤加茵陈主之；温肾去黄，以茵陈四逆汤主之。"刘老用香砂六君子汤合茵陈蒿汤化裁，并以白蔻仁代木香以增芳化醒脾之力；用金钱草代大黄，利湿退黄而无泻下之弊。二诊黄疸稍退，以炒栀仁性寒而利，脾虚者不宜久用，故改白花蛇舌草以清热散瘀、退黄解毒。三诊时，黄疸已无，仍遵前法。本案从健脾助运入手治疗，略加对症之药数剂而黄疸、喘鸣皆愈，显效之速，出乎意料。

二、王旭斋诊治黄疸杂病医案 1 则

谢某，女，36 岁。

初诊：1980 年 2 月 27 日。

主诉：发热、关节肿痛、皮疹 3 个月，本月初症状加重，伴尿黄半个月。

病史：患者 3 个月前无诱因出现发冷发热，下午尤甚，体温 37～38 ℃，伴乏力，纳差，两踝及手指、足趾关节肿痛，全身出皮疹。本月初症状加重，在外院治疗，体温逐渐上升，达 39～40 ℃，两手因疼痛功能受限，躯干、四肢皮疹增多，极度乏力，胃纳锐减，咽痛干咳，皮肤黄染，大便为黄色稀便、日 2～3 次。2 月 15 日出院时仍发热。后因尿黄加重来我院就诊，以急性肝炎收住院。

现症见：发热，口干，思冷饮，呛咳，黄疸深，神志尚清，面部浮肿，舌质红少津，脉弦滑数。

诊查：体温 39.5 ℃，脉搏 120 次/分，呼吸 30 次/分，血压 120/80 mmHg。患者急性病容，神清，面部及全身皮肤黄染；躯干及背、四肢均有大片红褐色斑疹，形态不一，有抓痕，红色压之可褪；未发现蜘蛛痣和肝掌；耳后、颌下、腋下、腹股沟均可触及肿大的淋巴结，豆粒大或枣核大小，有轻压痛；舌红、干燥少津；心率 120 次/分，第五听诊区可闻及 Ⅱ～Ⅲ 级吹风样收缩期杂音；腹部稍隆起，肝上界第 5 肋间，肝大，肋下 3 cm、剑突下 4 cm，脾区增大，左锁骨中线上肋下 3 cm 处可触到脾边缘，肝脾触痛均明显，腹腔积液征（－），下肢浮肿（＋）。查肝功能 ALT 916 U/L，TTT 11 单位。

西医诊断：自身免疫系统疾病；传染性单核细胞增多症待除外；恶性组织细胞病待除外；发热黄疸待查。

中医诊断：黄疸。

辨证：高热血燥，毒热内蕴。

治法：清热凉血，解毒降黄。

处方：牡丹皮 13 g，栀子 10 g，黄连 10 g，生石膏 30 g，赤芍 13 g，金银花 15 g，连翘 15 g，水牛角 15 g，麦冬 20 g，知母 10 g，黄柏 10 g，茵陈 30 g，细生地黄 13 g，抗热牛黄散（分冲）2 瓶。

二诊：1980 年 3 月 3 日。患者体温已恢复正常，阴伤较重，口干唇裂，夜眠少寐，黄疸尚深，略能进流食，呛咳渐减，舌绛红、无苔，脉细数。辨证为热灼伤阴，水湿不行。治以养阴清热，利水消胀。处方：茵陈 30 g，栀子 10 g，大腹皮 13 g，车前子 30 g，泽泻 10 g，麦冬 20 g，知母 10 g，黄柏 10 g，首乌藤 30 g，生地黄 10 g，玄参 15 g，云茯苓 13 g，地骨皮 10 g。

三诊：1980 年 3 月 12 日。患者黄疸已见明显消退，精神转佳，腹腔积液减少，阴伤尚重。复查肝功能：ALT 628 U/L，TTT 11 单位。继续滋阴复液，养血安神。处方：当归 10 g，白芍 15 g，桂枝 5 g，麦冬 30 g，云茯苓 13 g，益母草 15 g，首乌藤 30 g，白术 15 g，生地黄 15 g，熟地黄 15 g，白茅根 15 g，火麻仁 10 g，泽泻 13 g。

四诊：1980 年 3 月 19 日。患者黄疸继续下降，出汗多，失眠，大便秘结，舌绛红、少津、无苔，脉细数。复查肝功能：ALT 400 U/L，TTT 5 单位。辨证为邪退正虚，气阴两伤。治以补气养血，敛阴止汗。处方：当归 10 g，白芍 15 g，山茱萸 10 g，浮小麦 15 g，党参 15 g，沙参 20 g，龙眼肉 6 g，五味子 20 g，麦冬 30 g，炙甘草 10 g，酸枣仁 10 g，首乌藤 30 g。

五诊：1980 年 4 月 3 日。患者一般情况好，黄疸基本消退，腹腔积液征（－），气血在恢复中，食欲精神可，睡眠欠实，出汗减少。复查肝功能：ALT 185 U/L，TTT 正常。准予出院回家休养，为拟巩固调补方。处方：当归 10 g，白芍 15 g，生地黄 15 g，熟地黄 15 g，益母草 15 g，云茯苓 13 g，炙黄芪 15 g，五味子 30 g，麦冬 20 g，党参 13 g，白术 15 g，枸杞子 15 g，酸枣仁 10 g，炙甘草 10 g，川续断 15 g，首乌藤 30 g。

按语：本例患者西医疑为红斑狼疮，但未找到狼疮细胞，邀中医会诊后，中医根据症情辨证认为属热盛迫血妄行，予以重剂凉血清热解毒后热退身安，诸症悉减，之后邪退出现阴虚症状，改用滋阴复液之剂又出现阳虚自汗现象，再加入敛汗补气之剂使肝功能迅速恢复。运用中药贵在随着邪正的消长灵活运用，要做到审证求因、对症处理，从全方面考虑，抓主要矛盾，切不可针对症状面面俱到使药力分散，药味冗杂反而不能集中有效地解决中心问题。

三、谌宁生诊治黄疸杂病医案 1 则

宋某，男，2 个月。

初诊：2013 年 1 月 16 日。

主诉：全身皮肤、巩膜黄染 34 日。

病史：患儿出生后 34 日发热（38.6 ℃），皮肤、巩膜发黄，在省儿童医院查肝功能：TBIL 225 μmol/L，DBIL 186.3 μmol/L，ALT 81 U/L，AST 142 U/L，排除乙肝、甲肝、戊肝、丙肝病毒感染，并住院治疗 14 日，复查肝功能：TBIL 338 μmol/L，DBIL 239.2 μmol/L，ALT 124 U/L，AST 58.1 U/L。出院诊断：婴儿肝病综合征、支气管炎、巨细胞病毒感染、EB 病毒感染、先天性心脏病。12 月 25 日出院并转省人民医院住院，查巨细胞病毒（＋）、EB 病毒（＋），经用抗病毒及护肝治疗 20 日，准备 2 日后出院，查肝功能：TBIL 172.7 μmol/L，DBIL 136.1 μmol/L，ALT 86 U/L，AST 152 U/L。B 超示肝肋下 3 cm，脾肋下 2 cm，今要求服中药治疗。

现症见：全身皮肤、巩膜黄染，尿黄如浓茶，吃奶量少。

西医诊断：婴儿肝病综合征。

中医诊断：黄疸。

辨证：肝郁脾虚，痰湿凝结。

治法：清热解毒，健脾利湿。

方药：自拟方加减。

处方：羚羊角（另煎）1 g，赤芍 10 g，绵茵陈 15 g，金银花 10 g，茯苓 15 g，黄连 3 g，丹参 10 g，连翘 10 g，熊胆粉（兑冲）1 g，玄参 10 g，生地黄 10 g，甘草 3 g，薏苡仁 15 g。10 剂，1 剂分 4 日服。

二诊：2013 年 3 月 4 日。服药后皮肤、巩膜黄染明显减退，吃奶量增加，小便颜色变浅，复查肝功能：TBIL 33.7 μmol/L，DBIL 20.1 μmol/L，ALT 66 U/L，AST 119 U/L。原方加甲珠 5 g，5 剂。1 剂分 4 日服。

三诊：2013 年 3 月 22 日。药后尚安，皮肤、巩膜颜色基本恢复正常，小便正常，复查肝功能：ALT 100 U/L，AST 139 U/L。舌质淡红、苔薄黄。药后湿热已除，改为益气健脾疏肝，佐以清利湿热。药用：柴胡 6 g，赤芍 10 g，鸡内金 10 g，白术 5 g，茯苓 10 g，甘草 3 g，丹参 10 g，郁金 10 g，麦芽 10 g，薏苡仁 15 g，泽泻 10 g，30 剂。

四诊：2013 年 12 月 14 日。服药后一般情况可，纳可，肝功能正常，B超示轻度脂肪肝。舌质淡红、苔薄黄，脉弦细。原方 30 剂。巩固疗效。

按语：婴儿肝病综合征在新生儿中较多见，加之本患者感染巨细胞病毒、EB 病毒，中医考虑胎毒的可能性大，故配伍羚羊角、赤芍、茵陈、金银花、黄连、连翘、熊胆粉清热解毒，茯苓、薏苡仁健脾利湿，玄参、生地黄滋阴气清热养血，共起清热解毒、健脾利湿的作用而获效。

四、黄疸杂病医案 1 则

丛某，男，23 岁。

初诊：1977 年 4 月 15 日。

主诉：皮肤灰黑伴乏力 2 年余。

病史：患者 2 年前因劳汗当风，沐浴饮冷后，翌日自觉颜面皮肤灼热，畏光暴晒，1975 年 4 月始，发现皮肤色泽灰黑色，渐及全身皮肤色素沉着。无腹痛，尿色不黑，周身疲乏无力，伙食二便正常，曾赴各地求治，均诊为原发性血色病，于 1977 年 4 月 15 日来我院门诊就医，诊为原发性血色病而收入住院。

诊查：体温 37 ℃，脉搏 90 次/分，血压 120/80 mmHg，神志清楚，自动体位，营养良好，发育正常，全身皮肤色素沉着，呈棕黑色或青黑色，以颜面口唇、胸背部最为显著。瞳孔等大等圆，对光反应佳，巩膜无黄染，浅表淋巴结不大，口腔黏膜无色素沉着，咽不充血，扁桃体不大。颈软，气管居中，甲状腺不肿大，胸廓对称，双肺叩诊清音，呼吸音正常，心界不大，心音纯正，心率 90 次/分，肺肝界右锁中线第 6 肋间，腹平软，肝肋下约 1.5 cm、质硬、有轻度触痛，脾未触及，脊柱四肢正常，下肢无凹陷性水肿。生理反射存在，病理反射未引出。血常规：HGB 12.9 g/L，WBC 4.90×10⁹/L，分叶核粒细胞 50%，淋巴细胞 47%，单核细胞 3%；尿常规：蛋白微量，RBC（+），WBC（+），管型（-），尿糖（±），尿含铁血黄素试验（-）；粪便常规正常。肝功能检查：黄疸指数 2 μmol/L，浓碘（+），TTT 6 单位，ZnTT 20 U，ALT 65 U/L。葡萄糖耐量试验：空腹 GLU 88.5 mg%，半小时 155 mg%，1 小时 167 mg%，2 小时 96 mg%，3 小时 110 mg%。血清铁定量测定 410 μg。胸透：两肺纹理增强，两肺门影增宽，心脏无明显改变。

西医诊断：原发性血色病。

中医诊断：血瘀，脉痹。

治法：调和营卫，通经活络，疏风散火。

方药：升阳散火汤加减。

处方：升麻 5 g，柴胡 15 g，羌活 15 g，独活 15 g，党参 25 g，赤芍 15 g，红花 10 g，甘草 10 g，水煎服，每日 1 剂，分 2 次服。连服 12 剂，症状、体征、化验均无明显改变；为加强清热活血之力，方中去柴胡、防风，加大青叶 10 g，又服 10 剂，皮肤色素沉着逐渐减退，疲乏无力减轻，体力较前增强，血清铁定量 110 μg，舌光红无苔，脉数有力，血中蕴热而有瘀滞，遂改用疏风清热、凉血活血之品，当归 15 g，川芎 10 g，白芍 25 g，陈皮 15 g，半夏 10 g，红花 10 g，黄芩 15 g，五灵脂 25 g，防风 15 g，羌活 15 g，独活 15 g，甘草 10 g，又服 10 剂，皮肤色素沉着明显减退，症状消失，肝功能好转，血清铁定量 50 μg，临床症状显著好转出院。出院检查：血清铁定量 50 μg；肝功能：浓碘（+），TTT 7 单位，ZnTT 14 U，ALT 40 U/L 以下。

按语：原发性血色病多与脏腑阴阳失调、正气不足有关。上述病因致血脉痹阻，影响营卫、气血、津液运行则成脉痹。血泣则瘀，津停痰生，故瘀血、痰浊又是贯穿本病始终的重要病理因素。痰瘀互结常是本病缠绵难愈的主要原因。

五、俞尚德诊治黄疸杂病医案 1 则

孙某，男，18 岁。

初诊：1986 年 8 月 23 日。

主诉：巩膜黄染 4 月余。

病史：患者诉巩膜黄染已 4 个月，发现尿黄更早。无自觉不适，反复问诊，纳便正常，喜食油脂，素体健壮，未服药物。家族无黄疸史。苔净，脉较弦滑。

诊查：皮肤无瘙痒及皮疹等，巩膜微黄，无贫血。肝脾未扪及，查阅检验单，肝功能正常，黄疸指数持续徘徊在 15～20 μmol/L。一直以肝炎治疗，未见疗效。复查肝功能：ALT 正常，TBIL 34.2 μmol/L。凡登白试验以 IBIL 为主。诊断不明，对症处理。治疗 2 次，毫无效果。三诊时追询病史，得知患者所谓"大便正常"是由于长期服用牛黄解毒丸的作用，而患者并不认为它是一种治病药物。遂嘱其停服牛黄解毒丸。2 周后家属告知，停服牛黄解毒丸后黄疸已消退。

按语：牛黄解毒丸为《证治准绳》方，由牛黄、大黄、雄黄、冰片等组成。牛黄富含胡萝卜素，可以引起假性黄疸。本例有巩膜黄染，故可排除牛黄引起的假性黄疸。雄黄的主要成分为硫化砷，可直接破坏红细胞引起溶血而发生黄疸。本例由于食量较少，故血清胆红素仅轻度升高。冰片可与体内的葡糖醛酸结合，阻碍胆红素酯化，可导致非酯型胆红素增加。本例可能是由牛黄解毒丸中的雄黄、冰片引起的黄疸，由于未损害肝功能，故停药后，黄疸自行消退。从本例我们得到启发：要重视问诊，善于问诊，深入问诊，切不可以切脉知病自诩。

参 考 文 献

[1] 刘芳，周慎. 刘祖贻医案精华［M］. 北京：人民卫生出版社，2014.

[2] 王旭斋. 王旭斋老中医临床病案集［M］. 北京：中国中医药出版社，2018.

[3] 朱文芳，孙克伟. 谌宁生医案精华［M］. 北京：人民卫生出版社，2015.

[4] 俞尚德. 俞氏中医消化病学［M］. 杭州：浙江大学出版社，2016.

第十二章　溶血性黄疸

溶血性黄疸是因各种病因导致溶血而引起的疾病，临床表现复杂多样，多不典型，部分患者可因黄疸就诊于肝病科，易与肝病相关的黄疸相混淆，导致漏诊和延误诊治。溶血的病因繁多，不同病因具有不同的发病机制。按照是否存在遗传因素，溶血性贫血分为先天性溶血性疾病和后天获得性溶血性疾病。前者包括红细胞膜病、红细胞酶病及血红蛋白病。后天获得性溶血性疾病又分为免疫性和非免疫性溶血性贫血，前者可见于自身免疫性溶血，其中自身免疫性溶血性贫血是一种罕见的获得性自身免疫性疾病，产生抗自身红细胞膜抗原的抗体，从而导致红细胞被破坏。后者包括微血管性溶血性贫血、感染、直接创伤和药物引起的溶血等。本病在中医学中属于"黄疸""虚劳""积聚"等范畴。临床常表现为本虚标实、虚中夹实的特点。

一、孙伟正教授治疗自身免疫性溶血性贫血经验 1 则

路某，女，53 岁。

初诊：2019 年 4 月 12 日。

主诉：乏力、头晕伴茶色尿半月余。

病史：患者半个多月前无明显诱因出现乏力、头晕恶心、茶色尿。遂于某院经血常规、溶血项、骨髓穿刺等相关检查确诊为自身免疫性溶血性贫血，给予环孢素、地塞米松等治疗，病情未见明显好转，上述症状加重，为求中医治疗故来我院就诊。

现症见：现患者乏力，恶热，口干眼干，夜尿频，可见茶色尿，饮食、睡眠尚可，舌黄腻，脉滑数。既往体健。

诊查：WBC 10.19 × 10^9/L，RBC 2.57 × 10^{12}/L，HGB 92 g/L，PLT 279 × 10^9/L，Ret 498.6 × 10^9/L，Ret% 19.4%。

西医诊断：自身免疫性溶血性贫血。

中医诊断：黄疸（阳黄）。

辨证：湿热内蕴，湿重于热。

治法：健脾利湿，活血行气。

方药：易黄汤加减。

处方：茵陈50 g，金钱草30 g，泽泻15 g，白术15 g，茯苓20 g，桂枝15 g，车前子15 g，大腹皮15 g，陈皮15 g，桑白皮15 g，苍术15 g，草薢15 g，香附10 g，黄芪50 g，当归15 g，甘草20 g，猪苓20 g，白花蛇舌草20 g，炒薏苡仁30 g，黄柏15 g，地骨皮15 g，银柴胡15 g，石斛15 g，玉竹15 g。7剂，每日1剂，水煎服，早晚分服。口服药予达那唑，配合中成药金水宝片。

二诊：2019年4月18日。患者茶色尿颜色减轻，但仍感乏力，畏热，自汗，口干眼干，饮食，睡眠尚可，二便正常。舌质紫、苔白腻，脉滑。予易黄汤加地骨皮15 g，银柴胡15 g，浮小麦20 g，糯稻根20 g，石斛15 g，玉竹15 g，苍术15 g，炒薏苡仁30 g。15剂，每日1剂，水煎服，早晚分服。

三诊：2019年5月2日。患者茶色尿明显改善，畏热、自汗、口干眼干症状消失，仍感乏力。饮食、睡眠尚可，二便正常。舌质黄腻，脉滑。予易黄汤。21剂，每日1剂，水煎服，早晚分服。予中成药槐杞黄颗粒。

四诊：2019年5月23日。患者茶色尿消失，乏力症状消失，偶有畏热。饮食、睡眠尚可，二便正常。舌质黄腻，脉细。WBC 5.95×10^9/L，RBC 3.86×10^{12}/L，HGB 123 g/L，PLT 187×10^9/L，Ret 99.20×10^9/L，Ret% 2.57%。予易黄汤加炒薏苡仁30 g，地骨皮15 g，银柴胡15 g。15剂，每日1剂，水煎服，早晚分服。后随访患者病情稳定。

按语：自身免疫性溶血性贫血是由于患者免疫系统功能紊乱，产生自身抗体和（或）补体，从而导致红细胞寿命缩短，破坏加速出现溶血性贫血。本病一般起病慢，轻者仅见头晕、乏力。临床辨证分型主要为湿热内蕴，症见身目发黄，小便色深、甚如酱油色，头晕，乏力，气短，心悸，唇甲色淡，严重者见恶寒发热，腰背酸痛，其黄染迅速加速，舌淡红、苔黄腻或黄燥，脉滑数；气血两虚见面色㿠白或萎黄，乏力，心悸，气短，头晕，唇甲色淡、神疲懒言，舌质淡、苔白，脉细弱。孙伟正教授认为本病初期以黄疸为主要表现，邪实为主，正虚不甚，治疗时当辨清热重于湿还是湿重于热，待湿热之邪得以去除后，予补益气血、活血之品。《血证论·男女异同论》云："瘀血不行，则新血断无生理……盖瘀血去则新血易生，新血生而瘀血自去。"故孙伟正教授常常用活血药祛瘀血以助新血的生成，同时应当健脾利湿，以防一味滋补，湿浊内生，病情反复。孙伟正教授结合丰富的临床经验，自拟易黄汤为治疗自身免疫性贫血之基础方，以茵陈五苓散加减，方药组成为茵陈、金钱草、泽泻、白术、茯苓、桂枝、车前子、大腹皮、陈皮、桑白皮、苍术、萆薢、香附、黄芪、当归、甘草、猪苓、白花蛇舌草。取茵陈五苓散健脾利湿退黄之效，金钱草利湿退黄；车前子、大腹皮、陈皮、桑白皮、苍术、萆薢以健脾利湿；香附、黄芪、当归活血行气；甘草、猪苓、白花蛇舌草清热解毒，调节免疫。

本例患者经过西医治疗后，效果不明显，初诊时可见茶色尿，自身免疫性溶血性贫血发病急、病程短，又见恶热，口干眼干，苔黄腻，脉滑。故诊断为黄疸（阳黄，热重于湿）。予易黄汤加减，加炒薏苡仁以健脾利湿，黄柏清热燥湿，地骨皮、银柴胡清虚热，石斛、玉竹滋阴降火，均为孙伟正教授临床常用药对。二诊时患者病后体虚，出现自汗症状，予浮小麦、糯稻根以止汗。三诊、四诊患者病情趋于稳定，血常规指标逐渐正常。

二、杨淑莲教授治疗自身免疫性溶血性贫血经验辑要1例

患者，女，21岁。

初诊：2017年5月4日。

主诉：渐进性面黄、乏力1周。

病史：患者1周前无明显诱因出现面色萎黄、周身乏力，活动后心悸、气短，小便色黄，无发热、骨痛等症状，5月1日在当地医院查血常规：WBC 8.64×10^9/L，RBC 1.11×10^{12}/L，HGB 71 g/L，MCV 125.3 fL，PLT 293×10^9/L。生化：TBIL 49.5 μmol/L，DBIL 17.1 μmol/L。未行进一步诊治，上述症状逐渐加重，遂来本院就诊。门诊以"黄疸（贫血原因待查）"收入院。既往体健。

现症见：患者神清，精神差，面黄、乏力明显，活动后心慌、气短，自诉冷水洗手后手指轻度发绀，无手足心热、盗汗，无咳嗽咳痰，无恶心、呕吐，无骨痛，无腹胀、腹痛，无便血、尿血，纳食差，夜寐安，小便色黄，大便溏薄。舌质淡、苔白，脉沉细数而弱。

诊查：重度贫血貌，周身皮肤黄染，巩膜黄染。浅表淋巴结未触及肿大。听诊双肺呼吸音清，未闻及干湿啰音及胸膜摩擦音。心率86次/分，律齐，各瓣膜区未闻及病理性杂音。腹软，无压痛、反跳痛及肌紧张，脾肋下2 cm，双下肢无水肿。血常规：WBC 9.97×10^9/L，RBC 0.95 $\times 10^{12}$/L，HGB 50 g/L，PLT 217×10^9/L。Ret% 17.07%；生化：ALB 33.5 g/L，GLO 41.9 g/L，TBIL 62.86 μmol/L，IBIL 46.09 μmol/L，铁蛋白253.7 ng/mL，

库姆试验分型抗 IgG（＋）；腹部 B 超：右肾结石，脾大；胸部 CT：两肺轻度慢性炎性改变，心影略大，心腔密度减低，提示贫血，纵隔及双侧腋窝多发淋巴结，肝、脾大。

西医诊断：自身免疫性溶血性贫血（温抗体型）。

中医诊断：黄疸。

辨证：脾虚湿困。

治法：健脾利湿，益气养血。

方药：茵陈蒿汤合参苓白术散加减。

处方：茵陈 10 g，栀子 10 g，当归 10 g，半夏 9 g，党参 15 g，黄芪 30 g，白术 10 g，苍术 10 g，茯苓 10 g，郁金 10 g，虎杖 10 g，龙骨 30 g，黄芩 10 g，柴胡 10 g，金钱草 10 g，生牡蛎 30 g，焦三仙 30 g，鸡内金 10 g，甘草 6 g。7 剂，水煎服，每日 1 剂。上方首煎加水 500 mL，浸泡 30 分钟，文火煎 30 分钟，取汁 100 mL，二煎加水 100 mL，文火煎 30 分钟，取汁 80 mL，两煎混合，分早晚 2 次温服。

患者因拒绝应用糖皮质激素，给予同型洗涤红细胞、清开灵注射液、胸腺五肽注射液等输注以补血、退黄、调节免疫治疗。

二诊：2017 年 5 月 11 日。患者自觉乏力好转，无发热，无手足心热、盗汗，无咳嗽咳痰，无恶心、呕吐，无骨痛，无腹胀、腹痛，无便血、尿血，纳食可，夜寐安，二便调。查体：舌质淡红、苔白，脉沉弱。中度贫血貌，周身皮肤无黄染，巩膜无黄染。浅表淋巴结未触及肿大。听诊双肺呼吸音粗清，未闻及干湿啰音及胸膜摩擦音。心率 80 次/分，律齐，各瓣膜区未闻及病理性杂音。腹软，无压痛、反跳痛，脾肋下 2 cm。双下肢无水肿。血常规：WBC 8.77×10^9/L，RBC 2.77×10^{12}/L，HGB 93 g/L，PLT 246×10^9/L，Ret% 6.15%。患者目前黄疸消退，结合舌脉，以益气养血、温阳化气为原则，组方：党参 15 g，黄芪 30 g，白术 10 g，苍术 10 g，茯苓 10 g，郁金 10 g，桂枝 10 g，白芍 10 g，泽泻 10 g，山药 30 g，当归 10 g，生龙牡 30 g，焦三仙 30 g，鸡内金 10 g，甘草 6 g，阿胶（烊化）10 g。14 剂，水煎服，每日 1 剂，分 2 次口服。患者因经济原因带药出院。

三诊：2017 年 5 月 26 日。患者门诊复诊，面色红润，无乏力，可以从事轻体力劳动，无发热，皮肤无黄染，无心悸、气短等不适，纳食可，二便调；舌质淡红、苔薄白，脉弦减。血常规：WBC 5.4×10^9/L，RBC 3.89×10^{12}/L，HGB 112 g/L，PLT 175×10^9/L，Ret% 4.6%。患者应用上方治疗

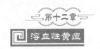

后症状逐渐好转，面黄、乏力消失，效果良好，继用上方治疗30日后逐渐停药。随访至今未见复发。

按语：杨教授认为本病正虚为本，湿邪贯穿始终。患病初期。以黄疸为主要表现，此时正虚不甚，当以祛邪为主：偏于湿热者当分清湿重还是热盛，热重于湿当以茵陈蒿汤加减；湿重于热以茵陈五苓散加减：湿热得祛，当注意补虚，治以益气健脾、淡渗利湿，湿热尽祛后，可健脾益肾、填精益髓，以期气血早日得复。后期以气血亏虚为主，首当益气补血，此时亦不能一味滋补，益气健脾、补肾生血同时，要注意加用健脾利湿、活血化瘀药物，以防湿浊内生、瘀血阻滞，致死灰复燃或危及生命。

本案例以面色萎黄、周身乏力，活动后心悸、气短，小便色黄为主症，综合四诊，属中医学"黄疸"范畴。患者为青年女性，平素饮食不节，损失脾胃，脾失健运，湿热内生，湿热熏蒸，胆汁泛溢肌肤，可见身黄，湿热下注故见小便黄；脾失健运，阳气不足，故见大便溏薄，气血生化失司，血虚不能荣养四肢，可见周身乏力；气血亏虚，不能濡养心脉，故心慌，气短，舌质淡红、苔白，脉沉细数弱。四诊合参，本病为黄疸、脾虚湿困型，故以利湿退黄兼以养血治之。方中用党参、黄芪补气健脾摄血，茯苓、白术健脾助运，茵陈、栀子、苍术、虎杖、黄芩、金钱草清热利湿退黄，半夏健脾燥湿，柴胡疏肝理气，龙骨、牡蛎收敛固涩，当归养血活血，甘草调和诸药。二诊黄疸已退，结合舌脉，调整以养血扶正为主，兼祛余邪。故以参、芪、术、苓以健脾益气：当归、阿胶以养血；苓桂术甘加泽泻以温阳利水渗湿；山药、鸡内金、焦三仙以养胃；郁金以活血行气退黄。本证以正虚为本，邪实为标，在施治之时，宜当分清湿、热、虚、瘀孰轻孰重，加以侧重；同时注意涉及脏腑深浅，肝胆脾肾偏倚；病程长短、患者体质、感邪深浅均为决定疾病发展的重要因素。

参 考 文 献

［1］张杰，郑素军. 溶血性黄疸的临床特征及鉴别诊断［J］.临床肝胆病杂志，2020，36（6）：1423－1427.

［2］赵雨婷，王金环，孙伟正. 孙伟正教授治疗自身免疫性溶血性贫血经验［J］.世界最新医学信息文摘，2020，20（1）：217－219.

［3］王茂生，李君. 杨淑莲教授治疗自身免疫性溶血性贫血经验辑要［J］.中国中医急症，2018，27（9）：1651－1654.

第十三章　新生儿黄疸

新生儿黄疸属于新生儿易发的一种疾病，是指在新生儿期（出生到生后 28 日），由于胆红素代谢异常，引起血中胆红素水平异常增高（超过 5 ～ 7 mg/dL）从而导致皮肤、黏膜、巩膜及全身其他组织黄染，分为生理性黄疸和病理性黄疸。病理性黄疸需注意鉴别其发病的原因：溶血性黄疸（包括 ABO 溶血、RH 溶血等），梗阻性黄疸（先天性胆道闭锁等），感染引起（如肝细胞性黄疸、新生儿肺炎、败血症等），代谢异常引起（如母乳性黄疸、先天性甲状腺功能减退等）。生理性黄疸通常可以自行痊愈，无须特殊治疗，而病理性黄疸则需要及时有效治疗，如治疗不及时，有可能造成中枢神经系统损伤，出现胆红素脑病，影响新生儿智力发育，甚至造成死亡。新生儿病理性黄疸的病因中，围产因素占首位，其次是感染因素和新生儿溶血病。对新生儿黄疸的治疗，尽早查明并去除病因是最关键的环节，以光照疗法尤其是蓝光照射为最主要的治疗手段。

中医学认为，新生儿黄疸属于中医学"胎黄""胎疸"范畴，首见于隋代《诸病源候论·小儿杂病诸候·胎疸候》："小儿在胎，其母脏气有热，熏蒸于胎，至生下小儿体皆黄，谓之胎疸也。"宋代钱乙《小儿药证直诀·黄相似》称："自生而身黄者，胎疸也。"中医防治新生儿黄疸是在中医学整体观念和辨证论证的思想指导下完成的，体现了其自身的优势，临床可根据患儿的具体情况选用合适的治疗方法。本病治疗以利湿退黄为基本原则。根据病因的不同有所侧重，湿热郁蒸证宜清热利湿退黄，寒湿阻滞证宜温中化湿退黄，瘀积发黄证宜行气化瘀消积，胎黄动风证宜平肝息风退黄，胎黄虚脱证宜大补元气、温阳固脱。变证患儿病情重，且传变迅速，应密切观察病情变化，及早发现，及时处理，必要时还需采用西医方法治疗，如换血、手术及补液等疗法。中医防治新生儿黄疸可有效降低胆红素水平、缩短治疗时间，提高疗效，无明显不良反应，易被患儿和家长接受，值得在临床上推广使用。

一、贾六金治疗新生儿黄疸医案 1 则

患儿，女，出生 29 日。

初诊：2015 年 2 月 23 日。

主诉：面目黄染 25 日。

病史：患儿自出生后三四天发现面目皮肤黄染，随时间推移黄疸日渐加重。曾就诊于儿童医院诊为病理性黄疸。住院给予蓝光箱照射及口服茵栀黄颗粒退黄治疗，效果不显，遂来诊。

现症见：来诊时患儿精神不振，面部皮肤、巩膜黄染、色如柑橘，吐舌，纳乳尚可，大便稀溏、日泻 6～7 次，舌红苔白厚腻，指纹淡紫于风关。

诊查：颜面皮肤及巩膜黄染，躯干皮肤轻度发黄，腹软，肝脾不大。辅助检查：经皮测胆红素仪测得胆红素 150 mg/L。

西医诊断：新生儿黄疸（病理性黄疸）。

中医诊断：胎黄。

辨证：湿热阻滞，湿重于热。

治法：燥湿运脾，清热退黄。

方药：自拟茵陈退黄汤加减。

处方：茵陈、茯苓、泽泻、板蓝根、五味子、苍术各 6 g，炒白术 4 g，栀子、连翘、砂仁、白蔻仁、甘草各 3 g，5 剂，每日 1 剂，水煎服约 50 mL，少量频服。

二诊：2015 年 3 月 3 日。服药 1 周后，黄疸明显消退，经皮测胆红素降至 80 mg/L，面目皮肤黄染减轻，大便尚调、每日 1～2 次，仍有吐舌，舌淡红苔白厚。处方：首方茵陈加至 8 g，炒白术加至 6 g，加黄连 1.5 g，5 剂，1 周后随访患儿黄疸消退，诸症消除。

按语：新生儿黄疸，古称"胎黄""胎疸"。胎黄的产生主要责之于胎禀因素，湿热熏蒸、寒湿阻滞、气滞血瘀，从而发黄。再加初生婴儿，更为稚阴稚阳之体，尤以脾常不足、失于健运、湿阻中焦、肝失疏泄致胆汁外溢发黄。病理性黄疸需要积极明确原发疾病，做针对性治疗。临床仍见部分患儿病因不甚明确，黄疸持续不退，或经治后黄疸退而复现者，实属难治。贾六金主任医师言此类黄疸患儿虽经清热利湿治疗，邪毒已祛大半，但湿祛不尽、热除不清，故黄疸仍现。且服用苦寒药物日久败伤脾胃，脾虚不能运化水湿，更加重湿邪阻滞，故以湿重热轻为病机关键。难治性病理性黄疸患儿，贾六金主任医师谨守"湿不祛、热不清、黄不退"的辨治要点，拟祛湿清热为治法，湿祛则热不能独存，治以祛湿为主。经方茵陈蒿汤是治疗黄疸的基础方，茵陈、栀子、大黄清热利湿，通利小便，体现"治黄，但利小便"，大黄用量可根据症状调整。平胃散为治里湿的祖方，蕴苦温燥湿、行气化湿于中，奏燥湿运脾、行气和胃之功。贾老擅长运用基础方，以茵陈蒿汤合平胃散加减自拟"茵陈退黄汤"，具有燥湿运脾、清热利湿、退疸除黄的功效。茵陈退黄汤药物组成：茵陈、茯苓、泽泻、苍术、陈皮、厚朴、五味子、板蓝根各 6 g，砂仁、白蔻仁、栀子、甘草各 3 g。主治病理性黄疸，黄疸持续不退或退而复现，皮肤、巩膜黄染，精神欠佳，大便稀溏，次数增多，舌苔厚腻者，具有运脾燥湿、清热利湿、退疸除黄之功效。大便稀溏，次数增多者，适加炒白术健脾燥湿，纳乳不佳者，酌加炒三仙消食开胃。

本案例患儿诊为胎黄，皮肤黄染色鲜明，证属阳黄，虽投茵栀黄，但症不减。贾老认为湿热阻滞不祛，脾胃虚弱，湿重而热轻，仍见皮肤黄染，精神不振，大便稀溏，舌红苔白厚腻。故治以燥湿运脾、清热利湿之茵陈退黄汤。方中茵陈、栀子为君，茵陈性苦微寒，归脾胃肝胆经，清四经之热，利四经之湿，《神农本草经》言其"主风湿寒热邪气，热结黄疸"，是治疗黄疸的要药；栀子苦寒清热利尿，《本草通玄·山栀》曰"仲景多用栀子茵陈，取其利小便而蠲湿热也"。去茵陈蒿汤中大黄，因其苦寒泻下，来诊患儿多已用过茵栀黄颗粒，大便稀溏，恐更伤中阳，故去之不用。苍术、陈皮、厚朴、茯苓、泽泻、砂仁、白蔻仁为臣，其中苍术苦辛温燥，最善燥湿健脾以祛湿浊，辛香健脾以和脾胃；厚朴苦燥辛散、下气除满，助苍术除湿运脾；陈皮苦温而燥、理气健脾，合厚朴以复脾胃升降之气机。茯苓甘淡平和，淡渗利湿兼健脾之功，利湿而不伤正；泽泻，《本草正义》云"泽泻最善渗泄水道，专能通行小便"，两药相须为用，淡渗利湿，加强祛湿之功效，正如仲景所言"诸病黄家，但利其小便"；砂仁、白蔻仁配伍，辛散温通、化湿醒脾、芳香健胃，宣通三焦气机，气行则湿化，《本草汇言》中记载"砂仁温中和气之药也，若上焦之气，梗逆而不下，下焦之气抑遏而不上，中焦之气凝聚而不舒，用砂仁治之，奏效最捷"；板蓝根、五味子为佐药，板蓝根入肝胃血分、苦寒清热解毒，五味子益气生津，使泄中有补，甘草甘缓和中为使药。综观全方，集清热利湿、苦温燥湿、淡渗利湿、芳香化湿于一体，寒温并用、升降同调、辛苦芳淡相合，着重于祛湿清热以退黄，

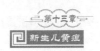

杂合以治，各得其宜。同时，方中加炒白术燥湿健脾，与苍术相配伍，相须为用，燥湿运脾。患儿兼有吐舌，因舌为心之苗窍，心经有热，故吐舌，则加连翘、黄连以清心热，10 剂而愈。

二、任宝成论治新生儿黄疸医案 1 则

患儿，女，3 个月。

初诊：1983 年 3 月 26 日。

主诉：患儿身目发黄 1 周。

现症见：尿黄，便黄，腹胀，时有进食呛奶，舌红苔白，纹紫。

诊查：呼吸稍促，皮肤轻到中度黄疸，腹胀，肝肋下 4 cm、质韧，脾肋下 2 cm，巩膜黄染。血常规：WBC 15.4 × 10^9/L，NE% 20%，LY% 78%，单核细胞百分比 2%，PLT 186 × 10^9/L，HGB 85 g/L。肝功能：ALT 55 U/L，TBIL 5.8 mg/dL，DBIL 7 mg/dL，IBIL 1.0 mg/dL，TP 6.93 g/dL，ALB 38 g/L，GLO 31.3 g/L。BIL（＋），URO 及尿胆素（－）。

西医诊断：新生儿黄疸、婴儿肝炎综合征。

中医诊断：胎黄。

辨证：湿热熏蒸肝胆证。

治法：清热解毒，利胆退黄。

方药：加味茵陈蒿汤加减。

处方：茵陈 6 g，熟大黄 3 g，金银花 6 g，栀子 6 g，连翘 6 g，桃仁 3 g，赤芍 3 g，神曲 6 g，甘草 3 g。7 剂，用法：用水 200 mL，煎为 100 mL，再浓缩为 30 mL，每日量分 4 次给小儿喂服。

二诊：1983 年 4 月 2 日。患儿目黄、身黄及小便黄均渐退，腹胀渐消，仍纳呆。服药后，面及周身有出血点，纹紫，苔白。上方继服 7 剂。

三诊：1983 年 4 月 9 日。病情好转，皮肤黄染已消退，纳食增，二便调，指纹紫，苔白，肝肋下 2 cm，巩膜轻度黄染。更方：茵陈 6 g，栀子 3 g，金银花 6 g，连翘 3 g，木通 3 g，滑石 6 g，神曲 6 g，甘草 1.5 g。6 剂。4 月 16 日因感冒就诊，黄疸未反复，肤色如常人。

按语：任老认为小儿黄疸的病因主要是湿热邪毒，临床上阳黄者多见。鉴于"湿邪"是黄疸的主要病因，其治疗首以"分利湿邪"为要，提出从三焦分期辨证论治的原则，并总结具体的治疗方法，包括芳香宣化、清热利湿、疏利肝胆、轻消理脾、化瘀散结；阴黄者应以温散甘淡祛黄之法治疗。

初期黄疸未见，湿热困脾，治疗以化湿为主，湿化热自去，治宜芳香宣化，兼以清热利湿，宜采用自拟藿佩竹豆汤加减。处方：藿香 10 g，佩兰 6 g，竹茹 6 g，金银花 6 g，连翘 6 g，黑豆卷 4.5 g，甘草 1.5 g。若发热、汗多者，藿香减半；不进食者，加神曲 10 g，麦芽 10 g；呕吐甚者，加倍竹茹；二三日不大便者，加大黄 5 g；小便短赤者，加竹叶 3 g，灯心草 3 g。

中期黄疸已现，湿热熏蒸肝胆脾胃，气机不利，治宜清热利湿，兼清热解毒退黄，宜采用自拟加味茵陈蒿汤加减。处方：茵陈 10 g，金银花 6 g，连翘 6 g，竹茹 6 g，滑石 6 g，神曲 6 g，槟榔 6 g，栀子 5 g，木通 5 g，大黄 3 g，胡黄连 3 g，延胡索 3 g，甘草 1.5 g。本方以《伤寒论》茵陈蒿汤为基础方清热利湿。方用茵陈开郁清湿热；滑石、木通助茵陈清热利湿，使邪从小便而解；金银花、连翘助栀子、大黄通行三焦，导邪下行；竹茹、神曲旨在降逆化滞；延胡索、甘草功在缓解肝区或胁肋疼痛。胡黄连清热燥湿，擅除胃肠湿热、消积化滞，又能清热凉肝。若无胡黄连可用青黛代替。呕吐甚者，去木通，改竹茹为 10 g；腹痛剧者，改延胡索为 6 g，槟榔为 10 g；食少腹胀者，改神曲为 15 g，槟榔为 15 g；汗多身痒者，茵陈减至 3 g；烦热急躁等肝热症状明显者，栀子、胡黄连加倍；小便短赤而深黄者，滑石、木通加倍；大便溏者，去大黄，加薏苡仁 6 g。本方具有清热、利湿、解毒之功，必须在出现明显阳黄性质的黄疸时使用。

后期久病入络，肝气郁结致气滞血瘀，成癥瘕结聚，见肝大，肝功能未恢复者，治宜活血化瘀、轻消理脾，宜采用鳖甲汤加减。处方：鳖甲 6 g，地肤皮 6 g，水红花子 6 g，三棱 1.5 g，莪术 1.5 g，甘草 1.5 g，丹参 3 g，槟榔 6 g，大黄 3 g，赤芍 3 g。肝区疼痛者，加延胡索 3 g，倍用赤芍、三棱、莪术；腹部胀硬、小便少者，水红花子、槟榔、地肤皮可用至 10 g；食少大便干燥者，加神曲 10 g，倍用大黄，减甘草；兼身疲者，倍用鳖甲；寒热往来者，加柴胡 3 g，白芍 6 g。若无水红花子可倍用赤芍、丹参、槟榔。

本案例患儿新生儿黄疸诊断明确，结合临床特征考虑婴儿肝炎综合征，中医辨证为湿热熏蒸肝胆证，属于黄疸中期，治以清热解毒、利胆退黄，方药以加味茵陈蒿汤加减。首诊方用茵陈开郁清湿热；金银花、连翘助栀子、大黄通行三焦，导邪下行；神曲旨在降逆化滞；桃仁、赤芍活血化瘀有助肝功能恢复；甘草调和诸药。三诊加用滑石、木通助茵陈清热利湿，使邪从小便而解。

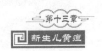
参 考 文 献

[1] 李秋平，封志纯．美国儿科学会最新新生儿黄疸诊疗指南 [J]．实用儿科临床杂志，2006，21（14）：958 - 960．

[2]《中华儿科杂志》编辑委员会，中华医学会儿科学分会新生儿学组．新生儿黄疸诊疗原则的专家共识 [J]．中华儿科杂志，2010，48（9）：685 - 686．

[3] 顾敏勇，杨燕，孙彦丽，等．中医儿科临床诊疗指南·胎黄（修订）[J]．中医儿科杂志，2018，14（2）：5 - 9．

[4] 王玉蛟，王立新．中医防治新生儿黄疸的研究进展 [J]．中国医药科学，2016（1）：26 - 30，34．

[5] 张焱，袁叶，刘小渭，等．茵陈退黄汤治疗新生儿黄疸 [J]．中国中西医结合儿科学，2018，10（2）：182 - 184．

[6] 杨莉颖，郭素香．任宝成从三焦论治小儿黄疸经验 [J]．湖南中医杂志，2017，33（9）：43 - 45．

第十四章　胆管结石

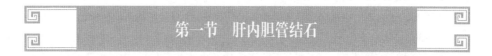

第一节　肝内胆管结石

　　肝内胆管结石主要是发生于左肝管及右肝管汇合部以上各个分支胆管内的结石，其发生与胆汁滞留、细菌感染及寄生虫感染等因素有关。肝内胆管结石的患者平时一般无症状，或仅有上腹部、胸背部胀痛不适，当结石造成胆管梗阻时，可出现腹痛或黄疸，如继发胆管炎时，可有较典型的查科三联征，即腹痛、寒战高热和黄疸，严重者可导致感染性休克。由于其病变复杂、复发率高，且常引起严重的并发症，现在西医采用以手术为主的综合治疗，但是由于术中探查不彻底、结石残留、肝内胆管狭窄、术后反复胆管炎、复查不及时、患者个人体质等多种因素的影响，复发率仍较高。中医并无肝内胆管结石的病名，诸位医家据其临床表现通常将其划分为"胁痛""黄疸""胆胀""腹痛""癖黄"等范畴。中医认为胆管结石的病位在肝胆，与脾胃密切相关，病因病机为饮食失调、情绪不畅等导致肝失疏泄、胆汁分泌失畅，造成胆汁淤积，瘀而化热，酿生湿热，胆汁与湿热胶着煎熬日久，凝聚成石。治疗上大多都以健脾疏肝理气、清热利湿排石为主，均能够改善患者的临床症状，促进结石消失或减小，甚至促进结石的溶解与排出。

一、乔振纲诊疗肝内胆管结石医案 1 则

患者，男，47 岁。

初诊：2003 年 7 月 12 日。

主诉：反复右胸胁疼痛 1 年余，加重伴身目尿黄 1 周。

病史：患者 1 年来常感右胸胁疼痛，当地医院一直按胆囊炎治疗，经长时间中西药治疗，未获显效。10 天前在洛阳某医院 B 超检查发现肝内有一

条状强回声光团（1.2 mm×4.0 mm），诊为肝内胆管结石，建议手术，患者惧之，特转诊于乔师，要求中药保守治疗。

现症见：右胸胁阵发性刺痛，每遇生气或食肥腻之品后发作加重，其时刺痛难忍、向右肩背放射，伴皮肤黄染、胁肋撑胀、纳呆、厌油、大便干结、小便黄。

诊查：查见面色黧黑，巩膜轻度黄染；舌质紫暗、舌苔黄厚，脉弦滑数。B超检查发现肝内有一条状强回声光团（1.2 mm×4.0 mm），诊为肝内胆管结石。

西医诊断：肝内胆管结石。

中医诊断：胁痛，黄疸。

辨证：肝气郁滞，湿热瘀阻。

治法：以疏肝理气、清热利湿、化瘀溶石为主，兼以调和脾胃、通降腑气。

方药：自拟疏肝利胆溶石汤。

处方：丹参13 g，柴胡9 g，黄芩10 g，栀子9 g，茵陈15 g，川芎9 g，赤芍25 g，郁金9 g，三七粉（冲服）5 g，莪术9 g，石韦15 g，砂仁9 g，焦三仙各13 g，虎杖9 g，大黄（后下）15 g，延胡索15 g，青皮、陈皮各9 g，金钱草30 g。

二诊：2003年11月28日。患者连服上方化裁加减出入4月余，右胸胁疼痛明显减轻，巩膜黄染早已消退，食量增加，面色黑气渐退，大便转调。B超复查，肝内光团大小变为9 mm×3 mm。现时觉乏力，舌质紫暗、舌苔稍黄略腻，脉沉弦。再治仍以疏肝理气、清热利湿、化瘀溶石为主，兼以调和脾胃。处方：太子参13 g，丹参15 g，柴胡9 g，黄芩9 g，法半夏9 g，苍术10 g，砂仁9 g，郁金9 g，广木香9 g，赤芍25 g，三七粉（冲服）7 g，石韦15 g，浙贝母13 g，莪术9 g，青皮、陈皮各10 g，金钱草30 g。每日1剂，水煎服。

三诊：2004年2月4日。宗上方出入，连服3月余，右胁疼痛基本消失，黧黑面色转黄而有光泽，精神明显好转，B超复查，肝内强回声光团大小变为5 mm×3 mm。舌质暗红、苔薄黄，脉沉弦。现时觉腹胀，口干，便秘。至此，胜利在望，仍需击鼓再进。再治仍以疏肝理气、清热利湿、化瘀溶石为主，兼益气养阴扶正、调和脾胃通腑。处方：黄芪15 g，太子参13 g，丹参10 g，柴胡9 g，黄芩9 g，白术10 g，鸡内金15 g，郁金10 g，佛手9 g，石斛15 g，石韦15 g，广木香9 g，浙贝母13 g，莪术9 g，焦三仙各13 g，枳实5 g，槟榔9 g，川厚朴9 g，金钱草30 g。每日1剂，水煎服。

四诊：2004年5月23日。上方加减出入续服3月余，诸症皆失，精神转佳，面色红润。复查彩色B超提示肝内未见强回声光团。证实结石已消失。遂予逍遥丸、香砂养胃丸各2盒调理善后。

按语：乔师治疗肝胆管结石所致黄疸的基本经验可归结为四点：①细究病机，肝胆气滞为本，湿热瘀阻为标；②治守病机，立足疏肝利胆，理气化湿活瘀；③从长计议，结石虽难排出，终究可溶可化；④疗程冗长，用药轻剂缓图，时时顾护脾胃。

本案患者右胸胁刺痛，每遇生气或食肥腻之品后发作加重，考虑气滞血瘀证，方中柴胡、郁金、青皮、陈皮均为行气药，有利于疏肝理气，再加丹参、三七粉、赤芍、川芎、莪术、延胡索以行活血化瘀之功用；患者面色黧黑，巩膜轻度黄染，此乃因胆汁排泄不畅、胆汁外溢，发为黄疸，加用茵陈、黄芩、金钱草、栀子、虎杖清热化湿；肝失疏泄，肝郁犯脾，脾失健运，不能升清，故症见纳呆、厌油，予焦三仙健脾开胃；现代药理学研究证实石韦有利胆石和利尿排石之功，能明显促进胆汁分泌和排泄，使结石排出；胆汁淤积，胆气下降失常，无法助肠下行，从而使其无法发挥分清别浊、传导排泄的功能，故见大便干结，可予大黄、砂仁通降腑气。全方共奏疏肝利胆、清热化湿、活血化瘀、溶石排石之效。患者病程较长，药量不宜过大，慎用大苦大寒之品，以免损伤中阳，泻下药不宜过猛过峻，中病即止，后期加入益气、健脾、和胃之品。乔师用药始终贯彻"扶正不留邪，祛邪不伤正"的理念。

二、徐景藩诊疗肝内胆管结石医案1则

患者，男，55岁。

初诊：1993年4月10日。

主诉：反复右胸胁疼痛、目黄尿黄半年余。

病史：患者半年前开始反复出现右胁部持续性疼痛，痛时牵及右肩背部，伴巩膜轻度黄染，纳差，夜寐欠安，大便偏干。B超、CT检查均提示"肝内胆管多发性结石（最大为0.8 cm×0.6 cm），肝内胆管轻度扩张"。因治疗无效且无法手术而来我院求治。

现症见：右胁部持续性疼痛，痛时牵及右肩背部，伴巩膜轻度黄染，纳

差，夜寐欠安，大便偏干，小便黄。

诊查：B超、CT检查均提示"肝内胆管多发性结石（最大为0.8 cm×0.6 cm）肝内胆管轻度扩张"，肝功能ALP、GGT、TBIL均偏高，精神欠振，形体偏瘦，面色萎黄，两目微黄，舌质偏红、苔黄腻，脉细弦。右胁部肝区叩击痛（＋）。

西医诊断：肝内胆管多发性结石。

中医诊断：胁痛/黄疸。

辨证：肝气失疏，湿热蕴结，石阻肝内，气血瘀滞。

治法：疏利肝胆，清化通络。

方药：自拟中药内服方。

处方：炙柴胡6 g，炒枳壳10 g，白芍15 g，炙甘草5 g，制大黄10 g，茵陈20 g，金钱草30 g，鸡内金10 g，青皮6 g，陈皮6 g，法半夏6 g，三棱10 g，莪术10 g，王不留行10 g，皂角刺10 g，蛴螬虫6 g。

二诊：连续服用1个月后，疼痛缓解，黄疸消退，肝功能恢复正常，复查B超示"肝内胆管不扩张，肝内结石减少（与前B超对比），最大的为0.5 cm×0.3 cm"。患者长期门诊复诊，至今未有大的发作，早已恢复正常工作。

按语：徐老治疗肝胆管结石导致的黄疸主张疏肝理气、清化通络，用药较为严谨。徐老认为肝内结石以右胁疼痛为主，为肝本经的表现，宜用柴胡、延胡索、香附、枳壳、青皮、陈皮等药，此外"六腑以通为用"，腑中有滞，以制大黄清热导瘀，以腑气通畅为度，常与芍药、甘草相伍，既无苦寒损胃之弊，又兼缓肝柔化之功。若患者有口苦或呕吐苦汁等症，根据《灵枢·四时气》所云"邪在胆，逆在胃"，在疏利的同时，常配用降胆和胃之法，配用刀豆壳、柿蒂、代赭石等，颇有验效。"清"是清利肝胆湿热，常用茵陈、青蒿、黄芩、山栀、虎杖等，病情重者，可用水牛角。对于黄疸、身痒者，徐老还常加用秦艽、白鲜皮等除湿祛风退黄。徐老认为"化"有两重含义：一是常用的"清化"，即"三金汤"（金钱草、海金沙、鸡内金）、"四金汤"（三金汤加郁金）之意；二是"化坚"，因肝内胆管结石较为固定，可加用化坚散结之药，常用如皂角刺、鳖甲等。"通络"则除常用的活血通络外，还常用攻窜通络法及温经通络法：①活血通络法：一般血瘀轻者用郁金、延胡索、当归须、川芎、泽兰等；血瘀重者常用三棱、莪术等。②攻窜通络法：选配王不留行、蛴螬虫或土鳖虫、九香虫等。③温通法：当加以温通，轻者用木香、香附等，重者亦可运用制附子（附子温通十二经）。

本案病机为肝气失疏、湿热内蕴、气血瘀滞、石阻肝内。徐老运用疏利肝胆、清化通络的治法，选用柴胡、枳壳、半夏、青皮和陈皮疏肝行气；加用白芍、炙甘草助柴胡平肝；胆汁排泄不畅，胆汁外溢，发为黄疸，予茵陈、金钱草、大黄清热化湿以利肝胆；排石方面徐老用鸡内金可增溶石之力，再配以三棱、莪术、王不留行、皂角刺和蛴螂虫等活血、软坚、攻窜之品，目的是使其达到疏通胆道、软坚化石、加速胆汁排泄的目的。患者发病正值夏季，且该患者每逢夏季发病，以发热、黄疸为甚，故以清利为主，茵陈、青蒿同用，增强除热利胆的作用。本方诸药为伍相辅相成，颇合病机。

三、周珉诊疗肝内胆管结石医案 1 则

患者，男，68 岁。

初诊：2016 年 8 月 4 日。

主诉：右胁疼痛、目黄、尿黄 3 天。

病史：患者于 2016 年 8 月 1 日因右胁疼痛体检，B 超发现肝内胆管结石，血常规：WBC 4.9×10^9/L，NE% 48.4%，LY% 42.9%，肝功能：ALT 16 U/L，AST 22 U/L，TBIL 10.2 μmol/L，DBIL 4.1 μmol/L，GGT 210 U/L，ALP 61 U/L。既往史：2004 年因肝内胆管结石于当地人民医院行右肝及胆囊切除术。

现症见：右胁连及后背胀痛，时有低热，体温波动在 38 ℃左右，胃纳尚可，大便日行 1~2 次、干结如粟、艰行不畅，小便色黄，舌质暗红、苔中浊腻，脉细弦。

诊查：B 超、CT 检查均提示"肝内胆管多发性结石（最大为 0.8 cm × 0.6 cm），肝内胆管轻度扩张"，肝功能 ALP、GGT、TBIL 均偏高，精神欠振，形体偏瘦，面色萎黄，两目微黄，舌质偏红、苔黄腻，脉细弦。右胁部肝区叩击痛（+）。

西医诊断：肝内胆管多发性结石。

中医诊断：胆胀/黄疸。

辨证：湿热瘀结，肝胆失疏。

治法：疏利肝胆，清化湿热，活血化瘀。

方药：柴胡疏肝散、四金汤加味。

处方：醋柴胡 6 g，制香附 10 g，广郁金 10 g，片姜黄 10 g，青蒿（后下）15 g，葎草 15 g，茵陈 20 g，炒黄芩 10 g、金钱草 15 g，酢浆草 15 g，蒲公英 15 g，制大黄（先煎）6 g，炒枳实 15 g，厚朴 6 g，法半夏 10 g，砂仁、白蔻仁（各）5 g，鸡血藤 15 g，鸡内金 10 g，海金沙（包）12 g。14剂，每日 1 剂，水煎取汁 300 mL，分早、晚 2 次服。

二诊：2016 年 8 月 18 日。两胁疼痛已除，无发热，时有口苦，偶有咽中痰滞，咳吐白黏痰、量不多，胃纳尚可，大便日行 1 次、成形，小便偏黄，舌质暗红、苔中薄黄，脉细弦。原方去青蒿、葎草、广郁金、制香附，改制大黄 8 g，加浙贝母 10 g，炙僵蚕 10 g，陈皮 8 g，桃仁 10 g，杏仁10 g，冬瓜籽 12 g。14 剂，煎服方法同上。

三诊：2016 年 9 月 1 日。胁痛未作，口苦不显，咽中痰滞不显，胃纳佳，大便日行 1 ~ 2 次、成形或偏软，小便无异，舌质暗红、苔薄黄，脉细弦滑。原方改制大黄 6 g，去青蒿、葎草、广郁金、制香附、砂仁、白蔻仁、茵陈、蒲公英。加怀山药 10 g，潞党参 10 g，丹参 10 g，茯苓 10 g。14 剂，煎服方法同上。长期门诊服药，调整体质，病情稳定。

按语：周老认为肝内胆管结石发作期，首先当疏利肝胆，其次清化湿热、活血化瘀、软坚散结、通里攻下，缓解期注重调整患者体质，从本调治。周老认为气滞是本病发病的原动力，肝胆失疏是发病基础，疏利肝胆是第一要务，临床常选疏肝理气药物有柴胡、香附、延胡索、青皮、陈皮、枳壳等，胁痛明显加丝瓜络、路路通、川楝子等，喜用药串"柴胡、香附、广郁金、片姜黄"疏肝理气活血止痛，明显气滞者效果极佳。临床常选利胆化石药物：二金汤（海金沙、鸡内金）、三金汤（再加金钱草）、四金汤（再加郁金）、茵陈、栀子、大黄、玉米须等。

本案辨证为湿热瘀结，肝胆失疏。治宜疏利肝胆、清化湿热、活血化瘀。处方以柴胡疏肝散、四金汤加味。六腑以通为用，不通则痛，肝内胆管结石导致气机阻遏，故见胁痛，予柴胡、香附、郁金、姜黄、鸡血藤疏肝理气，活络止痛；肝脏乃为胆汁生产的场所，胆石影响胆汁分泌，胆汁运行不畅，故见患者面色萎黄，两目微黄，方中青蒿、葎草、茵陈、黄芩、蒲公英、金钱草、酢浆草共奏清肝胆湿热之功；肝内胆管结石乃为质硬之物，方中鸡内金、海金沙两者均为化石溶石之品，再配以大黄、枳实、厚朴以促进结石排出，以达事半功倍之效；《金匮要略》云："见肝之病，知肝传脾"，故"务必先安未受邪之地"，胆汁排泄不畅，也会进一步影响脾脏的功能，易造成脾虚痰湿阻滞，予半夏、砂仁、白蔻化湿健脾。全方对"湿邪、热邪、瘀血、气滞"等病理因素皆兼顾到。二诊时右胁胀痛已除，去疏肝理气之郁金、香附，去清热作用较强的青蒿、葎草。同时加浙贝母、僵蚕，既化痰软坚散结，又祛风止痛，此诊又兼顾了"风邪""痰邪"两个病理因素。三诊时加用益气健脾之党参、茯苓、山药，顾护脾胃，脾胃功能正常，水谷精气得以化生，正气充旺，祛邪补虚，砂石自除。由此可见，周老治疗肝内胆管结石从肝、胆、脾入手，标本兼治，避免结石反复发作。

四、卢秉久诊疗肝内胆管结石医案1则

李某，女，39岁。

初诊：2008年4月24日。

主诉：身黄、目黄、小便黄2周。

病史：患者于2周前无明显诱因出现胃脘不适，恶心纳呆，恶寒发热，周身乏力，双目发黄，尿黄量少。经某医院诊为急性黄疸型甲型病毒性肝炎收入院治疗，经保肝治疗2周后来本院门诊。

现症见：全身皮肤、巩膜黄染，发热，尿短少黄赤，口干口苦，汗出，恶心纳少，皮肤瘙痒，大便干结。

诊查：全身皮肤、巩膜黄染，发热，尿短少黄赤，舌质淡红、边有齿痕、苔白，脉沉滑。肝功能：ALT 95 U/L，AST 57 U/L，TBIL 130 μmol/L，DBIL 63 μmol/L，IBIL 67 μmol/L。彩超：肝内胆管结石，肝右叶见0.8 cm强回声团。

西医诊断：肝内胆管结石。

中医诊断：黄疸（阳黄）。

辨证：湿热兼瘀血黄疸。

治法：清热利湿，活血利疸退黄。

方药：自拟中药内服方。

处方：茵陈100 g，陈皮15 g，白术20 g，苍术15 g，桃仁20 g，红花10 g，川芎20 g，路路通15 g，麻黄10 g，赤芍20 g，炙甘草15 g。

二诊：2008年5月1日。皮肤瘙痒，目黄，出汗症状减轻，胃纳转佳，尿量增多，舌淡红、苔白，脉沉濡。肝功能：ALT 77 U/L，AST 43 U/L，TBIL 106 μmol/L，DBIL 59.1 μmol/L，IBIL 46.2 μmol/L。将上方加防风20 g，蝉蜕20 g，继服10剂。

三诊：2008 年 5 月 16 日。全身皮肤，巩膜黄染基本好转，但月经量少，倦怠乏力，腰膝酸软，舌淡红、苔白边有齿痕、脉沉濡。肝功能：ALT 35 U/L，AST 35 U/L，TBIL 55.9 μmol/L，DBIL 21 μmol/L，IBIL 34.9 μmol/L，药用：茵陈 60 g，白术 20 g，桂枝 20 g，熟附子 10 g，桃仁 20 g，红花 10 g，川芎 20 g，当归 20 g，炙甘草 30 g，茯苓 20 g，酸枣仁 30 g，五味子 25 g。10 剂，每日 1 剂，水煎，分 2 次服。服药后痊愈，随访 1 年无复发。

　　按语：卢老认为黄疸的形成皆由湿邪与瘀滞导致，湿阻中焦，脾胃升降功能失常，影响肝胆的疏泄，以致胆液不循常道，渗入血液，溢于肌肤，而发生黄疸，以肝脾不调为本，故临床上当调理脾胃以祛湿，疏肝利胆以退黄，兼辅以活血化瘀为根本治疗法则。卢老在治疗上常采用医圣张仲景所创活血祛湿之大法，把解表、利尿、泻下三者有机结合，将其经方麻黄连翘赤小豆汤（解表发汗）、茵陈蒿汤（清热利湿）、五苓散（利水化湿）、硝石矾石散（活血祛湿）等灵活运用到各种类型黄疸的治疗中。

　　在选药方面，卢老特别强调："治疗疾病，要选准药物，药量充足，直达病所。"茵陈清热利湿退黄，为治诸黄之专药，若黄疸过重，用量不足，往往收效较慢。大量投用，则取效甚捷，根据黄疸轻重，用量多在 30～100 g，煎时后下，超 60 g 应另煎，以 15 分钟为宜。本案患者是典型的阳黄表现。卢老重用茵陈以 100 g 疏肝利胆、清利湿热。茵陈苦寒，量大易伤脾胃，对脾胃虚弱者，加用醒脾之药陈皮以调脾虚湿停，并配伍白术、苍术。白术之健脾化湿，如蒸笼雾化，鼓舞脾阳使湿邪蒸腾，如不配合散表或利水之剂，湿无去路，停药后病情必然反复；而苍术燥湿健脾则善使湿邪趋下从二便而出，使脾脱湿困之境，白术、苍术伍用之妙正在于此；配以麻黄辛散表邪，既能发汗又开提肺气以利水湿；病位虽在肝胆，但胆失疏泄，气机升降失调则影响胆胃不和，故见恶心、纳少症状，佐以陈皮、川芎等行气药物使胆木疏泄，升降正常，从而胆胃协和；肝失条达，气滞日久，肝郁化火，血热成瘀，加用赤芍、桃仁、红花等以加强活血化瘀凉血之功。二诊时患者皮肤瘙痒，加用防风、蝉蜕以止痒；三诊患者见口干口苦、大便干结等症状，为肝郁化火，灼伤肝阴，故用酸枣仁、五味子以滋阴柔肝。

参 考 文 献

[1] 李军祥，陈誩，梁健. 胆石症中西医结合诊疗共识意见（2017 年）[J]. 中国中西医结合消化杂志，2018，26（2）：132-138.

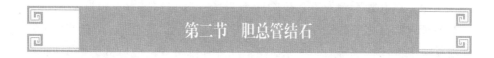

［2］郭海涛，乔俭．乔振纲老中医治疗肝内胆管结石经验介绍［J］.光明中医，2015，
30（12）：2649-2651.

［3］邵铭．徐景藩教授诊治肝内结石经验［J］.南京中医药大学学报，1998（5）：
51-52.

［4］何晶，杨月艳，何云，等．周珉教授治疗肝内胆管结石思路探析［J］.中国中医急
症，2019，28（8）：1491-1493.

［5］张琳，卢秉久．卢秉久教授活血祛湿法治疗黄疸之经验总结［J］.辽宁中医药大学
学报，2010，12（2）：122-123.

第二节　胆总管结石

胆管结石根据解剖部位可分为胆囊结石、肝外胆管结石和肝内胆管结
石。肝外胆管结石常见胆总管结石、壶腹部结石。典型的胆总管结石的患
者，具有查科三联征及雷诺五联征的临床表现，结合血常规、肝功能指标及
腹部影像学检查诊断多可成立。大部分胆管结石患者通过非手术治疗都能治
愈，非手术治疗包括中药治疗、针刺治疗、总攻疗法及其他治疗，胆总管结
石的病因病机多为肝失疏泄、胆汁排泄不畅、少阳胆腑瘀热、炼津成石所
致，其病理因素与气滞、湿热、瘀血相关，治疗以疏肝利胆、清热化湿、活
血排石为法，常配合使用海金沙、鸡内金、郁金、金钱草等利胆排石之品，
疗效甚笃。

一、郭为汀诊疗胆总管结石医案 1 则

患者，男，50 岁。

初诊：2018 年 8 月 20 日。

主诉：右上腹痛、身目尿黄 1 周余。

病史：患者 2018 年 8 月 19 日因右上腹痛、尿黄 1 周就诊于某医院。医
院查腹部 CT 提示胆总管下段结石并胆总管及部分肝内胆管轻度扩张（结石
大小约 0.6 cm）。肝功能检查：TBIL 48.60 μmol/L，DBIL 19.10 μmol/L，
IBIL 29.50 μmol/L，ALT 395.50 U/L，AST 142 U/L，ALP 132 U/L。该院建
议其行 ERCP 取石术。患者要求保守治疗，故求诊于郭为汀主任。

现症见：右上腹闷痛，程度不甚剧烈，尿黄，精神紧张，纳寐差，大便

尚调。舌质红、苔黄，脉弦数。

查腹部 CT：胆总管下段结石并胆总管及部分肝内胆管轻度扩张（结石大小约 0.6 cm）。肝功能检查：TBIL 48.60 μmol/L，DBIL 19.10 μmol/L，IBIL 29.50 μmol/L，ALT 395.50 U/L，AST 142 U/L，ALP 132 U/L。

西医诊断：胆总管下段结石并黄疸。

中医诊断：腹痛/黄疸。

辨证：肝失疏泄，胆汁排泄不畅，胆腑郁而化热，炼津成石，石阻胆道，血行不畅，热与血结，熏蒸肌肤，而成黄疸。

治法：清肝利胆排石。

方药：清胆排石汤加减。

处方：芒硝（冲服）、白矾、威灵仙、生甘草、莪术、虎杖、焦山楂、郁金、枳壳、柴胡、鸡内金各 10 g，生白芍、穿破石各 30 g，鱼脑石粉（冲服）6 g，生大黄 3 g，金钱草 100 g，麦芽 15 g。7 剂，每日 1 剂。煎煮法：头煎，金钱草先置锅中，加水没过药，煮开后改文火煎煮 15 分钟，捞出药渣，留取药液，将其他药（芒硝、鱼脑石粉除外）放入药液中，浸泡15 分钟，武火烧开，改文火，煎至约剩 200 mL 药液即可倒出；二煎，将头煎的金钱草以前法煎取药液，其他药物再放入药液中，以前法煎取药液200 mL，将 2 次药液混合后，分成 2 份，冲服芒硝、鱼脑石粉（早、晚各半）。

二诊：2018 年 8 月 27 日。患者腹痛、尿黄症状均消失，大便次数稍增多，每日排糊状便 3 次。行磁共振胰胆管造影检查提示：管腔未见扩张，未见阳性结石。生化检查：TBIL 18.20 μmol/L，ALT 116.30 U/L，AST 33 U/L，ALP 90 U/L。考虑结石已完全排出，病告痊愈。

按语：郭为汀是第五批全国老中医药专家学术经验继承工作指导老师，郭为汀主任结合多年的临床经验认为，胆管结石的发病多为肝失疏泄、胆汁排泄不畅、胆腑郁而化热、炼津成石、石阻胆道、血行不畅、热与血结、熏蒸肌肤所致，其病理因素与气滞、湿热、瘀血相关，治疗以疏肝利胆、清热化湿、活血排石为法，常以自拟方清胆排石汤加减治疗。

本案患者诊断为胆总管下段结石并黄疸，出现腹痛、黄疸等表现，予清胆排石汤加减治疗。方中芒硝具有攻坚破积、解毒消肿等功效，中药药理学研究也证明该药对退黄、化石有效。再根据黄疸的病机，辅以柴胡清热疏肝，枳壳理气，莪术逐瘀，郁金、虎杖清热退黄活血，穿破石利湿活血。六腑以通为用，故配合生大黄通腑泄热。白芍、甘草合用，可解胆道之挛急，促进结石排出。金钱草、鸡内金、鱼脑石、威灵仙四药，为化石排石之品。诸药合用，可清热退黄排石。

二、牛兴东诊疗胆总管结石医案 1 则

患者，男，78 岁。

初诊：2004 年 5 月 3 日。

主诉：腹痛、发热、黄疸 2 天。

病史：患者于 2001 年 6 月患胆囊结石、胆总管结石，进行了手术切除胆囊及胆总管取石。2002 年 10 月进行了第 2 次胆总管结石手术取石。患者因年事已高，体质较差，拒绝第 3 次手术治疗，要求中西医结合保守治疗。

现症见：右上腹胀痛，发热，面目皮肤黄染呈橘黄色，伴纳呆、恶心、口干口苦，不欲水，大便干燥、3～4 日 1 行，小便赤黄，精神萎靡。

诊查：舌苔黄腻而干、舌质暗红，脉滑数。B 超及 CT：胆总管扩张 18 mm，肝内胆管扩张，胆总管下端扫描可见 14 mm 强回声团；血常规：WBC 12.0×10^9/L，NE% 85%；肝功能：TBIL 97.5 μmol/L，DBIL 5.7 μmol/L，ALT 181.5 U/L，AST 160.0 U/L，ALP 550 U/L，GGT 240.2 U/L。

西医诊断：胆结石术后并发胆总管结石，胆管炎。

中医诊断：腹痛/黄疸。

辨证：肝胆湿热，瘀毒阻滞，沙石淤积。

治法：清热解毒，利胆排石，行气化瘀，通腑导滞。

方药：自拟中药内服方。

处方：柴胡 20 g，黄芩 30 g，生大黄（后下）15 g，金钱草 50 g，醋郁金 20 g，鸡内金（冲服）20 g，海金沙 15 g，茵陈（另包）30 g，生山栀 15 g，赤芍 30 g，丹参 30 g，蒲公英 50 g，炒枳实 20 g，醋延胡索 15 g，川楝子 15 g，大火草 15 g，鱼脑石（另煎，冲）6 g，生黄芪 20 g。水煎服，每日 1 剂，分 3 次口服，连服 2 周。同时，配合静脉滴注西药头孢哌酮 2 g、地塞米松 10 mg、消旋山莨菪碱注射液，2 周。

二诊：2004 年 5 月 17 日。临床症状体征消失，实验室检查：血常规、肝功能正常，腹部 B 超同前。然后停用西药。继续口服中药 2 周后，在原方中加入芒硝 10 g 做成水丸，每日 2 次，每次 10 g，用开水浸泡番泻叶代茶送服。

三诊：2009 年 6 月 21 日。坚持常年服药，病情稳定，临床症状，体征正常，腹部 B 超：胆总管扩张 17 mm，其远端可扫及 19 mm×12 mm 强回声团沿胆总管呈顺长形固定。

按语：牛老认为，肝胆管结石导致的重症黄疸属于热毒蕴滞，砂石淤积之阳黄重症。病机主要为肝郁气滞，湿热内蕴，化毒瘀阻，肝疏泄和胆腑通降功能失调，致胆汁淤积，与湿热邪毒凝结，互相煎熬，久而结石。该病结石积于胆腑，据六腑以通为用的原则，治则以通、下、清、利法为主，自拟柴金芪黄汤为基础方。

本案患者既往有胆总管结石病史，进行了 2 次胆总管结石手术取石。结石积于胆腑影响了肝的疏泄和胆腑通降功能，导致胆汁淤积，与湿热邪毒凝结，湿热熏蒸，胆汁泛溢发为黄疸。方中以黄芩、大黄、山栀清热解毒，通腑泄热，茵陈、金钱草均为利胆退黄之要药，其中茵陈专清肝胆湿热而退黄疸，为治疗黄疸之要药。胆总管结石的存在易导致气机闭阻，不通则痛，故见腹痛症状，方中郁金、鸡内金、大火草、海金沙、鱼脑石、蒲公英为臣药，具有疏肝利胆、化石排石、清热化湿的作用。患者症见发热、便干，缘由热结阳明，腑气不通，大黄通腑泄热，芒硝协同大黄，使胃肠清降功能协调。佐以枳实、延胡索、川楝子、赤芍、丹参、黄芪理气活血，扶正固本。全方配伍可起清热解毒、利胆排石、行气化瘀、通腑导滞的治疗作用，从而收到满意疗效。二诊将上方制成丸药，用番泻叶浸泡代茶送服，长期服用，巩固疗效。本病为慢性疾病，患者在急性发作期经西药治疗后症状和体征得到缓解，但易复发，若长期服用西药则易导致各种不良反应，故停用。最终患者与"胆总管结石"共存，维持较好的生活质量。

三、裘沛然诊疗胆总管结石医案 1 则

患者，男，46 岁。

初诊：1996 年 5 月 3 日。

主诉：右上腹痛 2 年，加重伴发寒热、黄疸 1 周。

病史：患者右上腹痛 2 年，加重 1 周，伴发寒热、黄疸，查 B 超示胆总管结石。因未见明显疗效故由外院转至我院治疗。

现症见：右胁胀痛，阵发性绞痛，泛恶，高热寒战，口干苦，厌油腻，大便 4 日未行，尿呈茶色。

诊查：体温 39.3 ℃，巩膜及皮肤黄染，墨菲征（＋），血常规：WBC

18.2×10^9/L，RBC 3.87×10^{12}/L，LY% 12%，NE% 88%。肝功能：TBIL 77.52 μmol/L，1 分钟 BIL 57 μmol/L，ALT 162 U/L，ALP 278 U/L。尿 BIL（＋＋＋）。B 超：胆总管内径 2.0 cm，内见 17 mm×9 mm 强光团，后方伴声影。舌淡红、苔黄腻，脉弦滑。

西医诊断：胆总管结石。

中医诊断：腹痛/黄疸。

辨证：湿热内蕴，煎熬胆汁，聚而成石，阻遏胆道，致热毒积聚，胆胃违和。

治法：清热排石，和胃利胆。

方药：方用大柴胡汤、茵陈蒿汤、大承气汤、金铃子散、硝石矾石散、胆道排石汤等方加减治疗。

处方：柴胡 12 g，黄芩 10 g，茵陈 30 g，栀子 10 g，生大黄 10 g，姜半夏 10 g，枳实 10 g，厚朴 6 g，金钱草 40 g，川楝子 10 g，延胡索 10 g，郁金 15 g，虎杖 20 g，白芍 15 g，生甘草 3 g，鸡内金 12 g，王不留行 20 g，芒硝（冲）10 g，矾石（冲）2 g。5 剂，水煎，每日 1 剂，分 2 次服，服药后，排出结石 1 枚，诸症悉除。

按语：裘老主张"大方复治法"治疗肝胆管结石导致的黄疸。"大方复治法"是广集寒热温凉气血攻补之药于一方的治法，适用于危急重症。本法看似药味庞杂、治法凌乱，但用药实具丝丝入扣、多多益善之长。

本案腹痛为病邪已入阳明、化热成实所致，大柴胡汤具有解表攻里的作用，而大承气汤亦有峻下热结之效；茵陈蒿汤为退黄之名方，患者症见巩膜及皮肤黄染，且 TBIL 升高，方中茵陈、栀子、大黄三种中药主要功效是清热、利湿、退黄。方中柴胡可疏畅气机，枳实宽中行气降浊，二药合用，一升一降，有利于结石消散排泄；配以鸡内金和金钱草清热排石；芍药养血敛阴，与柴胡相配，一升一敛，使疼痛缓解；甘草缓急和中，又能调和诸药。全方共奏清热排石、和胃利胆之效，可使腹痛减，结石渐消渐散。

四、田玉美诊疗胆总管结石医案 1 则

患者，男，45 岁。

初诊：1992 年 12 月 25 日。

主诉：右上腹及右胁下剧痛，伴畏寒、发热 4 天，巩膜发黄 3 天。

病史：患者 4 天前因过食油腻而发病，第 2 天曾收入某医学院附属一院

治疗，经检查：体温 38.8 ℃，皮肤、巩膜黄染，右上腹压痛明显，墨菲征（+），WBC 13.15×10^9/L，NE% 86%，黄疸指数 42 μmol/L，凡登白试验立即反应，B 超报告示胆总管结石，拟控制感染后行手术治疗，患者因不愿手术而来我院附属专家门诊部就诊。

现症见：右上腹及右胁下剧痛伴畏寒发热，巩膜发黄，大便已 3 日未行，尿黄。

诊查：舌红、苔黄厚而腻，脉弦数有力，皮肤、巩膜黄染，右上腹压痛明显，墨菲征（+），WBC 13.15×10^9/L，黄疸指数 42 μmol/L，范登贝赫直接反应立即反应，B 超报告示胆总管结石。

西医诊断：胆总管结石；黄疸。

中医诊断：胁痛/黄疸。

辨证：邪踞少阳，里热内结，湿热熏蒸肝胆，砂石阻滞胆管。

治法：清热解毒，利胆排石。

方药：自拟中药内服方。

处方：投大柴胡汤合自拟"四金汤"去法半夏，加茵陈、栀子。药用：柴胡 10 g，黄芩 10 g，白芍 15 g，枳实 12 g，大黄（后下）15 g，金钱草 30 g，郁金 12 g，广木香 10 g，海金沙（布包）30 g，鸡内金末（冲服）12 g，青陈皮各 12 g，茵陈 30 g，栀子 10 g。每日 1 剂，分 3 次服。服药后第 3 天从大便洗出结石 1 枚，第 6、第 7 天又相继排出结石 2 枚。右上腹及胁痛止，寒热、黄疸亦除。

二诊：后服柴芍异功散 7 剂善其后。复查 B 超未见结石。

按语：田老认为，胆石症黄疸病机为少阳胆腑郁热，治宜通腑泄热，利胆退黄，常投以大柴胡汤合自拟"四金汤"（金钱草、郁金、鸡内金、海金沙）为基本方（柴胡、黄芩、法半夏、白芍、枳实、大黄、金钱草、郁金、鸡内金、海金沙、广木香、青皮）加减。若兼湿热郁蒸加茵陈、栀子；毒热较重者加金银花、连翘、龙胆草、败酱草等。

本案属于热毒内蕴、砂石淤积之阳黄重症。缘由患者嗜食肥甘，湿热内蕴，化毒瘀阻，影响了肝疏泄和胆腑通降的功能，导致胆汁淤积，与湿热邪毒凝结，互相煎熬，久而结石。结石积于肝胆，气机闭阻，不通则痛。湿热重蒸，胆汁不循常道而泛溢，发为黄疸。热结阳明，腑气不通则发热、便干。治则以通、下、清、利法为主，方中以黄芩、大黄、山栀通腑解毒，清热泻火，其中大黄具有泻下通腑、荡涤六腑实热积滞之功，有利于胆道通降下行功能的恢复，为利胆排石扫清道路；柴胡、郁金、金钱草、海金沙、茵陈为臣药，具有疏肝利胆、化石排石、清热化湿的作用。佐以枳实、广木香、青皮、陈皮、白芍理气止痛，扶正固本。柴胡同时可作为使药，引诸药入肝胆经。全方共奏清热解毒、利胆排石之效，且于急性期加清热解毒排石之品，更利于结石排出。

参 考 文 献

[1] 朱培庭. 胆道感染、胆石病的防治 [J]. 上海中医药杂志，1989（4）：28 - 31.

[2] 吴志平，李英莲，郭为汀. 郭为汀辨治疑难病医案 4 则 [J]. 新中医，2022，54（18）：201 - 206.

[3] 牛克梅，徐敏和，牛兴东. 牛兴东治疗肝胆疑难病经验 [J]. 内蒙古中医药，2010，29（9）：69 - 70.

[4] 章进. 裘沛然教授治疗疑难病症八法应用举隅 [J]. 江苏中医药，2003（10）：6 - 8.

[5] 成肇仁，祁守鑫. 田玉美辨治胆石症的经验 [J]. 中西医结合肝病杂志，1993（2）：36 - 37.

第十五章　急性胆管炎

急性胆管炎是因为胆道部分或完全梗阻后继发感染而导致的一种胆道感染性疾病，胆汁滞留、细菌感染、代谢紊乱和寄生虫等是其发病的重要因素，黄疸型急性重症胆管炎，系指胆总管和肝内胆管在急性梗阻的基础上，发生化脓性细菌性感染。疾病特点是发病急，病情持续加重，变化快。急性胆管炎如果不能被早期诊断且得到有效治疗，则可迅速发展至感染性休克、多器官衰竭甚至导致死亡的一种潜在全身感染性疾病，是良性胆道疾病首要死亡原因。

急性胆管炎典型临床表现为查科三联征，而急性梗阻性化脓性胆管炎典型临床表现为雷诺五联征。急性胆管炎的常见治疗包括行胆囊切除、胆总管切开取石、"T"管引流术，术后常规西医治疗，包括抗生素、止血剂、营养支持及对症等治疗。

急性胆管炎虽然没有直接对应的中医病名，但其具有黄疸之疫毒炽盛证的证候特征，故可以与中医黄疸之疫毒炽盛证互参，急性胆管炎属"黄疸"中"阳黄"重症。中医治法尚无统一原则。治则治法多以益气养阴、凉血解毒为主，佐以疏肝利胆、泄热通腑之法，治以扶正祛邪，标本兼治。

一、岳仁宗诊疗急性胆管炎医案 1 则

患者，男，76 岁。

初诊：2012 年 4 月 11 日。

主诉：发现血糖升高 10 余年，黄疸伴体重下降 1 周。

病史：患者 10 年前发现糖尿病，先后以降糖药及胰岛素治疗，血糖波动大。1 周前，无明显诱因全身发黄，消瘦明显（体重下降约 5 kg），伴上腹胀痛、呕吐，自行服药病情未缓解。

现症见：巩膜及全身皮肤发黄、黄色晦暗，上腹胀痛，恶心，口干口苦，不思饮食，小便黄，大便干，舌质淡暗、苔白腻，脉沉紧。

诊查：全身皮肤、巩膜黄染；右上腹压痛、反跳痛，墨菲征（＋），肝

脾肋下未扪及，移动性浊音（−）。尿常规：深黄色，BIL（＋＋），葡萄糖（＋＋＋），URO 13.4 μmol/L；生化：葡萄糖 19.37 mmol/L，ALT 75 U/L，AST 43 U/L，ALP 333 U/L，GGT 769 U/L，TBIL 125.8 μmol/L，DBIL 102.7 μmol/L，IBIL 23.1 μmol/L。腹部 CT：肝右后叶病灶考虑血管瘤，左右肝管及肝内胆管未见扩张。

西医诊断：黄疸原因待查；2 型糖尿病；高血压 2 级。

中医诊断：黄疸/消渴病。

辨证：寒湿蕴结。

治法：温化寒湿，健脾益气。

方药：大黄附子汤合香砂六君子汤加减。

处方：熟大黄、熟附片（先煎 1 小时）、白术、薏苡仁、茯苓、黄连、紫苏梗、陈皮各 15 g，党参 30 g，木香、砂仁、炮姜各 10 g，炙甘草 6 g。

二诊：黄疸减轻，小便颜色转清，复查 TBIL 89.6 μmol/L，DBIL 64.2 μmol/L，IBIL 25.4 μmol/L。患者恶心明显，腹痛减轻，上方加吴茱萸、公丁香各 5 g 以温胃止呕，茵陈、荷叶、羌活鱼、隔山撬各 15 g 以利湿退黄、和胃止痛。3 剂后呕吐，上腹胀痛，口干口苦明显好转，纳食增加，复查 TBIL 40.6 μmol/L，DBIL 34.5 μmol/L，IBIL 6.1 μmol/L。此时患者全身发黄明显减轻，神疲少力，舌红稍暗、苔薄白腻。改为补中益气汤合茵陈术附汤以温中健脾，和胃化湿。方药：黄芪、党参各 30 g，升麻、醋炒柴胡各 10 g，当归、白术、陈皮、茵陈、熟大黄、熟附片（先煎 1 小时）、隔山撬、羌活鱼各 15 g，吴茱萸、公丁香各 5 g，炙甘草 6 g。3 剂，水煎服，每日 1 剂。

三诊：黄疸消退大半，精神好转，小便清亮，复查 TBIL 21.1 μmol/L，DBIL 12.3 μmol/L，IBIL 8.8 μmol/L。继以原方服用 6 剂后黄疸完全消退，体重增长 3 kg，复查胆红素正常，血糖、血压稳定出院。

按语：患者入院后诊断为急性胆管炎，考虑患者年事已高且伴有基础疾病（糖尿病、高血压），不能耐受手术，故请岳老指导用药，岳老认为本病当属中医学"阴黄"的范畴。《诸病源候论·黄病诸候》："阳气伏，阴气盛，热毒加之，故但身面色黄，头痛而不发热，名为阴黄。"即阴盛寒重，平素脾阳不足，湿从寒化而致寒湿为患，寒湿阻滞，瘀滞肝胆，胆失常道，胆汁泛滥于皮肤，故以温药下之，方选大黄附子汤合香砂六君子汤加减以温化寒湿、健脾益气。方中大黄附子汤温里散寒、和胃止痛，香砂六君子汤益气健脾。6 剂后邪气大势已去，正虚为主，故二诊方选补中益气汤合茵陈术附汤加减以温中健脾、和胃化湿。本案治疗切中病情发展的每个阶段，故收良效。

二、赵纪生诊疗急性胆管炎医案 1 则

患者，女，57 岁。

初诊：1989 年 1 月 20 日。

病史：1976 年 4 月 8 日患者因胆囊多发性结石合并急性胆囊炎入院，经抗感染治疗后即行外科手术取石并切除胆囊。随后 5 年因"胆管结石、梗阻性黄疸"又进行过 3 次手术取石治疗。该次因右上部腹胀痛、黄疸、恶心呕吐，同时畏寒发热，B 超检查证实胆管结石（泥石样），进某部队医院住院拟作第 5 次手术治疗。因患者高热不退，虽用红霉素、氯霉素、卡那霉素、氨苄西林等药，体温不降，经该院西医内、外科会诊暂不宜手术而邀会诊。

现症见：诊时体温高达 41 ℃，右上腹部胀痛，皮肤灼热，恶心呕吐，烦躁谵语，黄疸深重，小便如茶色。

诊查：体温 39.8 ℃。血常规：WBC 32×10^9/L，NE% 90%，LY% 8%，嗜酸性粒细胞百分比 2%。舌苔薄黄腻、舌质红、舌边暗，脉沉细数。

西医诊断：胆管结石合并急性梗阻性化脓性胆管炎。

中医诊断：腹痛/黄疸。

辨证：湿热毒邪，瘀阻中焦。

治法：化瘀解毒，通腑泄热。

方药：虎杖红藤大黄汤加减。

处方：虎杖 30 g，红藤 30 g，大黄（后下）15 g，郁金 10 g，枳壳 10 g，甘草 3 g，2 剂，另用旋覆花（布包）15 g 煎水 150 mL 送服赭石末 8 g。下午 4 时急煎一剂，6 时许解大便 1 次，大便燥结如算盘子样，旋即体温下降到 38.7 ℃，神志渐转清楚。前方再进 2 剂，大黄减量至 10 g。

二诊：1989 年 1 月 22 日。恶心呕吐症状消失，腹痛减，大便稍软，黄疸略为消退。但头重身重，发热，日轻夜重，体温 38.5 ℃左右，舌苔薄黄腻，脉细。此系湿热之邪郁伏肝胆，故予活血解毒、清热利胆之法，酌加化湿之品。处方：虎杖 20 g，红藤 30 g，大黄（后下）10 g，茵陈 30 g，郁金 10 g，枳壳 10 g，藿香 10 g，厚朴花 10 g，甘草 3 g。

三诊：1989 年 1 月 27 日。药尽 5 剂，腹痛消失，黄疸退尽，热平身凉，纳食知味。但精神萎靡，食后腹胀，黄腻苔已化，转为薄白苔。此病向坦途，唯肝胃不和，脾失健运，治以疏肝和胃、健脾益气，以善其后。处方：虎杖 15 g，红藤 15 g，郁金 10 g，枳壳 10 g，党参 15 g，扁豆 15 g，砂仁 6 g，绿萼梅 10 g，谷麦芽 15 g，大黄（后下）6 g，甘草 3 g，5 剂。经服上方后，饮食增进，精神好佳，可做轻微劳动，大便稍偏稀，每日 1~2 次。前后 2 次 B 超检查，胆管未显示阳性结石声影。复查血常规正常。

按语：赵纪生教授是第三、第四、第五、第六批全国老中医药专家学术经验继承工作指导老师。赵老认为，胆管结石黄疸是胆管梗阻，胆汁排流不畅，腑气不通所致，病理因素包括气滞、湿热、血瘀、热毒等，甚则热毒内陷、热入心营，治疗以化瘀解毒、利胆退黄为主，自拟虎杖红藤大黄汤。

本案为胆管梗阻、胆汁不畅、腑气不通所致，日久气滞血瘀，郁而发热，复感湿邪，湿热搏结，蕴热成毒，则必须治之以化瘀解毒。赵老认为本病须在化瘀解毒之基础上，放以泻下药物，方能获得痊愈。方中虎杖活血解毒、清热利湿，红藤与虎杖为伍，助其清热解毒之功，又可消瘀散结，重用虎杖、大黄，因其味苦性寒，其清泄之力峻猛，使胆腑有形与无形之邪热借小肠为出路倾囊而出，虎杖煎剂对金黄色葡萄球菌、大肠埃希菌、铜绿假单胞菌等有抑制作用，对胆管炎有很好的消炎作用；加以郁金、枳壳等药物疏肝理气，使胆管通畅，利于胆汁的排泄和胆石的排出。二诊头重发热、日轻夜重，考虑为湿重，加用藿香、厚朴、茵陈行气利湿退黄。三诊腹痛消失，黄疸退尽，但精神萎靡，食后腹胀，为肝脾不和、脾失健运，故加健脾和胃之品。本案治疗重点在化解毒之基础上，放胆用大黄，可数下至热退苔化为止，方能尽驱其热毒。

三、戴裕光诊疗急性胆管炎医案 1 则

患者，女，33 岁。

病史：患者无明显诱因出现上腹痛，伴寒战、黄疸、恶心、呕吐入院。查体：体温 40 ℃，脉搏 96 次/分，血压 70/50 mmHg，急性痛苦病容，巩膜黄染，上腹偏右可见 14 cm 手术瘢痕，剑突下压痛，肝区叩痛。ERCP 提出：胆肠吻合口狭窄，肝门部狭窄，胆管结石。WBC 9.2×10^{12}/L，NE% 86%，入院后经抗感染、抗休克，再次手术取出泥沙样结石，手术后半个月黄疸仍不退，遂服中药。

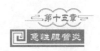

既往有"胆管空肠吻合术后"2年病史。患者缘于1975年始反复剑突下及右上腹痛，伴呕吐，诊为胆道蛔虫，经驱蛔治愈。1981年12月因腹痛、黄疸，1982年因发热、黄疸均有发作，同年7月B超提出肝胆管结石，11月手术取出不规则碎块状结石4粒。此后仍有黄疸反复发作，1983—1986年每次黄疸发热均以抗生素应用缓解。

现症见：上腹痛，伴寒战、黄疸、恶心、呕吐。舌苔厚腻。

查体：体温40℃，脉搏96次/分，血压70/50 mmHg，急性痛苦病容，巩膜黄染，上腹偏右可见14 cm手术瘢痕，剑突下压痛，肝区叩痛。ERCP提出：胆肠吻合口狭窄，肝门部狭窄，胆管结石。WBC 9.2 × 10^{12}/L，NE% 86%。

西医诊断：原发性肝胆管结石；急性重症胆管炎；中毒性休克；胆肠吻合术后、吻合口狭窄；胆道术后残余结石。

中医诊断：腹痛/黄疸。

辨证：肝胆失利，脾胃肝胆湿热久存，结石阻络。

治法：清胆汤疏肝利胆，佐以温运脾阳、通络搜邪。

方药：自拟中药内服方。

处方：柴胡、黄芩、茵陈、淡干姜、制大黄、广木香、郁金、枳实、金钱草、丹参、王不留行、瓜蒌仁、蒲公英、天花粉等加减化裁，连服7剂。

二诊：黄疸渐退，前后共40剂痊愈出院。随访2年未复发。

按语：戴裕光教授以清热解毒、疏肝利胆、活血化瘀、化痰通腑之法治疗胆管结石并发黄疸，代表方是自拟的清胆汤，由金钱草、柴胡、黄芩、广郁金、丹参、白芍、天花粉、广木香、茯苓、茵陈组成。

本案属脾胃肝胆湿热，湿热、蛔虫瘀滞胆道，进而胆汁淤积，无法直接排泄，发为胁痛、发热、黄疸等症。"六腑以通为用，以通为补，通则不痛"，治疗应当注意通腑之法的运用，冀湿热从下而解。舌苔厚腻，腹胀纳呆，乃胆腑湿热而脾又虚寒，治以清胆汤疏肝利胆，加用瓜蒌仁、蒲公英、制大黄等应用而致湿热顿通而下，因势利导，疏通大肠腑实；疏肝理气则肝胆气机升降正常，胆汁排泄畅达，配以甘凉滑利之药，以清热化湿、消炎化石；在疏肝利胆、通泄腑气的基础上，予干姜、枳实温运脾阳以行气利湿退黄。本例重在疏利肝胆湿热而合温运脾阳，除干姜外，亦可用肉桂、砂仁之品。

四、张云鹏诊疗急性胆管炎医案 1 则

患者，男，38 岁。

初诊：11 月 25 日。

病史：患者于 11 月 25 日突然右上腹疼痛，放射至右肩部，持续疼痛，阵发性加剧，伴有发热，无呕吐，泛恶。体检：巩膜黄染，右上腹压痛明显，腹肌紧张，血压 7.98/6.65 kPa。实验室检查：WBC $2.88 \times 10^9/L$，NE% 95%，LY% 5%。邀请中医会诊。

现症见：神志尚清，巩膜黄染，发热腹痛，以右上腹为甚，腹满，饮食不下，小溲黄赤，大便 5 日未行，四肢不温，舌质红、苔焦黄而腻，脉弦细带数。

诊查：舌质红、苔焦黄而腻，脉弦细带数。巩膜黄染，右上腹压痛明显，腹肌紧张，血压 7.98/6.65 kPa。实验室检查：WBC $2.88 \times 10^9/L$，NE% 95%，LY% 5%。

西医诊断：急性化脓性胆管炎伴中毒性休克。

中医诊断：腹痛/黄疸。

辨证：湿热郁结，腑气痞塞。

治法：清泄湿热，通利腑气。

方药：自拟中药内服方。

处方：生大黄（后入）30 g，枳实 15 g，厚朴 15 g，芒硝（冲）15 g，金银花 30 g，连翘 30 g，郁金 30 g，木香 18 g，黄芩 15 g，山栀 15 g，金钱草 30 g，茵陈 60 g，赤芍 10 g。

二诊：1 剂后，大便 2 次色黑，右上腹拒按减轻。其后仍守上方，略减芩茵，再服 2 剂，腹痛消失，饮食好转，大便通畅，四肢转温，舌苔薄白而不黄，脉细而不弦。最后以疏肝解郁、健脾利湿之剂善其后，血常规正常，血压上升并稳定，黄疸减退，体温正常出院。

按语：张老擅用攻下法治疗内科急症。认为胆管结石并发黄疸为湿、热、毒瘀于中焦脾胃肝胆所致，日久疫毒炽盛，毒邪内扰，引发黄疸迅速加重、胁痛腹满、神昏谵语等危急重症，为腑实热积，当急下之。张老把茵陈蒿汤、大承气汤两方合用治疗湿热黄疸引起的热厥证。茵陈蒿汤为治湿热黄疸的名方，大承气汤具有峻下热结之功效，主治阳明腑实证。大黄、枳实、厚朴、芒硝峻下热结，通阳明腑气，金银花、连翘、黄芩、山栀清热解毒，

泻肝胆之火，木香、赤芍、郁金行气解郁散瘀以调畅气血之循行，金钱草、茵陈清利湿热以退黄疸。本病虽为肝胆病，但因与脾胃同居中焦，肝胆之邪气易于横逆，克伐中焦脾胃，脾胃失和，木邪乘土，故治疗时尤需注意顾护脾胃之气，佐以部分健脾利湿之品。

参 考 文 献

［1］李鹏，王拥军，王文海．中国 ERCP 指南（2018 版）［J］．中国医刊，2018，53（11）：1180，1185 – 1215.

［2］杨彩虹，曹立虎，岳仁宋，等．岳仁宗教授治疗糖尿病合并急性胆管炎验案［J］．中国中医急症，2012，21（12）：1935.

［3］赵纪生．虎杖红藤大黄汤治疗急性梗阻性化脓性胆管炎［J］．北京中医，1992（3）：24 – 25.

［4］戴裕光．胆病发热、胁痛、黄疸证治——附胆道系统感染 30 例临床分析［J］．重庆中医药杂志，1990（1）：16 – 18.

［5］汤抗美．张云鹏运用攻下法经验［J］．山东中医杂志，1993（5）：46 – 47.

第十六章　胆囊炎

胆囊炎分为急性胆囊炎和慢性胆囊炎两大类。急性胆囊炎是指胆道系统发生急性炎症及感染的一种病理状态，它发生于整个胆道，并可波及肝脏实质。临床多以腹痛、腹胀、黄疸等为主要表现。其发病机制主要是由细菌感染及胆囊梗阻导致的。此外还可由肿大淋巴结、蛔虫、胆囊结石等因素引起。而慢性胆囊炎一般是由长期存在的胆囊结石导致的胆囊慢性炎症，或急性胆囊炎反复发作迁延而来，包括慢性结石性胆囊炎和慢性非结石性胆囊炎。前者胆囊结石是细菌感染或其他原因所致；后者是由感染、胆囊排空障碍、胆囊缺血、代谢因素引起的。临床主要症状为右侧胁肋部疼痛、向肩背部放射、上腹饱胀、恶心、口苦口干、纳差乏力，多在劳累、生气或过食肥厚油腻食物后上述症状复发或加重，因本病具有反复发作、迁延不愈的特点，故严重影响患者的身体健康和生活质量。

胆囊炎是现代医学的病名，中医学中并没有本病的记载，但依据其临床症状（右上腹疼痛、口苦、恶心呕吐、纳呆、黄疸等），可归属于"胁痛""胆胀""黄疸"等范畴。而黄疸之名最早见于《黄帝内经》，《素问·平人气象论》曰："溺黄赤，安卧者，黄疸……目黄者曰黄疸。"《灵枢·论疾诊尺》曰："身痛而色微黄，齿垢黄，爪甲上黄，黄疸也。"也可称为黄瘅，即《素问·六元正纪大论》所言"溽暑湿热相搏，民病黄瘅"，描述了该病的病名、病因及临床症状。临床主要表现为身黄、尿黄、目黄，而目黄是关键。其主要病位在少阳经，脏腑在肝胆。肝在胁下，胆附于中。肝主疏泄，喜条达恶抑郁，调节一身之气机；胆主贮藏与分泌胆汁，其性通降。肝之与胆，相互表里。生理上一升一降，相互依存为用。病理上升降失司，相互影响传变，肝之疏泄失司，可致胆汁通降不利。反之，胆之精汁失泄，亦可阻滞肝脏，致其疏泄调达失职。故肝胆之病均可有胁痛、黄疸等病证。胆囊炎所致的黄疸多因饮食不节，如嗜食肥甘、饥饱失常，湿热内生，炼液为石；或因起居不慎，外邪入侵，阻滞肝胆；或因情志失调伤及肝胆，肝失疏泄，胆腑不通，胆汁外溢而见身目尿黄，腑气不通，浊气上扰而见呕吐。而病机主要不离肝失疏泄，胆腑失降。治疗当以疏肝清热、利胆退黄、通腑泄浊为主要原则，并结合通腑排石、行气止痛、活血化瘀、降气止呕等法治疗。

一、朱振铎诊治胆囊炎医案 1 则

患者，男，49 岁。

初诊：2004 年 7 月 2 日。

主诉：巩膜黄染及肌肤发黄 1 年余。

病史：1 年前因生气致胸胁胀痛、纳呆，情绪缓解后，胸胁胀痛、纳呆症状消失，两三天后出现巩膜黄染及肌肤发黄。

现症见：巩膜黄染，肌肤发黄，伴纳少，时胸胁胀满，乏力，心情烦躁，睡眠差，大便稀、2 次/日。舌淡红、苔薄白，脉弦弱。

B 超检查：肝的大小、实质未见异常；胆囊内壁稍粗糙。生化检查：肝功能正常，乙肝五项（-），TBIL 偏高。

西医诊断：轻度胆囊炎。

中医诊断：黄疸。

辨证：肝郁脾虚，湿热内阻型。

治法：疏肝健脾为主，兼以清热利湿退黄。

处方：柴胡 9 g，人参 9 g，当归 9 g，白芍 9 g，茯苓 20 g，白术 9 g，香附 9 g，郁金 6 g，生黄芪 25 g，茵陈 15 g，鸡内金 10 g，炒酸枣仁 9 g，砂仁 6 g，甘草 6 g。6 剂，水煎服。嘱患者忌辛辣、炙煿、腥膻之物，避免情志刺激和过度劳累。

二诊：药后大便基本正常，纳少、胸胁胀满、睡眠差、乏力等症状稍减轻，巩膜黄染、肌肤发黄未见明显变化。又出现口渴、心烦症状。舌淡红、苔薄白，脉弦弱。病情减轻，说明方药对证。出现口渴、心烦症状，说明化热现象加重。上方加栀子 9 g 以清热除烦，6 剂。

三诊：药后纳少、胸胁胀满、乏力症状均基本控制，睡眠不实、口渴、心烦症状减轻，巩膜黄染及肌肤发黄有所减轻。舌淡红、苔薄白，脉弦弱。效不更方，上方继服 6 剂。

四诊：药后巩膜黄染及肌肤发黄基本消失。舌淡红、苔薄白，脉弦弱。生化检查示 TBIL 正常。治疗仍以疏肝健脾、清热利湿退黄为治则。上方去栀子，服 6 剂以巩固疗效。黄疸未发作。

按语：朱振铎教授集多年临证经验认为，造成黄疸的原因系由胆汁不循常道、渗入血液、泛溢肌肤而形成。中医学认为，胆汁乃肝之余气所化生，其生成与排泄与肝之疏泄功能密切相关。若肝气的疏泄功能正常发挥，全身气机调畅，胆汁才能够正常地分泌和排泄；如果肝气疏泄功能失常，出现肝气郁结或肝气上逆，则影响胆汁的分泌和排泄。化湿应注重健脾，脾主运化水湿，肝气不疏，在影响胆汁排泄的同时，也影响脾之运化。因此，临床若从疏肝健脾入手治疗黄疸，常能取得较好疗效。

本案因郁怒伤肝、肝失疏泄导致本病。肝失疏泄，一则影响胆汁的分泌和排泄，使胆汁不循常道、渗入血液、泛溢肌肤而形成黄疸；二则木不疏土，影响脾之运化，使湿邪内阻而发生黄疸。湿阻日久，可化热生燥。因此，肝气郁结、脾虚湿阻是本案的基本病机。据此，朱振铎教授以疏肝健脾、清热利湿退黄为基本治则，方用柴胡疏肝散合四君子汤加减。方中柴胡疏肝解郁，当归、白芍养血柔肝，茯苓、白术健脾化湿，使运化有权，人参、黄芪益气，配香附增强行气之功，茵陈有清热、利湿、退黄之效，为治黄疸要药，佐郁金以加强行气、利湿、退黄之能，砂仁、鸡内金和胃消食，使补而不滞，酸枣仁养心安神，甘草调和诸药。全方共奏疏肝健脾、清热利湿退黄之效。服用后患者各种症状逐渐减轻，根据临床症状不断调整方药，使方证对应，切合病机，数诊后终获痊愈，随访未见复发。

二、熊继柏诊治黑疸医案 1 则

患者，男，64 岁。

初诊：2000 年 11 月 8 日。

主诉：黄疸、腹胀 5 月余。

病史：患者家属代诉，患者因患黄疸、腹胀从 4 月 25 日—9 月 28 日在省级某大医院住院治疗，诊断：①胆汁淤积性肝硬化；②慢性胆囊炎并胆囊多发性结石；③2 型糖尿病。由于病情不断发展变化，肝功能损害严重（血清 ALT 253.8 U/L），B 超发现脾静脉增宽，黄疸逐渐加深并出现严重黑疸，于是出院转请中医治疗。

现症见：患者整个面色黧黑，黑色甚暗，状如烟煤，人望之莫不感到惊愕。目黄，身黄，尿黄，兼见齿衄，鼻衄，伴心烦善饥，两胁及少腹胀痛，大便溏泄，足胫微肿，精神十分疲乏，口苦，舌苔黄滑腻、舌质紫暗，脉细数。

西医诊断：胆汁淤积性肝硬化；慢性胆囊炎并胆囊多发性结石；2 型糖

尿病。

中医诊断：黑疸。

辨证：湿热夹瘀阻证。

治法：清湿热，祛瘀阻。

方药：栀子柏皮汤合茵陈四苓散加味。

处方：茵陈 30 g，茯苓 15 g，猪苓 10 g，泽泻 10 g，炒白术 10 g，栀子炭 10 g，黄柏 10 g，牡丹皮 15 g，赤芍 10 g，茜草炭 15 g，白茅根 15 g，田七粉（另包冲服）15 g。7 剂，水煎服。

二诊：2000 年 11 月 15 日。目黄、身黄略见减轻，腹胀、足肿明显减轻，鼻衄已止。但黑疸未减，齿衄仍作，两胁下仍胀痛，心烦，口苦，大便溏，舌紫、苔黄腻，脉仍细数。药已取效，拟原方再进 7 剂。

三诊：2000 年 11 月 22 日。目黄、身黄明显减轻，面色暗黑略见转淡，但眼圈四周及鼻两旁黑色仍显深暗，足肿全消，齿衄间作，小便仍黄，两胁下尚有隐痛。舌苔转薄、黄白相兼、舌质尚紫，脉仍细数。治法不变，再拟前方加减。处方：茵陈 20 g，茯苓 15 g，猪苓 10 g，泽泻 10 g，炒白术 10 g，黄柏 10 g，栀仁 10 g，牡丹皮 10 g，桃仁 10 g，赤芍 10 g，茜草炭 15 g，藕节 10 g，炒鳖甲 20 g，田七粉（另包冲服）15 g。10 剂，水煎服。

四诊：2000 年 12 月 2 日。面部黑疸明显消退，唯两目眶部暗黑较显，目睛微黄，身黄已明显消退，齿衄已止，胁痛腹胀亦止。大便微溏，小便仍黄，食纳较差，舌苔转薄黄白腻，脉转缓象。诸症悉减，效不更方，拟原方再进 10 剂。

五诊：2000 年 12 月 12 日。黑疸明显消退，目眶部黑色明显转淡，目黄身黄基本消退，但觉脘痞食少，精神疲乏，小便尚黄，口中转淡，舌苔薄白腻，脉细缓。此热虽去而湿未尽，改拟化湿祛瘀法，选三仁汤加减善后。处方：茵陈 20 g，薏苡仁 20 g，杏仁 10 g，白蔻仁 6 g，厚朴 10 g，通草 6 g，滑石 15 g，法半夏 10 g，牡丹皮 10 g，赤芍 10 g，栀仁 6 g，田七片 15 g。10 剂，水煎服。

按语：《诸病源候论》云："夫黄疸、酒疸、女劳疸，久久多变为黑疸。"《张氏医通》则云："黄疸证中，惟黑疸最剧。"此证因黄疸久治不愈而转为黑疸，且黑色甚重。然其脉、舌、症均呈湿热阻遏之候。朱丹溪曾云："疸不用分其五，同是湿热。"明确指出黄疸发病与湿热息息相关，故熊继柏教授以清利湿热、祛瘀凉血为治疗大法，方用栀子柏皮汤合茵陈四苓散加味，方中茵陈清热利湿、利胆退黄，为治黄疸要药，猪苓、茯苓、泽泻淡渗利湿，炒白术健脾燥湿，使运化有权，栀子炭、茜草炭清热止血，牡丹皮、赤芍清热凉血、散瘀止痛，三七粉增强牡丹皮、赤芍散瘀止痛之功，黄柏清热燥湿、泻火解毒，白茅根凉血止血、清热利尿。服用后患者各种症状慢慢减轻，根据临床症状不断调整方药，使方证对应，切合病机，几诊后上诉症状基本消退，获得不错的效果。

三、谢晶日诊治慢性结石性胆囊炎医案 1 则

患者，女，45 岁。

初诊：2015 年 11 月 10 日。

主诉：右胁连及后背疼痛 3 月余，加重伴皮肤黄染 1 周。

病史：患者半年前因生意不遂，心中郁郁微烦，出现右胁疼痛。

现症见：患者两颧潮红，形体略消瘦，神疲乏力，全身皮肤及巩膜轻度黄染，右胁窜痛连及后背，常恶心欲吐，善叹息，食欲一般，大便稀溏，小便色黄，月经不规律、痛经、有血块，舌质暗红、少苔，脉弦细数。

诊查：B 超示胆囊壁增厚，胆囊内可见结石，大者 0.5 cm×0.7 cm，小者 0.4 cm×0.4 cm。肝功能：ALT 21 U/L，AST 18 U/L，TBIL 21.7 μmol/L，DBIL 13.1 μmol/L。

西医诊断：慢性结石性胆囊炎。

中医诊断：胆石症/黄疸。

辨证：肝郁脾虚型。

治法：疏肝解郁，健脾和胃，利胆止痛。

处方：柴胡 15 g，金钱草 30 g，茵陈 20 g，郁金 6 g，炒白术 15 g，炒赤芍 15 g，炒白芍 10 g，枳壳 6 g，威灵仙 10 g，延胡索 10 g，焦山楂 10 g，鸡内金（研末冲服）10 g。5 剂，日 1 剂，水煎分早晚 2 次服。并嘱患者保持心情舒畅，作息时间规律。

二诊：不适症状缓解，右胁部稍有疼痛，原方去茵陈、炒赤芍、延胡索，继续服用 1 个月。嘱服药期间慎起居，避风寒，调情志，节饮食。后多次电话回访，诸症好转，B 超显示胆囊壁稍有毛糙，胆囊结石消失。

按语：谢教授是黑龙江省名中医，擅长中医治疗慢性胆囊炎，认为该病以肝气郁结、肝胆湿热、瘀血内阻等为主。治疗多强调疏肝同时要注意利胆通腑、健脾燥湿、活血化瘀诸法的合理运用，并在临床实际中随症化裁，遣

方用药。于临床治疗过程中强调清热中病即止，祛湿切莫伤阴，勿忘情志疏导、饮食调护。

谢教授提出了"消""补"并举治疗慢性结石性胆囊炎的原则。认为慢性结石性胆囊炎发病过程中湿热、气郁、瘀血与脾虚、气血亏虚等病理机制共存，故在治疗此病时忌一味地使用苦寒通利之品，治当消补并举。"消"以消食散积、消瘀散结、利胆化积为主，常用炒山楂、炒麦芽、焦神曲等消食散积，赤芍、桃仁等消瘀散结，金钱草、郁金等利胆化积。"补"以滋阴柔肝、健脾益气、调补气血为主，常用白芍、炙甘草、茵陈等滋阴柔肝，炒白术、白扁豆等健脾益气，党参、黄芪等调补气血。在治疗过程中，"消""补"二法同用，使有形之邪得以渐消缓散。

本例患者因生意不遂，心中郁郁微烦，长期情志不畅，肝气不疏，肝乘脾土，日久终会导致脾的功能失常，脾失于运化，湿浊内生，积而化热，湿热蕴结，中焦气机阻滞，胆汁疏泄不畅见黄疸；胆气郁滞，胁下脉络痹阻，则会出现右胁连及后背疼痛。治以疏肝解郁、健脾和胃、利胆止痛为大法。方中柴胡运转少阳胆经之枢机，胆经枢机得转则气化正常，胆汁运行渠道通畅，结石、黄疸可自行退去，金钱草可利胆排石、清热化湿，郁金可行气解郁、利胆退黄，茵陈柔肝养阴、利湿退黄，焦山楂、鸡内金消食散积，炒赤芍、炒白芍相配伍，一补一泻，白芍柔肝，赤芍行血，两药相互参合，镇痛之功益彰，威灵仙味辛、咸，归膀胱经，现代药理研究表明，威灵仙、延胡索加强行气止痛功效，炒白术健脾益气，使气血生化有源。

四、简裕光诊治胆囊炎医案 1 则

患者，女，29 岁。

病史：患者 4 年前曾患急性胆囊炎，后转为慢性。1974 年 6 月因结石嵌顿，经某医院手术取出结石遂愈。1976 年 5 月，因食生冷加之生气而旧病发作。右胁下持续性疼痛，阵发性加剧，呕恶时作，进食即吐，往来寒热，四肢厥冷，周身皮肤深度黄染，舌苔白腻，脉沉弦。

西医诊断：胆结石并慢性胆囊炎。

中医诊断：黄疸（阴黄）。

辨证：中阳不运，寒湿内阻，气机不畅。

治法：行气散寒，利湿退黄。

方药：柴胆牡蛎汤合柴胡桂枝干姜汤加减。

处方：柴胡 15 g，牡蛎 30 g，龙胆草 12 g，桂枝 12 g，干姜 8 g，瓜蒌 20 g，吴茱萸 7 g，乌药 12 g，甘草 6 g。2 剂后，病减大半，黄疸如前，加茵陈、金钱草各 30 g，嘱服 2 剂。1 剂服完后，自觉有块状物随大便排出，视之乃一黄色结石，大小约 2 cm×3 cm，续服 5 剂，至今未发。

按语：简裕光老中医治疗胆囊结石、胆囊炎并发黄疸的自拟方，柴胆牡蛎汤由柴胡、龙胆草、牡蛎组成，具有疏肝利胆、清热除湿、镇静止痛之功，对急慢性胆囊炎、胆石症等病导致的右胁下疼痛、呕恶纳呆、黄疸、发热或寒热往来等卓有疗效。

本案属中阳不运、寒湿内阻、气机不畅所致。患者为青年女性，平素嗜食生冷，伤及中焦脾胃，脾阳受损，此次因患者生气情绪过激而旧病发作，脾胃升降失常，胃气不和，气机上逆出现恶心呕吐；情绪过激，致肝气疏泄失常，气机不能畅达全身，不通则痛，故右胁下持续性疼痛；肝胆互为表里，肝脏疾病必然影响胆腑，使得胆失疏泄，胆内精汁不能正常排出体外，泛溢肌肤出现周身皮肤深度黄染；舌苔白腻、脉沉弦为寒湿中阻之象。治以行气散寒、利湿退黄为法，选用柴胆牡蛎汤合柴胡桂枝干姜汤加减。方中柴胡、龙胆草、牡蛎疏肝利胆、清热除湿、镇静止痛，桂枝、干姜、吴茱萸、乌药温运中焦以行气散寒，瓜蒌宽中，又加茵陈、金钱草利湿退黄排石，俾中阳一复，气机通畅，寒湿遂散，则结石无所阻，故排之而下。

五、袁长津诊治慢性胆囊炎医案 1 则

患者，男，58 岁。

初诊：2008 年 12 月 10 日。

主诉：反复皮肤黄染、右上腹胀痛 10 年。

病史：患者 10 年来黄疸指数及 DBIL 一直偏高，右上腹胀痛不适反复发作、时轻时重，伴口苦，嗳气，厌油纳差，经常失眠，不耐疲劳，面色萎黄，眼睑虚浮，大便溏滞不爽，2～3 次/天，舌苔黄腻，脉细数。

西医诊断：慢性胆囊炎。

中医诊断：胁痛/黄疸。

辨证：湿热蕴积，气血瘀滞，胆胃不和，久损及脾。

治法：利胆化瘀，清热解毒。

方药：自拟方。

处方：柴胡 12 g，黄芩 10 g，法半夏 10 g，郁金 10 g，枳实 10 g，赤芍

15 g, 蒲公英 30 g, 甘草 6 g, 太子参 25 g, 苍术 10 g, 山栀子 10 g, 神曲 12 g, 厚朴 12 g。服 7 剂后, 诸症明显减轻, 自我感觉良好。

二诊: 续予上方辨证加减化裁, 前后共服 28 剂。

三诊: 诸症基本痊愈, 食欲旺, 精神佳, 面色光润, 舌苔转为薄白。更令患者高兴的是, 经抽血检查, 10 余年一直偏高的黄疸指数和 DBIL 也完全正常。

随访至今, 一切正常, 并再次验过血, 上述指标亦正常, 经 B 超检查肝、胆均未发现异常。

按语: 袁长津教授是第四、第五批全国老中医药专家学术经验继承工作指导老师, 临床中在辨证选用张仲景的大柴胡汤、小柴胡汤、小陷胸汤、茵陈蒿汤等方的基础上, 拟定了一个治疗急、慢性胆囊炎的基本方, 由基本方药柴胡 12 g, 黄芩、法半夏、郁金、枳实各 10 g, 赤芍、虎杖各 15 g, 蒲公英 30 g, 甘草 6 g 组成。临床辨证加减: 急性发作, 见大便燥结, 舌红、苔黄厚或燥, 脉弦数或沉实者, 选加大黄、全瓜蒌、芒硝等; 素有胆结石者, 可加金钱草、鸡内金; 腹痛剧者, 加延胡索、川楝子; 气滞重而腹胀甚者, 选加厚朴、木香、槟榔、八月札等; 血瘀明显者, 选加桃仁、土鳖虫等; 湿热甚者, 选加山栀子、黄连等; 黄疸明显者, 可再加茵陈、海金沙; 慢性胆囊炎, 见气虚、纳差者, 加太子参、神曲或四君子汤。

《古今医鉴》言:"胁痛者, 多因暴怒伤触, 悲思气结, 饮食失节……皆可做痛。"故以"利胆化瘀, 清热解毒"为基本原则, 依据患者的临床症状, 辨证用药, 方中柴胡、郁金、枳实疏肝利胆, 行气解郁; 黄芩、蒲公英、山栀子清热、燥湿、解毒; 赤芍活血化瘀以止痛; 法半夏降逆和胃; 甘草调和诸药; 太子参、苍术健脾益气; 神曲消食和胃; 厚朴燥湿行气, 消积。

参 考 文 献

[1] 李雪梅. 胰胆舒颗粒治疗急性胆囊炎 50 例临床观察 [J]. 临床医药文献电子杂志, 2018, A0: 194, 196.

[2] 中华消化杂志编辑委员会, 中华医学会消化病学分会肝胆疾病协作组. 中国慢性胆囊炎、胆囊结石内科诊疗共识意见 (2018 年) [J]. 临床肝胆病杂志, 2019, 35 (6): 1231–1236.

[3] 密亚琦, 单连美, 王璐. 中药穴位贴敷治疗胆囊结石并胆囊炎 50 例 [J]. 中医临床

研究, 2017, 9 (8): 64-65.

[4] 肖芳, 谢微杳. 急性胆囊炎的中医治疗 [J]. 中国中医急症, 2020 (8): 1492-1495.

[5] 方鸿. 朱振铎疏肝健脾治疗黄疸经验 [J]. 山东中医杂志, 2010, 29 (2): 132.

[6] 熊继柏. 疑难病证验案 [J]. 湖南中医药大学学报, 2007, 27 (3): 67.

[7] 孙连博, 谢晶日. 谢晶日教授运用"消""补"二法治疗慢性结石性胆囊炎经验 [J]. 国医论坛, 2016, 31 (6): 11-12.

[8] 何天贵, 叶玉良. 简裕光老中医治疗胆囊炎验案四则 [J]. 四川中医, 1983 (1): 10-11.

第十七章　胆管癌

胆管癌是指胆管系统衬覆上皮发生的恶性肿瘤，按所发生的部位可分为肝内胆管癌和肝外胆管癌两大类。目前对其全部病因尚不清楚，但主要病因是胆管结石，约1/3的胆管癌患者合并胆管结石，反之，5%～10%的胆管结石患者会发生胆管癌。此外，华支睾吸虫、先天性胆管囊状扩张、原发性硬化性胆管炎、致癌物质等也会引起本病的发生。胆管癌隐匿性极强，早期可无明显症状，一般疾病晚期会伴随有腹部不适、体重下降、食欲减退、乏力、肝区疼痛，少部分患者会有黄疸、陶土色大便症状。故大部分胆管癌发现时都属于晚期。胆管癌首选的潜在根治性治疗方式是外科手术切除，但只有10%的患者有机会接受手术切除，且术后复发率高，但大部分患者诊断的时候已无法行根治性切除，故通常辅助放化疗、肝移植、局部及靶向药物治疗。相关研究显示，肝内胆管癌为肝脏的第二大恶性肿瘤，发病占肝脏所有恶性肿瘤的5%～20%，5年生存率不足5%。近年来，随着肝内胆管癌发病率逐年上升，人们对其认识和重视不断增加，而中医在治疗胆管癌上占据了不可替代的地位。

胆管癌在中医古籍中并无此病名，根据其临床表现及体征可归属于"胁痛""腹痛""黄疸""积聚""癥瘕"等范畴。本病病位在肝、胆，肝胆互为表里，肝主疏泄，调畅一身气机，胆储存胆汁而传化水谷与糟粕，以通降为顺，两者相互影响，相互联系。胆管癌病因病机较复杂，并未统一发病机制，临床多表现为寒热混杂、虚实夹杂。主要病因为情志不畅、寒湿不适、饮食不节、过食油腻或虫积等因素。隋代巢元方《诸病源候论》言："凡脾胃不足，虚弱失调之人，多有积聚之病。"元代朱丹溪《活法机要》云："壮人无积，虚人则有之，脾胃虚弱，气血两衰，四时有感，皆能成积。"明代张景岳《景岳全书》亦云："凡脾不足及虚弱失调之人多有积聚之病。"李可将该病的病机归纳为"整体虚寒，局部实证"，指出了本病的病机主要是由于人体正虚虚弱、邪毒乘虚而入致气血运行失常，日久气滞血瘀、湿热蕴结日久形成癌瘤，并伴有口苦、咽干、胁痛、黄疸、寒热往来等症状。中医认为黄疸的发生与湿热密切相关，如《黄帝内经》中"溽暑湿热相搏，争于左之上，民病黄疸而为跗肿"，《伤寒明理论》中"湿也，热也，甚者则发黄，内热已盛，复被火者，亦发黄"，《景岳全书》中"阳黄者，因湿多成热，热则生黄"，《温病条辨》中"湿热不解，久酿成疸"。故治疗上以清热利湿为基本原则，兼与扶正、疏利肝胆、活血化瘀止痛、清热解毒等治疗方法相结合。

一、李可诊治肝内胆管癌医案 1 则

患者，男，76 岁。

初诊：2017 年 11 月 7 日。

病史：患者于 2017 年 10 月 10 日因反复右上腹疼痛半月余就诊于南方医院，2017 年 10 月 13 日行 PET-CT 检查：肝左右叶交界处团块状高代谢病灶，考虑为原发性肝癌（胆管细胞癌可能），肿瘤可能累及相邻胆囊；肝门区、十二指肠降段内侧、胰头周围、中上腹部腹膜后区多发结节高代谢病灶，考虑为多发淋巴结转移灶。2017 年 10 月 26 日因胆管堵塞行引流术、胆管粒子支架术。既往有胆囊炎病史、胆结石病史、高血压 3 级（极高危）、2 型糖尿病病史。

现症见：被动体位，神志不清，痛苦面容，皮肤黄，无发热，动则汗出、腋下、前胸及后背汗出，纳少，每餐约进食流质食物 50 mL，大便 2 日未解，小便频，每次尿量 20～50 mL，口干、思饮、不解渴，舌红、苔黄分布不均匀，脉大不敛。

诊查：糖类抗原 242 47.96 U/L，糖类抗原 19-9 111.36 U/L；AFP 正常；Cr > 300 μmol/L，TBIL > 300 μmol/L。

西医诊断：肝内胆管细胞癌晚期。

中医诊断：黄疸/鼓胀。

辨证：脾虚湿滞证。

治法：健脾利水。

方药：自拟清虚方。

处方：白术 10 g，人参片 10 g，泽泻 10 g，鸡蛋花 30 g，桂枝 5 g，桔梗 5 g，酒大黄（后下）5 g，姜炭 5 g，蝉蜕 15 g，金蝉花 15 g，乌梅 3 g。7 剂，每日 1 剂，水煎服。

二诊：2017 年 11 月 16 日。患者服药 2 日后大便排便顺畅，2～3 次/

日，为深黄色稀便，小便频症状消失，食欲好转，食量增，每餐可进食1碗稠粥，体力增强，意识逐渐恢复正常，口干，欲温饮，口不渴，拔出引流管。TBIL降至80 μmol/L，Cr降至125 μmol/L。现症见：神清，精神较上诊明显好转，大便4次/日、质稀，舌淡暗、无苔、有竖条裂纹，脉大。方药组成：麸炒白术15 g，蝉蜕15 g，金蝉花15 g，鸡蛋花30 g，人参片30 g，桂枝5 g，桔梗5 g，姜炭5 g，柴胡5 g，防风5 g，羌活5 g，泽泻10 g，酒大黄（后下）1 g，乌梅9 g。7剂，每日1剂，水煎服。

三诊：2017年11月23日。患者述精神、体力进一步好转，现可独自行走，但运动后疲乏感明显，四肢过温消失，纳食转佳，知饥，食量增加，大便2次/日、质烂、顺畅，小便调、出入量持衡、每日约3600 mL，口干，饮冷水后可解渴。DBIL降至34.5 μmol/L，TBIL 38.7 μmol/L，Cr降至58 μmol/L。舌淡暗嫩、苔少、裂纹消失，脉沉细。方药组成：麸炒白术15 g，葛花30 g，蝉蜕30 g，人参片30 g，桂枝5 g，桔梗5 g，柴胡5 g，防风5 g，羌活5 g，生石膏（先煎）5 g，泽泻10 g，姜炭10 g，山药10 g，酒大黄（后下）3 g，乌梅9 g。7剂，每日1剂，水煎服。

按语：李老将消化道肿瘤的病机归纳为"整体虚寒、局部实证"，提出"人身无处不中气，立足人身中气即脾胃。凡病有胃气则生，无胃气则死，保得一分胃气，便有一线生机"，创立了抗癌名方攻癌夺命汤，临床用于治疗多种消化道恶性肿瘤效果显著。

该患者初诊时坐轮椅进入诊室，痛苦面容，神识不清，动则汗出，腋下、前胸及后背汗出，脉大不敛，提示秽浊热毒之气上扰清窍，扰乱神明，元气欲脱；纳少，皮肤黄，口干，思饮，大便2日未解，舌红、苔黄、分布不均匀，提示中气不足，中土太阴虚寒、阳明伏热并存；小便频，提示三焦气化不力，故予以自拟清虚方（白术、鸡蛋花、桂枝、桔梗、酒大黄、蝉蜕、金蝉花、乌梅）以清泄秽毒、升散郁火、开窍醒神。因患者中气大虚故加人参片益气生津，加姜炭温中止血。二诊时患者可自行排解大便，小便正常，食欲好转，食量增加，体力增强，意识恢复，Cr、TBIL水平下降，提示邪有出路，三焦气化功能较前恢复，元气增强。考虑因阳明伏热部分疏导、转化、归位，太阴深层内伏风、寒、湿、邪，中气不足，故酒大黄减量，乌梅、人参片加量，并加防风、羌活、柴胡祛内伏邪热。三诊时患者服药后精神体力进一步好转，纳食转佳，元气增强，中气逐渐恢复；每日解稀便2次，口干，饮冷水后可解渴，提示患者体内存在阳明经伏热，故在二诊基础上加生石膏、山药清热生津，姜炭增至 10 g 以温化太阴寒湿，防生石膏之甘寒凉润损伤中气；酒大黄增至 3 g，蝉蜕增至 30 g，进一步加强升清阳、降浊阴之力，以断秽毒。

二、朱良春诊治肝门胆管细胞癌医案 1 则

患者，女，61 岁。

初诊：2014 年 8 月 30 日。

主诉：右上腹隐痛伴身目黄染 20 天。

病史：患者于 20 天前无明显诱因出现右上腹隐痛伴身目黄染，查上腹部 CT：肝门区梗阻，胆管细胞癌。肝功能：TBIL 103 μmol/L，DBIL 64.4 μmol/L，IBIL 38.6 μmol/L，ALT 638 U/L，AST 484 U/L，ALP 314 U/L，TBA 335.3 μmol/L，CEA 5.7ng/L，糖类抗原 19-9 > 1200 U/L，诊断为肝门胆管细胞癌。考虑患者已失去手术可能，且行局部介入治疗引流效果欠佳，遂求中医药治疗。

现症见：身目黄染，四肢畏寒怕冷，倦怠乏力，右胁下隐痛不适，上腹胀满不适，食欲缺乏，夜寐不佳，小便量少呈深黄色，大便发白呈陶土样、质稀、每日 1~2 次，舌淡紫、苔黄腻，脉沉细。

查肝功能：TP 59.2 g/L，ALB 33.9 g/L，DBIL 231.8 μmol/L，TBIL 249.7 μmol/L，ALT 62.5 U/L，AST 59.2 U/L，ALP 237.9 U/L，GGT 318.1 U/L，前白蛋白（PA）80 mg/L，TBA 14.12 μmol/L。

西医诊断：肝门胆管细胞癌。

中医诊断：黄疸（阴黄）。

辨证：中阳不振，寒湿阻滞，气滞血瘀，肝胆失于疏泄。

治法：健脾化湿，清热解毒，化瘀散结。

方药：扶正消癥方加减。

处方：龙葵 30 g，黄芪 30 g，白花蛇舌草 30 g，茵陈 30 g，半枝莲 30 g，蒲公英 30 g，金钱草 30 g，莪术 20 g，石见穿 20 g，徐长卿 15 g，守宫 12 g，僵蚕 12 g，蜈蚣 6 g，甘草 6 g。3 剂，每日 1 剂，水煎服。

二诊：2014 年 9 月 2 日。患者右胁下疼痛缓解，小便量稍增多、但仍色黄如浓茶，身目黄染依旧，大便已实、仍为白色陶土便。原方加海金沙 30 g，郁金 20 g，生白芍 20 g，柴胡 8 g，厚朴 8 g，当归 10 g，赤芍 10 g，芒硝（分冲）6 g，枳实 5 g，枳壳 5 g，生大黄（后下）5 g。6 剂，每日

1 剂，水煎服。

三诊：2014 年 9 月 8 日。患者诉服药后前 3 日大便质稀、每日 3 次左右，但大便颜色逐渐转黄，身目黄染较前减轻，腹胀缓解，但仍感乏力、纳差，舌淡、苔薄黄微腻，脉沉细。查肝功能：TP 65.0 g/L，ALB 37.8 g/L，DBIL 191.6 μmol/L，TBIL 228.9 μmol/L，ALT 58.9 U/L，AST 63.4 U/L，ALP 215.7 U/L，GGT 300.7 U/L，PA 101 mg/L，TBA 6.17 μmol/L。患者黄疸较前消退，但其素体脾阳虚衰，不可过于通利，遂上方加苍术 10 g，沉香曲 20 g，生薏苡仁 45 g，熟薏苡仁 45 g。7 剂，每日 1 剂，水煎服。

四诊：2014 年 9 月 15 日。患者黄疸较前又有所消退，乏力减轻，胃纳渐馨，小便量正常、色稍黄，大便质软、色黄、1 次/日，舌淡、苔薄微腻，脉细。查肝功能：TP 59.5 g/L，ALB 32.1 g/L，PA 96 mg/L，TBIL 80.8 μmol/L，DBIL 53.9 μmol/L，ALT 44.4 U/L，AST 58.0 U/L，ALP 176.8 U/L，TBA 10.72 μmol/L。患者症情已较平稳，予原 30 剂继服。后随访患者病情稳定，黄疸持续消退。

按语：朱教授治疗胆囊癌梗阻性黄疸注重消癥散结治其本、利胆退黄治其标、时时注意顾护脾胃，其消癥散结以清泄热毒、化痰散结、化瘀软坚为主，拟定治疗胆囊癌的基本方为扶正消癥方：龙葵、白花蛇舌草、生黄芪、莪术、守宫、僵蚕、白毛藤、半枝莲、甘草。此患者为胆管癌中晚期患者，失去手术机会，且介入治疗效果较差，故采用中医保守治疗。中医认为本病病性属于正虚而邪实，虚实夹杂，病情重而复杂。《素问·评热病论》言"正气虚则成岩"，癌病的形成多在于人体正虚虚弱，邪毒乘虚攻击人体导致气血运行失常，日久气滞血瘀、气血痰湿交结成块。癌瘤属于有形的病理产物，胆道受到癌肿压迫，使得胆汁排泄不畅、泛溢肌肤出现身目黄染；胆汁不循肠道，故大便陶土色；癌毒攻击人体正气致中阳不足，不能温煦四肢而出现四肢畏寒、怕冷；正气不足，不能振奋精神，出现倦怠乏力；有形实邪阻滞人体气血运行，不通则痛；中阳不足，不能运化腹中水谷，出现腹部胀满不适；水湿不化，下行于肠间出现大便稀。治以健脾化湿、清热解毒、化瘀散结。方选扶正消癥方加减。方中白花蛇舌草、半枝莲、蒲公英、龙葵清热解毒、消肿止痛；僵蚕化痰散结；莪术、蜈蚣、石见穿活血化瘀、消癥软坚；茵陈、金钱草清利湿热、利胆退黄；徐长卿除湿止痛；甘草清热解毒、调和诸药；守宫通络散结；黄芪补气生津，扶正以祛邪。二诊身目尿黄依旧，但大便已实，故加用大柴胡汤清少阳、阳明腑热，海金沙、郁金利胆退黄。三诊患者黄疸、腹胀好转，乏力、纳差等脾胃气虚表现比较明显，故加用薏苡仁、苍术等以益气健脾祛湿。肿瘤晚期患者多胃气虚弱，峻补难以起效，甚至导致患者腹胀加重，朱教授喜用党参、炒白术、苍术、薏苡仁等平稳补之，中焦得运，一身之气血得以疏通，诸病预后则佳。

三、周岱翰诊治胆管癌医案 1 则

患者，男，32 岁。

初诊：2009 年 5 月 15 日。

主诉：腹胀、黄疸 2 月余。

病史：患者于 2009 年 1 月因右上腹疼痛诊断为肝癌，并行手术切除（病理检查示肝内胆管细胞癌）。2009 年 3 月 26 日复查 CT 发现肝内肿物，提示肝癌胆管癌术后复发，肝内转移。后行肝动脉栓塞化疗术，术后出现黄疸。

诊查：AFP 16594.2 μg/mL，ALT 174 U/L，AST 164 U/L，TB 142 μmol/L，DBIL 78 μmol/L。

现症见：腹胀纳差，身黄，目黄，大便难下、3 ~ 4 日 1 次，小便黄，舌红、苔黄，脉弦数。

西医诊断：肝癌肝动脉栓塞化疗术后复发。

中医诊断：黄疸/肝积。

辨证：肝热血瘀型。

治法：清肝解毒，解郁散结。

方药：茵陈蒿汤合小柴胡汤加减。

处方：茵陈 30 g，溪黄草 15 g，栀子 15 g，大黄 10 g，北柴胡 15 g，白芍 15 g，白术 15 g，党参 30 g，半枝莲 30 g，桂枝 10 g。每日 1 剂，水煎服，10 剂，配合小金片口服。

二诊：2009 年 5 月 25 日。大便情况明显改善，每日 1 次，仍干结，纳差，身黄，目黄，小便黄，舌红、苔薄黄，脉弦数。余无明显不适，辨证同前，继续以清肝解毒、解郁散结为法。处方：茵陈 30 g，溪黄草 15 g，栀子 15 g，大黄 15 g，北柴胡 15 g，白芍 15 g，白术 15 g，党参 30 g，半枝莲 30 g，桂枝 10 g。7 剂，配合小金片口服。

三诊：2009 年 6 月 5 日。大便正常，纳可，舌红、苔薄白，脉弦，提示肝脾热象减退，但仍见腹胀、身黄、目黄、小便黄等肝胆阻滞之象。余无

明显不适。辨证同前。处方：茵陈 30 g，溪黄草 15 g，栀子 15 g，北柴胡 15 g，白芍 15 g，白术 15 g，党参 30 g，半枝莲 30 g，桂枝 10 g，木香 15 g。20 剂。查：AFP 594.2 μg/mL，ALT 40 U/L，AST 40 U/L，TBIL 17 μmol/L，DBIL 6.6 μmol/L。后转入门诊中药治疗，转移病灶稳定，生活能自理，按上述方药随症加减治疗，配合小金片口服，随访 5 年，患者生活质量良好，病灶稳定，AFP 正常。

按语：国医大师周岱翰教授在治疗原发性肝癌（肝细胞癌、胆管细胞癌）方面主张中西合璧，遵古不泥古，认为肝癌作为恶性度高、疗效较差的"急性癌"，其综合治疗模式应按癌瘤的部位、大小、生物学特性及患者的肝功能、全身状况等，有序组合各种治疗手段以达到最佳效果。临证论治抓住热、瘀、虚，分肝热血瘀、肝盛脾虚、肝肾阴虚三型，此三种证型既可单独出现，又可并见。早期多见肝热血瘀，中期呈肝盛脾虚，晚期常为肝肾阴虚。故治疗早期着重清肝解毒、祛瘀消瘤；药用半枝莲、白花蛇舌草、重楼、栀子、大黄、羚羊角、牛黄等；祛瘀消瘤用土鳖虫、桃仁、莪术、丹参、蜈蚣、全蝎等。中期着重清肝健脾，常选党参、生晒参、白术、茯苓、薏苡仁等。晚期着重滋养肝肾、育阴培本，常选女贞子、山萸肉、墨旱莲、生地黄、白芍、西洋参、麦冬等，以期患者"带瘤生存"，延长肝癌患者的生存期。

该患者因肝内胆管细胞癌行肝动脉栓塞化疗术后复发，肝为刚脏，主升主动，体阴而用阳，藏血而主疏泄，喜条达而恶抑郁。肝癌病位在肝，其病机复杂，临证抓住热、瘀、虚的特点，主要因为外感邪毒、情志内伤、饮食失调致阴阳气血亏虚，脏腑功能失调，肝脏失于疏泄，气滞久而化火生毒致瘀，气瘀毒互结而成。肝胆互为表里，两者互为影响，肝脏受癌毒侵袭，疏泄失常，从而导致胆汁的排泄异常，溢于肌肤出现身黄、目黄；肝脏受损后肝木无力助脾运化，水谷积于腹中出现腹胀纳差；舌质红、苔黄，脉弦数为肝经有热之脉象，辨证为肝热血瘀，故治以清肝解毒、解郁散结，方用茵陈蒿汤合小柴胡汤。方中半枝莲、栀子、大黄清肝解毒；茵陈、溪黄草、柴胡、仙鹤草利湿疏肝退黄；党参、白术、桂枝、健脾益气通阳；白芍柔肝敛阴。经过两次诊疗，患者服药后大便正常，纳可，舌红、苔薄白，脉弦，但仍腹胀、身黄、目黄、小便黄，提示虽肝脾热势已去，但肝胆阻滞之象仍在，于是三诊后去大黄，加木香以增强行气之功，进一步巩固治疗，并继续随诊。

四、王晞星诊治胆管癌医案 1 则

患者，女，74 岁。

初诊：2018 年 8 月 10 日。

病史：2018 年 4 月 4 日因黄疸于当地医院诊断为胆管癌，遂行胆管癌切除术，术后病理示中分化腺癌，浸润全层，有神经累犯，切缘（＋），无淋巴转移。2018 年 5 月因腹胀复查提示腹腔积液，6 月因化疗不良反应大自行停药，7 月复查 CT 示肝门转移，腹腔积液较前进展。

现症见：腹胀，纳眠可，二便调。

西医诊断：胆管癌。

中医辨证：黄疸。

辨证：肝胆湿热。

治法：清肝利胆，行气和胃。

处方：大柴胡汤加减。

药物：柴胡 10 g，半夏 10 g，黄芩 10 g，白芍 15 g，枳实 15 g，薏苡仁 18 g，白花蛇舌草 30 g，半枝莲 30 g，百合 30 g，龙葵 30 g，炒牵牛子 6 g，大腹皮 30 g，车前子 30 g，壁虎 6 g，山慈菇 15 g，甘草 6 g，蛇六谷（先煎 1 小时）30 g。30 剂，每日 1 剂，水煎服。

二诊：2018 年 11 月 23 日。腹胀好转，无腹腔积液，前胸及后背疼痛，纳眠可，二便调。药物：柴胡 10 g，半夏 10 g，黄芩 10 g，白芍 15 g，枳实 15 g，郁金 15 g，片姜黄 30 g，土鳖虫 10 g，蜈蚣 2 条，薏苡仁 18 g，白花蛇舌草 30 g，半枝莲 30 g，三叶青 10 g，壁虎 6 g，山慈菇 15 g，甘草 6 g。15 剂，每日 1 剂，水煎服。

三诊：2019 年 1 月 1 日。腹胀痊愈，腹部皮肤红肿伴瘙痒、疼痛，背痛，纳眠可，二便调。效不更方，继续服用二诊方药。

按语：王晞星教授在肿瘤治疗中，善于抓主病机、用专药、执简驭繁，注意辨病与辨证结合，对各类肿瘤及其并发症的病机认识独到，深入浅出，将很多病证往往归纳为一病一证一方，对于胆系肿瘤，常归结于肝胆湿热，以大柴胡汤为主；专病专药，中西医汇通，对于不同的肿瘤及并发症，常常是专病专药，将古代本草与现代药理结合，中西医汇通，肝胆肿瘤出现黄疸常加郁金、片姜黄等。

本案以胆管癌为例，以清肝利胆立法，大柴胡汤为主方贯穿始终，随证

加减，辨病与辨证相结合，王教授在治疗肿瘤中擅用虫毒类药，本案加入虫毒类等抗肿瘤之品，共奏中医药抗肿瘤之功，提高患者生活质量，延长生存时间，达到人瘤共存。

参 考 文 献

［1］吕传彬．肝脏里的胆管癌［J］.肝博士，2022（3）：46.

［2］MASSANI M，BONARIOL L，STECCA T. Hepatic arterial infusion chemotherapy for unresectable intrahepatic cholangiocarcinoma, a comprehensive review［J］. J Clin Med, 2021, 10（12）：2552.

［3］冯克久，吕英．李可从中气论治消化道肿瘤［J］.中国民间疗法，2021（8）：46–49.

［4］何峰，朱婉华，张侠福．朱良春治疗胆管细胞癌并发胆汁瘀积性黄疸医案2则［J］.新中医，2016，48（10）：186–188.

［5］邬晓东，姜丽娟．周岱翰治疗原发性肝癌经验［J］.中医杂志，2015，56（8）：648–650.

［6］王新龙，李宜放．王晞星教授治疗肿瘤用药经验初探［J］.世界最新医学信息文摘，2019（18）：221–222.

第十八章　胆囊癌

胆囊癌可起源于胆囊底部、体部和颈部或胆囊管等多个部位，是严重威胁人类健康的恶性肿瘤。胆囊癌具有高度异质性、发病隐匿、易扩散转移的特点。胆囊癌占胆道肿瘤的 80% ~ 95% ，是最常见的胆道恶性肿瘤，其发病率存在显著的地域、人种和民族差异，全球范围内女性患者普遍多于男性患者。胆囊结石、胆囊腺瘤性息肉、胆管囊肿、胆管－胰管异常汇合、黄色肉芽肿性胆囊炎、瓷化胆囊和胆囊萎缩等胆囊慢性炎症是已明确的胆囊癌危险因素。其他可能的危险因素还包括囊腺肌症、吸烟和代谢紊乱综合征（如糖尿病、高血脂和肥胖等）。胆囊癌目前临床治疗方案包括外科治疗、系统治疗，系统治疗内含化疗、靶向治疗和免疫治疗、放疗、姑息性介入治疗及中医药治疗。随着中医药研究临床应用及研究的发展，中医药治疗贯穿外科治疗和系统治疗之中，为改善胆囊癌患者的临床症状、提高机体抵抗力、减轻放化疗不良反应、提高生活质量做出了不可磨灭的贡献。

胆囊癌在中医古籍中并无专门论述，可根据临床症状将其归属于中医学"黄疸""胁痛""虚劳""痞块""积聚"等范畴，病位在肝胆，与脾、胃、肾密切相关，各医家对胆囊癌的病因病机认识大体相同，病理因素不外乎"湿、热、瘀、毒、虚"，基本病机为正气亏虚，癌毒内生，肝胆瘀滞，热瘀毒结。病初多为邪实，久则虚实夹杂，后期则为正虚邪实。治疗上多以疏肝利胆、健脾理气、软坚散结、抗癌解毒等为主，临床上应在辨明病因病机后对症施治。

一、潘敏求诊治胆囊癌医案 1 则

陈某，男，60 岁。

初诊：2009 年 9 月 8 日。

主诉：腹痛、腹胀、身目尿黄 1 个月。

病史：患者因出现腹痛、腹胀、发热等不适，并逐渐出现黄疸且慢慢加深，于 2009 年 8 月 15 日在湖南省某医院肝胆外科就诊，于 8 月 17 日行剖腹探查术，术中见胆囊肿块与胰及周围组织粘连，且肝内转移无法切除，仅做胆道引流术。术后病检提示胆囊癌。

现症见：皮肤、巩膜发黄，右胁下疼痛难忍，腹胀，纳差，疲乏无力，活动后气促，无口干、口苦，小便黄少，大便干结，寐一般，舌质红、苔薄黄，脉数。

西医诊断：胆囊癌。

中医诊断：腹痛/黄疸。

辨证：肝气郁结，湿热瘀滞证。

治法：疏肝解郁，清热解毒，利湿散结。

方药：茵陈四苓汤加减。

处方：茵陈 15 g，金钱草 15 g，栀子 12 g，虎杖 15 g，白花蛇舌草 30 g，西洋参 10 g，麦芽 15 g，黄芪 15 g，蒲公英 15 g，莪术 10 g，大黄 10 g，茯苓皮 10 g，鸡内金 10 g，陈皮 10 g，郁金 10 g，川楝子 10 g，香附 10 g，山楂 10 g，甘草 5 g。30 剂，每日 1 剂，水煎，早晚温服。

二诊：2009 年 11 月 20 日。黄疸较前减退，小便由黄转清，大便调，腹胀较前稍缓，纳食增加，继续守方治疗，30 剂，煎服法同前。

三诊：2009 年 12 月 20 日。仍有纳食后腹胀、呃逆、纳食不化，无恶心呕吐，寐可，舌红、苔薄黄，脉细。于初诊方中减茵陈为 10 g，去大黄、栀子，加醋鳖甲（先煎）12 g，30 剂，煎服法同前。

四诊：2010 年 1 月 20 日。黄疸基本消退，纳寐可，二便调，仍偶有右上腹胀痛，舌红、苔薄黄，脉细数。复查腹部 CT：右上腹胆囊肿块与胰及周围组织相连，胆道引流管通畅，肝内多个小结节数目、大小稳定，于三诊方去茵陈、虎杖，加枸杞子 10 g，女贞子 10 g，沉香 5 g。30 剂，煎服法同前。

五诊：2010 年 4 月 20 日。精神转佳，黄疸消退，右胁肋区胀痛不适较前好转，纳寐可，二便调，舌脉未查。守方治疗。

六诊：2010 年 7 月 25 日。复查 CT 示肝内多个小结节大小稳定，双肺未见转移病灶，病情平稳。守方治疗。

七诊：2010 年 10 月 26 日。右胁肋区胀痛，纳寐可，于四诊方加莪术 10 g，桃仁 5 g。30 剂，煎服法同前。

末诊：2011 年 1 月 18 日。腹痛基本消失，复查腹部 CT 示右上腹肿块与胰及周围组织相连，胆道引流管通畅、肝内多个小结节大小稳定，续方治疗。患者一直坚持服方，门诊随访，病情稳定。

按语：潘老系第四届国医大师，中西医结合肿瘤防治专家，从医五十载，提出了瘀、毒、虚是肿瘤的中医病因病机，认为瘀、毒、虚贯穿胆囊癌发展的整个过程。潘老在运用中医药治疗胆囊癌，防治胆囊癌术后复发、转移，改善放、化疗不良反应等方面经验丰富，形成了独特的用药特色和理论体系。

本例患者年老，平素肝肾不足，肝气郁结，气滞血行不畅，日久肝络瘀阻，胆汁不通，不通则痛，故见右胁肋区疼痛难忍；肝木乘脾，肝病日久伤脾，脾阳不升，寒湿不化，日久化热，湿热酿毒，蕴结肝胆，胆汁不循常道，泛溢肌肤，致患者出现黄疸并进行性加重；日久则"虚"，中焦受损，肝郁脾虚，脾失健运，运化失司，故见腹胀、纳差、乏力。潘老认为胆囊癌的临床诊治应以清为主而无忘乎补，或以补为主而无忘乎清。脾胃为气血生化之源，"见肝之病，知肝传脾，当先实脾"，因此潘老在处方用药时不忘顾护脾胃。一诊时患者为晚期，呈现肝郁脾虚、气血双亏、瘀毒内结、肝胆湿热、虚中夹实之况，方用茵陈四苓汤加减。方中茵陈、栀子、大黄、虎杖四药配伍，清利湿热退黄，大黄内泄热结，使湿热之邪有出路；茯苓皮利水消肿，以"清法"祛除湿热之邪；莪术、郁金、川楝子、香附行气止痛；白花蛇舌草、蒲公英、金钱草解毒散结，以"消法"软坚散结；鸡内金、麦芽、山楂、陈皮健脾和胃消食；西洋参、黄芪补气养阴，以"补法"益气健脾；甘草调和诸药。全方共奏利湿退黄、化瘀解毒、健脾理气之功。二诊时患者病情好转，守方治疗。三诊时患者仍诉腹胀、呃逆，潘老于初诊方中将苦寒之茵陈减量，去苦寒之栀子、大黄，加醋鳖甲滋养肝阴、软坚散结。四诊黄疸基本消退，但仍有右上腹胀痛，去茵陈、虎杖，加沉香顺气降逆，枸杞、女贞子甘酸微苦，入肾经，以滋养肝肾之阴。后患者病情稳定，继续守方治疗。七诊患者出现右胁肋区疼痛，于四诊方加莪术辛散温通、行气破血、消积止痛；桃仁入肝经，疏经活血、开结通滞，加强破瘀散结之效。潘老治疗晚期胆囊癌多以补法为主兼消法或清法，病位多着重于脾、肝、肾，治宜养阴柔肝、健脾益气、滋阴补肾。正邪相搏日久，正气渐衰，邪气日盛，正不敌邪，则致气血两虚，以"虚"为主，临床常用扶正抗癌法，同时加强健运脾胃之力，常在方中加鸡内金、谷芽、麦芽、山楂、陈皮等健胃消食化滞之品，争得一分胃气，也是治癌获效、延长生命期的关键。

二、裴正学"胆胰合症方"治疗胆囊癌医案 2 则

案 1：患者，女，60 岁。

初诊：2017 年 7 月 10 日。

主诉：右胁肋疼痛、身目尿黄 3 个多月。

病史：患者 3 个多月前进食油腻食物后出现右胁部疼痛，在某医院就诊，B 超、CT 检查：①胆囊占位性病变，侵犯肝脏；②肝内外胆管轻度扩张。实验室检查结果：糖类抗原 19-9 > 1000 U/mL、CEA 210 μg/L；GLU 10 mmol/L，TBIL 150 μmol/L，ALT 84 U/L，AST 78 U/L。考虑病情已属癌症晚期，无手术指征，遂就诊于裴老门诊。

现症见：患者神志清，精神可，身目尿黄，右胁肋疼痛、尤以进食油腻食物后疼痛加重，食欲差，睡眠尚可，大便秘结，小便量少、色黄，舌质红、苔黄腻，脉滑数。患者有 2 型糖尿病病史。

西医诊断：胆囊癌；肝继发恶性肿瘤；2 型糖尿病。

中医诊断：胆癌/黄疸。

辨证：肝胆湿热证。

治法：疏肝解郁，清热化湿。

方药：胆胰合症方加味。

处方：柴胡 12 g，枳实 10 g，白芍 15 g，甘草片 6 g，大黄（后下）6 g，黄连 6 g，黄芩 10 g，木香 10 g，丹参 10 g，草豆蔻 10 g，延胡索 10 g，川楝子 20 g，制乳香 6 g，制没药 6 g，三棱 10 g，莪术 10 g，海藻 10 g，昆布 10 g，茵陈 15 g，栀子 12 g，白花蛇舌草 15 g，半枝莲 15 g，龙葵 15 g。20 剂，1 日 1 剂，水煎 400 mL，分早晚 2 次温服。

二诊：2017 年 8 月 5 日。自述服药 20 剂后诸症明显减轻，ALT、AST 正常。效不更方，续进 15 剂，此后 1 年多次就诊于裴老门诊，均以胆胰合症方加减治疗，病情相对平稳、生活如常。

按语：裴老认为，胆虽依附于肝，肝胆相照，互为表里，但亦与西医学之胰腺、胃、食管、十二指肠等关系密切，其中一方有病便会殃及其他脏器，形成所谓"瀑布效应"。其本质在于各脏器之间的解剖关系，其中胆囊与胰腺关系甚为主要，由此裴老概括出"肝胆互为表里、胆胰互为因果"的理论。因此，胆囊癌的病机以肝胆瘀滞、湿热蕴结多见，病位在胆，涉及肝、脾、胃等脏腑。该病之病机为初病多实，久则多虚实夹杂，后期则正虚

邪实。正如《素问·六元正纪大论》所言："大积大聚，其可犯也，衰其大半而止。"因此，胆囊癌初以肝气郁结、胆失通降、疏泄不利为主；逐步发展为湿浊内生，郁而化热；最终使脾气虚弱，水湿不化，致痰湿互结、湿热交蒸、瘀毒内阻，逐渐化为癥块。胆胰合症方是裴老在中医药理论指导下，结合对胆囊、胰腺等器官解剖关系的深刻认识而自拟，不仅随症加减运用于胆囊癌的治疗，而且广泛运用于胆囊炎、慢性胰腺炎等消化系统疾病，疗效满意。

本病患者平素饮食不节，嗜食肥甘厚腻，伐伤脾胃，脾胃运化失司，湿浊内生，日久化热，湿热蕴结肝胆，胆汁不循常道，泛溢肌肤而发为黄疸。胆胰合症方加味中，柴胡、枳实、白芍、甘草为四逆散原方，取其透邪解郁、疏肝理脾之功，使邪去郁解，气血条畅，清阳得升；柴胡、枳实、白芍、大黄、黄芩为大柴胡汤去半夏、姜枣，和解少阳，内泄热结，使少阳、阳明之邪得以分解；木香、延胡索、川楝子行气止痛；黄连清热燥湿；草豆蔻行气燥湿；茵陈、栀子清热利湿退黄；乳香、没药活血定痛；莪术、三棱破血行气力强，消积止痛；海藻、昆布消痰软坚散结，利水消肿；白花蛇舌草、半枝莲、龙葵、黄连清热解毒，以除体内久郁之湿热毒邪。本例患者胆囊癌晚期伴肝浸润，病情重笃，但正气尚存，裴老在"围点打援"思想指导下，攻补兼施，逐个消灭伴随症状。裴老认为，"围点打援"重心在打援，即逐一消除患者不适症状，以祛邪为主；辅助围点，即扶正。将邪气逐一祛除，最终使肿瘤消除或长期带瘤生存。

案2：患者，男，72岁。

初诊：2018年3月10日。

病史：患者近半年每因食肉出现右胁部疼痛，伴胃脘不适，呈间歇性发作，纳呆，大便干，小便可。近日上述症状加重，就诊于某医院，B超检查：胆囊内见4.0 cm×3.2 cm的占位性病变。生化检查：ALT 30 U/L，AST 55 U/L，TBIL 65.3 μmol/L，DBIL 7.2 μmol/L，IBIL 38.1 μmol/L；糖类抗原19-9 352.21 U/mL，CEA 89 μg/L，糖类抗原72-4 58.04 μg/L。诊断：原发性胆囊癌。给予对症支持治疗后，右胁下疼痛无缓解，自感疲乏。考虑高龄，遂于裴老处就诊。

现症见：患者神志清，精神欠佳，皮肤、巩膜黄染，消瘦，右胁部疼痛，胃脘不适，呈间歇性发作，纳呆，大便干，小便可，睡眠可，舌质淡红，脉弦而细数。

西医诊断：原发性胆囊癌。

中医诊断：胆癌/黄疸。

辨证：肝郁脾虚，湿热内蕴。

治法：疏肝利胆，清热除湿。

方药：胆胰合症方加味。

处方：枳实 10 g，甘草片 6 g，柴胡 10 g，白芍 10 g，大黄（后下）6 g，黄连 6 g，黄芩 10 g，丹参 20 g，木香 10 g，草豆蔻 10 g，川芎 6 g，香附 6 g，延胡索 10 g，川楝子 20 g，乳香 6 g，没药 6 g，干姜 6 g，蒲公英 15 g，败酱草 15 g，三棱 10 g，莪术 10 g，茵陈 15 g，栀子 12 g。15 剂，每日 1 剂，水煎 400 mL，分早晚 2 次温服，忌食肉、蛋、奶，宜清淡饮食。

二诊：2018 年 3 月 26 日。右胁下胀痛明显减轻，黄疸减轻，但仍胃部不适，食欲差。故改用胆胰合症方合香砂六君子汤加减，处方：枳实 10 g，甘草 6 g，柴胡 10 g，白芍 10 g，大黄（后下）6 g，黄连 6 g，黄芩 10 g，丹参 20 g，木香 10 g，草豆蔻 10 g，川芎 6 g，香附 6 g，延胡索 10 g，川楝子 20 g，乳香 6 g，没药 6 g，干姜 6 g，蒲公英 15 g，败酱草 15 g，半夏 6 g，陈皮 6 g，党参 15 g，白术 10 g，茯苓 12 g，焦三仙各 15 g，茵陈 15 g，栀子 12 g。15 剂，用法同上。

三诊：2018 年 4 月 10 日。黄疸消失，胁下疼痛减轻，食欲增加，诸症好转。改用胆胰合症方合兰州方，续进 30 剂。经裴老辨证论治近 2 年，患者病情基本平稳，未感任何不适，饮食活动如常人。

四诊：2020 年 3 月 20 日。复查 B 超，胆囊 21 mm × 17 mm 实性占位，考虑胆囊癌；余未见明显异常。肝功能：ALT 32 U/L，AST 47 U/L，TBIL 33.2 μmol/L，DBIL 9.1 μmol/L，IBIL 24.1 μmol/L。

按语：胆为"中精之腑""传化物而不藏，满而不能实"，性喜条达疏泄畅通，只受纳五脏之精气，不容邪气所停滞，"以通为顺"。今瘀热湿毒结聚胁下，势必影响肝胆疏泄，致使胆道阻滞、胆汁不循常道、泛溢肌肤而见黄疸。裴老宗"六腑以通为用"之论，在治疗胆道癌时不论该病处何阶段，始终贯彻"通腑利湿"之基本法则，一诊方中，柴胡、枳实、白芍、大黄、黄芩为大柴胡汤去半夏、姜枣，和解少阳，内泄热结，有疏有通，有开有泄，有和有攻，通腑而泄湿热，使少阳、阳明之邪得以分解；柴胡、枳实、白芍、甘草为四逆散原方，取其透邪解郁、疏肝理脾之功，使邪去郁解，气血调畅，清阳得升；木香、香附、延胡索、川楝子疏肝行气止痛；黄连清热燥湿，泻火解毒；草豆蔻行气燥湿；茵陈、栀子清热利湿退黄；乳香、没药活血定痛；莪术、三棱破血行气力强，又消积止痛；蒲公英、败酱草清热解毒、消肿散结；干姜温中，制诸药苦寒伤胃。诸药合用，共奏疏肝利胆、透邪解郁、通经行气止痛之功。裴老强调治疗肿瘤扶正固本是大法，胆囊癌的治疗亦是如此。裴老治疗胆囊癌常用的扶正方剂为兰州方，方药组成为潞党参、北沙参、太子参、人参须、生地黄、山萸肉。三诊诸症好转，说明邪毒基本祛除，故改用胆胰合症方合兰州方补益肝肾，扶正固本，疗效堪夸。

二、周仲瑛运用抗癌解毒法辨证诊治胆囊癌医案 1 则

吴某，女，68 岁。

初诊：2010 年 3 月 18 日。

主诉：胆囊癌术后、身目尿黄 2 月余。

病史：胆囊癌术后 2 月余，两肺、纵隔淋巴及腹腔广泛转移，行化疗 2 次，纳谷欠馨，乏力呕恶，肤目淡染，目前化疗反应较明显，伴骨髓抑制，时有低热，口淡，小便黄。舌质隐暗、苔薄黄，脉细滑。

西医诊断：胆囊癌术后伴全身转移。

中医诊断：胆癌/黄疸。

辨证：湿热瘀滞，癌毒走注，气阴两伤。

治法：抗癌解毒，清利湿热，扶正养阴。

处方：陈皮 6 g，炒六曲 10 g，砂仁（后下）3 g，炙鸡内金 10 g，佩兰 10 g，莪术 6 g，八月札 12 g，党参 10 g，焦白术 10 g，茯苓 10 g，炙甘草 3 g，太子参 12 g，麦冬 10 g，仙鹤草 15 g，鸡血藤 15 g，肿节风 20 g，山慈菇 12 g，猫爪草 20 g，僵蚕 10 g，泽漆 15 g，生薏苡仁 15 g，红景天 10 g，灵芝 5 g，北沙参 10 g，白花蛇舌草 20 g，14 剂（水煎服）。

二诊：2010 年 3 月 31 日。近来脘腹痛胀不适，食纳尚可，胸闷，偶有咳嗽，无痰，疲劳乏力，背痛，苔黄中部薄腻、质红有裂，脉细滑。处方：3 月 18 日方加制香附 10 g，苏梗 10 g，广木香 5 g，14 剂（水煎服）。

三诊：2010 年 4 月 14 日。空腹服药胃痛，咳嗽无痰，时有胸痛，食纳欠馨，二便尚可，口稍干。苔黄薄腻、质暗，脉细。处方：3 月 18 日方加煅瓦楞子（先煎）20 g，制香附 10 g，苏梗 10 g，广木香 5 g，制南星 10 g，14 剂（水煎服）。

四诊：2010年5月12日。自觉胸闷，呼吸不畅，咳嗽不多，无痰，口干，左胁肋疼，背痛，纳差，大便干结。苔黄腻、质暗有裂，脉细滑。处方：炙鳖甲（先煎）15 g，南沙参12 g，北沙参12 g，天冬10 g，麦冬10 g，太子参12 g，知母10 g，旋覆花（包煎）5 g，茜草根10 g，山慈菇12 g，猫爪草20 g，泽漆15 g，炙僵蚕10 g，仙鹤草15 g，生蒲黄（包煎）10 g，片姜黄10 g，炙桑白皮15 g，白花蛇舌草20 g，半枝莲20 g，全瓜蒌20 g，肿节风20 g，生薏苡仁15 g，冬瓜子15 g，红景天10 g，冬凌草15 g，红豆杉10 g，炒六曲10 g，14剂（水煎服）。

五诊：2010年7月21日。两胁肋隐痛，左侧尤著，不咳无痰，疲劳乏力，食纳平平，气短胸闷，二便尚好。苔薄黄腻、质红中部剥脱、舌少苔有裂，脉细滑。处方：5月12日方去全瓜蒌、红豆杉，14剂（水煎服）。

按语：周老认为胆囊癌主要为正气亏虚、癌毒酿生、肝胆瘀滞、痰瘀毒结所致，患者正气亏虚，腠理开泄，癌毒经由肌表乘虚内侵人体，留滞肝胆，肝气郁结，疏泄失职，精汁滞留胆腑，郁久成瘀，气血不行，水停湿阻，然气滞则瘀血生，水停则痰湿聚，痰瘀搏结，久之癌毒中生，结留胆腑；癌瘤日渐增大，阻塞胆管，精汁不下，困结肝内，则皮肤、目、尿黄；瘤体膨胀生长，压迫胆管及周边脏器，气血瘀阻，发为胁痛，肋下可及包块；脾胃无精汁助运，精微难化，糟粕置留脘腹，发为胀满，胃气上逆，致呕吐、反胃，纳谷欠馨，不思饮食，进而气血津液愈益乏源，体力渐亏，病情迁延日久，累及肝肾，气阴两伤，虚火上扰而见低热。

本病患者系胆囊癌术后伴全身转移，辨证乃属湿热瘀滞，癌毒走注，气阴两伤。适逢术后，胃气大伤，脾胃生化乏源，周老以陈皮、炒六曲、砂仁、炙鸡内金、党参、焦白术、茯苓、炙甘草、太子参等健胃助运、理气调中补脾为先，脾胃得运则气血生化有源，气血充足则正气得以养复。针对癌毒病因，予以清解热毒、扶正抗癌、消散癌肿等多路共行抗癌解毒之法：白花蛇舌草、半枝莲、肿节风清解热毒，仙鹤草、八月札等功专消化胆道肿瘤，红景天、灵芝抗癌扶正，生薏苡仁、佩兰解毒利化湿邪，鸡血藤、泽漆、山慈菇等活血消瘀，猫爪草、僵蚕化痰散结，消散癌肿，麦冬、北沙参养阴清热等，药后纳食转馨，胃气渐复。三诊随证添煅瓦楞子、制香附、苏梗、广木香等制酸理气之品进一步和胃助运。至四诊时，患者出现胸闷、呼吸不畅等症，伴胁背胀痛、便干、苔裂，提示体内气滞津亏，兼有肝阴不足之象，遂投茜草根、生蒲黄、姜黄活血理气止痛，旋覆花降气平喘，知母、桑白皮、瓜蒌生津止渴，南沙参、北沙参、天冬、麦冬加强护肝养阴之功，炙鳖甲滋阴潜阳之余，又能消散癌结，冬凌草、红豆杉进一步加强抗癌解毒之功效。诸药合用，共收抗癌解毒、清利湿热、扶正养阴之效。周老治疗胆囊癌抗癌解毒贯穿始终，配以辨证审因、病分阶段、随证治之，偏于肝胆湿热者疏肝利胆、祛湿退黄，偏于痰瘀者化痰消瘀、软坚散结，治疗注意理气调中，顾护胃气，重视药物药效与归经，复法大方综合辨治，擅用虫类药物以毒攻毒，且顺应胆腑通降的生理特性，灵活运用通腑药物。本案不仅体现了中医胆癌治疗的优势所在，同时为其疗效提供了强力佐证。

三、李斯文诊治胆囊癌医案 1 则

患者，女，52 岁。

初诊：2005 年 5 月 13 日。

病史：患者 2 个月前因腹痛、胁痛，黄疸 1 月余，在某医院诊治，经相关检查确诊为胆囊癌及胆囊结石，并侵犯邻近肝组织（肝左内叶及左前叶）。因经济困难，拒绝手术或放、化疗。

现症见：形体消瘦，肤黄、目黄，疲倦懒言，两胁闷痛，腹痛，纳食差，睡眠尚可，大便调，小便短黄，舌红、苔黄腻，脉弦数。

西医诊断：胆囊癌；胆囊结石。

中医诊断：腹痛/黄疸。

辨证：肝脾不和，蕴湿生热。

治法：疏肝健脾，化湿清热解毒。

方药：柴芍六君子汤加减。

处方：党参、白术、山药、炒扁豆、生麦芽各 30 g，焦苍术、茯苓、山土瓜（云南地方草药，具有化湿行气之功效）、龙葵、金钱草、延胡索、鬼针草、法半夏、炒白芍各 15 g，柴胡、炙鸡内金、陈皮各 12 g，甘草 5 g。每日 1 剂，水煎，分早、中、晚口服。

此后患者来诊均以此方加减，治疗半年后，患者腹痛症除，胁痛、黄疸明显减轻，体质改善，据症加虎杖、海金沙排石通便。

又治疗 3 月余复诊：胁痛除，纳食、睡眠俱佳，黄疸亦消失。

守方加减治疗 2 年，2007 年 8 月复查 CT：胆囊占位性病变及结石均消失，肝组织无异常。2007 年 11 月电话随访，患者诉无特殊不适，已正常务农。

按语：李斯文教授是第四批全国老中医药专家学术经验继承工作指导老师，认为胆囊癌病位在胆，其本在肝，病机是以脾虚为本，以肝郁、气滞、血瘀、湿热、瘀毒为标，乃本虚标实所致。肝病则木郁，肝郁可横逆犯脾，脾胃康健，胆囊癌病证易除；若脾胃衰败，正气亏损，则黄疸、腹腔积液、出血等变证丛生而成不治。故循张仲景在《金匮要略》中的"夫治未病者，见肝之病，知肝传脾，当先实脾"，在胆囊癌的诊治中以健脾为要，辅以疏肝，并予驱邪治标。李斯文教授常以六君健脾，柴胡、青皮疏肝，常用的祛除湿、热、痰、郁、瘀的药物：重楼、半枝莲、半边莲、败酱草、鸡骨草、垂盆草、茵陈、龙葵、山豆根、山慈菇、鳖甲、蟾蜍、蜈蚣、三棱、莪术、石见穿、平地木、猪苓、茯苓、冬瓜皮、白术、薏苡仁、扁豆、苍术、虎杖、八月札、柴胡、佛手、陈皮、法半夏、赤白芍、延胡索、枳实、厚朴、香附、郁金、大腹皮、山药等。

本病患者形体消瘦，肤黄、目黄，疲倦懒言，两胁闷痛，腹痛，纳食差，为肝郁脾虚，湿、痰、砂石、毒浊互结，故治以疏肝健脾，佐以化湿清热解毒、利胆排石退黄。方以六君子汤合柴胡、白芍疏肝健脾益气；白术、山药、炒扁豆、焦苍术、茯苓、山土瓜健脾化湿行气；鸡内金、麦芽消食和胃；鬼针草、龙葵清热解毒；延胡索行气止痛；白芍柔肝止痛；金钱草清利湿热，利胆退黄；甘草调和诸药。待正气渐复后，又加虎杖、海金沙以通便排石、解毒。诸药合用，使脾胃之气健旺，提高了机体对肿瘤积滞的清除功能。

四、尹常健应诊治胆囊癌验案举隅

患者，男，47 岁。

初诊：2004 年 6 月 16 日。

病史：患者为胆囊癌术后 1 年，既往无病毒性肝炎病史，近 1 个月出现尿黄、腹胀、皮肤瘙痒、大便陶土样白、全身皮肤黏膜黄染。6 月 10 日查 B 超：①右肝叶内胆管结石（多发）；②胆囊切除。肝功能：ALT 182 IU/L，AST 80 IU/L，GGT 717 U/L，TBIL 483.8 μmol/L，DBIL 214 μmol/L，IBIL 269 μmol/L，经多种药物治疗后疗效不佳。

诊查：形体消瘦，全身皮肤黏膜深度黄染，皮肤多处瘙痕，肝脾肋下未触及。舌暗淡、苔黄厚腻，脉沉弦细。

西医诊断：胆囊癌术后；胆汁淤积性肝炎；肝内胆管结石；胆囊切除

术后。

中医诊断：胆癌/黄疸。

辨证：湿热瘀滞证。

治则：利湿退黄，软坚散结。

方药：茵陈蒿汤加味。

处方：①中药：川大黄4.5 g，茵陈15 g，栀子9 g，竹叶9 g，田基黄30 g，重楼9 g，白鲜皮12 g，半枝莲15 g，白花蛇舌草15 g，蒲公英15 g，砂仁9 g，羚羊角粉（冲服）1 g，青陈皮各9 g，莪术9 g，水煎服，每日1剂。②茵栀黄注射液20 mL加入5%的葡萄糖注射液250 mL中，静脉滴注，每日1次。

二诊：患者因经济原因茵栀黄注射液仅用10天，中药继服。现腹胀、皮肤瘙痒症状明显减轻，尿黄变淡，大便逐渐出现淡黄色。7月2日肝功能：ALT 98 IU/L，AST 65 IU/L，GGT 430 U/L，TBIL 237 μmol/L，DBIL 112 μmol/L，IBIL 125 μmol/L。查体见巩膜黄染较前明显减轻，舌暗淡、苔黄厚，脉沉弦。上方加赤小豆30 g，苍术15 g，赤芍15 g，水煎服，每日1剂。

三诊：查肝功能基本恢复正常，肝脏B超：①右肝叶内胆管结石（单发）；②胆囊切除术后。患者现无明显不适，要求停药。

按语：尹常健教授是第四、第五批全国老中医药专家学术经验继承工作指导老师，认为胆囊癌术后黄疸多为继发感染所致，多属急性肝损伤，发病初期多以湿热蕴结为主，在治疗上以清热利湿为治疗大法，日久形成湿瘀互结之病理转变，宜在清热利湿的基础上加用赤芍、丹参、牡丹皮等活血凉血药物，收效豁然。临床论治注重辨证与辨病相结合，如与现代医学相结合，使用药更具有针对性。如青陈皮有改善肝细胞周围的酸碱环境、减轻肝细胞内酶渗出的作用，尹常健教授用于转氨酶升高患者；大黄不仅能促进胆囊的收缩，还能松弛胆总管括约肌，有较强的利胆作用，尹教授将其用于黄疸患者等。

本例是由肝内胆管结石引起的阻塞性黄疸，属中医的"阳黄"范畴。湿邪是黄疸的主要致病因素，正如《金匮要略·黄疸病脉证并治》所云："黄家所得，从湿得之。"然湿邪久羁蕴热，可致血行瘀滞，故治疗上以清热利湿、活血化瘀为法则，选用茵陈蒿汤加味。一诊方中，茵陈、栀子、田基黄三药合用，清热利湿退黄；大黄、竹叶清热泻火，使湿热从大小便排出；重楼、白鲜皮、半枝莲、白花蛇舌草、蒲公英、羚羊角粉为清热解毒之品，以除体内久郁之湿热毒邪；青陈皮疏肝理气，散结止痛；砂仁辛温，可化湿开胃，温脾止泻，防苦寒之药败胃；再加入破血行气之莪术，软消局部结石，通畅瘀滞之血络，使邪有出路，黄疸自消。黄疸日久瘀成而酌情用赤芍入肝经活血祛瘀，故二诊在一诊方药的基础上加入赤芍散瘀止痛，赤小豆、苍术健脾利湿，使余邪从小便出，祛邪不留瘀。本例阻塞性黄疸在清热利湿退黄的基础上，针对局部结石采用软坚散结的治法，使结石消而胆汁排泄畅通，收到标、本兼顾的治疗效果。

五、路志正诊治胆囊癌医案 1 则

患者，男，32 岁。

初诊：1995 年 3 月 11 日。

病史：患者素有胁痛病史，1994 年 11 月突然出现颜面、四肢黄染而就诊于当地某医院，经查疑为胆囊癌并发梗阻型黄疸，于 1994 年 11 月 22 日行胆囊癌根治术、"T"形管引流术、空肠造瘘术，术后病理证实为胆囊颈腺癌、胆囊乳头状腺癌，Ⅱ级，浸达浆膜层手术，过程顺利。之后患者常感胁痛、隐痛、痛无定处，每因情绪变化而增减，伴胸闷纳呆、困倦乏力，行B 超检查：肝内外胆管明显扩张，胆总管上段内径 1.1 cm，管内可见不规则中强回声反射团块（疑为沉淀物癌复发）。患者因此思想负担加重，抑郁不快，遂来京求中医诊治。

现症见：患者面色萎黄，舌质暗、苔薄黄微腻，脉弦有力。

西医诊断：胆囊颈腺癌；胆囊乳头状腺癌。

中医诊断：胆癌/黄疸。

辨证：肝郁夹湿化热证。

治法：以疏利肝胆气机为主，并兼清湿热为治。

方药：四逆散合新绛汤加减。

处方：柴胡 10 g，炒白芍 12 g，炒枳壳 10 g，旋覆花（包煎）10 g，绿萼梅 15 g，谷麦芽各 15 g，清半夏 9 g，预知子 9 g，玫瑰花 12 g，金钱草 15 g，红花 6 g，甘草 2 g，生姜 1 片。15 剂，水煎服，隔日 1 剂。

二诊：1995 年 5 月 10 日。胁痛胸闷减轻，纳食渐增，体力有所恢复，偶有口干口苦，湿热未清，遂以前方酌减白芍、绿萼梅，加杏仁、薏苡仁各 10 g，黄芩 9 g，以加强清化湿热之作用，继进 15 剂。

三诊：1995 年 8 月 9 日。药后患者胁痛大减，唯因天热而食欲缺乏，余无明显不适，已能参加力所能及之体力活动。当时正值三伏，暑湿当令，应顾及湿邪为患，遂变佐法为主治，以芳香化浊、清热利湿为主，兼以行气和络，方选三仁汤加减。药用：藿香梗、紫苏梗各（后下）10 g，杏仁 10 g，炒薏苡仁 15 g，厚朴 10 g，清半夏 10 g，陈皮 10 g，金钱草 15 g，茯苓 15 g，玫瑰花 12 g，绿萼梅 15 g，醋香附 10 g，甘草 6 g，水煎服，隔日 1 剂。

四诊：1995 年 10 月 25 日。患者胁痛明显减轻，唯情绪不畅或劳累后稍觉不适，纳食如常，面色亦有好转。长夏已过，湿热不再为主要矛盾，仍以初诊方为主加减增损。至 1996 年 5 月 13 日症状悉除，复查 B 超：肝内外胆管微扩张，胆总管内径较前缩小至 0.8 cm，其内未见异常团块。

按语：此病病位在胆，而胆附于肝，今肝胆同病，疏泄失职，精汁得不到疏泄，必郁滞成块而致胆管扩张，"不通则痛"，故胁痛时作；虽在癌症术后困倦乏力，但患者年轻力壮，且舌苔薄黄微腻、脉弦有力，为肝郁夹湿化热之象，而非气血不足之候。路老运用"怡情志，调升降"之调理脾胃法则，认为本病当宗"木郁达之"之旨，以疏利肝胆气机为主，并兼清湿热为治。癌症术后进补，这似乎已成为惯例，得效者虽然不少，用之无功或反受其害者间或有之。此例胆囊癌术后胆管扩张，自始至终贯穿疏利气机大法，虽为大病术后，亦未用参、芪、茸等补益之品。方中柴胡、白芍、枳壳、绿萼梅、预知子理气而不破气，疏肝不忘柔肝，以疏为通，通则不痛；玫瑰花、旋覆花、红花行血和络；白芍配甘草缓急止痛；绿萼梅配甘草酸甘化阴柔肝；金钱草清利湿热；肝郁气滞，横犯脾胃，故加谷麦芽以助生升之气，以助"纳化长"，清半夏以降逆化痰、燥湿运脾。诸药相合，共奏疏肝解郁、理气和血、清热利湿、调畅气机之功，收到较好疗效。

参 考 文 献

[1] 中国抗癌协会. 中国恶性肿瘤整合诊治指南：胆囊癌 [J]. 肿瘤，2022，42（3）：188 – 202.

[2] 熊飞阳，潘博，唐蔚，等. 国医大师潘敏求论治胆囊癌经验 [J]. 湖南中医杂志，2022，38（2）：43 – 45.

[3] 黄邦荣，杨斌锋，乔玉洁. 裴正学教授运用胆胰合症方加减治疗胆囊癌经验 [J]. 中医研究，2021，34（2）：60 – 62.

［4］黄邦荣．裴氏实用肿瘤学［M］．兰州：甘肃科学技术出版社，2013：73－77.

［5］周骏，王红星，韩树堂，等．周仲瑛教授运用抗癌解毒法辨治胆囊癌的学术思想浅探［J］.中医药学报，2021，49（3）：50－53.

［6］韩尽斌，李斯文．李斯文教授治疗恶性肿瘤验案举隅［J］.新中医，2008，40（4）：115.

［7］冯妮．李斯文从脾虚论治肝癌浅析［J］.江西中医药，2013，44（9）：9－11.

［8］殷晓轩，王伟芹．尹常健治疗非病毒性肝损害验案举隅［J］.中医药管理杂志，2008，16（1）：68－69.

［9］李福海．路志正调理脾胃思想临床运用［C］//全国名老中医药专家经方临证学验传承研修班、全国名老中医药专家脾胃病临证学验传承研修班、全国名老中医药专家温病临证学验传承研修班、京津冀豫国医名师专病专科薪火传承工程启动仪式论文选集．2018：14.

［10］刘宗莲，高荣林．路志正医案2则［J］.中医杂志，1999（7）：402－403.

第十九章 胰腺癌

胰腺癌主要起源于胰腺导管上皮及滤泡细胞，是以腹中积块、腹痛、食欲缺乏、消瘦和黄疸等为主症的恶性肿瘤，容易侵犯周围器官组织和转移，早期缺乏明显的症状和体征，诊断困难，进展期胰腺癌生存时间短，对放疗、化疗不敏感，是预后最差的恶性肿瘤之一。胰腺癌恶性程度较高，进展迅速，但起病隐匿，早期症状不典型，临床就诊时大部分患者已属于中晚期。首发症状往往取决于肿瘤的部位和范围，如胰头癌早期便可出现梗阻性黄疸。常用的内科治疗包括可切除和临界可切除患者的术前新辅助/转化治疗、根治术后患者的辅助治疗，以及局部晚期或转移复发患者的治疗。

中医对胰腺癌并无专门论述，散见于"脘痛""膈痛""痞气""积聚""伏梁""黄疸"等疾病中。其病位以肝脾为主，涉及胃。胰腺癌总属本虚标实之病证，其基本病机为在机体气阴两虚基础上，六淫邪毒久袭，或七情怫郁，或饮食失节，或久患宿疾，或年老体衰，或先天禀赋异常，致机体脏腑阴阳气血失调，气阴两虚，气滞湿聚，痰凝血瘀，癌毒弥漫，最终形成肿块，产生各种变证。

一、李佩文治疗胰腺癌验案举隅

患者，女，77 岁。

初诊：2018 年 1 月 3 日。

主诉：发现血糖升高 4 个月，黄疸 2 个月。

病史：患者因发现血糖升高 4 个月，黄疸 2 个月，确诊胰腺癌 2 个月，于 2018 年 1 月 3 日就诊于某医院。患者 2017 年 9 月体检发现血糖升高，以糖尿病治疗 2 个月后出现黄疸，先后就诊于当地两个医院，诊断为胰头低分化腺癌 T3N0M1 Ⅳ期，肝多发转移，胰头占位 4.3 cm×2.9 cm，肝内外胆管扩张，现行经皮肝穿刺胆道引流。既往焦虑症多年。

现症见：黄疸，厌食，焦虑，口干舌燥，大便色白，心率过速，舌红少苔，脉沉细数。

西医诊断：胰腺癌。

中医诊断：癥积/黄疸。

辨证：肝郁脾虚，湿热内蕴。

治法：疏肝健脾，利湿散结。

方药：柴胡疏肝散、茵陈五苓散化裁。

处方：柴胡 10 g，陈皮 10 g，川芎 10 g，鲜地黄 20 g，郁金 10 g，香附 10 g，赤芍 10 g，白芍 15 g，鸡内金 10 g，焦三仙各 10 g，槟榔 10 g，佛手 10 g，茵陈 10 g，虎杖 10 g，土茯苓 20 g，炙鳖甲 15 g，桃仁 10 g，半边莲 15 g，合欢皮 10 g，生薏苡仁 30 g，石斛 20 g，麦冬 20 g。

二诊：2018 年 1 月 24 日。患者目前口服替吉奥单药化疗中，现症见：食欲较前好转，但仍食欲不强，仍口干，夜尿频，双下肢皮肤发痒，舌红少苔，脉沉细，拟六味地黄丸、平胃散化裁，药用：熟地黄 10 g，鲜地黄 20 g，山药 15 g，泽泻 10 g，牡丹皮 10 g，党参 10 g，人参叶 12 g，桑螵蛸 15 g，沙苑子 15 g，升麻 10 g，莪术 15 g，炙鳖甲 15 g，石见穿 10 g，夏枯草 10 g，八月札 15 g，野菊花 15 g，焦三仙各 10 g，苏梗 10 g，砂仁 10 g，荆芥穗 10 g。

按语：李教授为第三批全国名老中医，全国老中医药专家学术经验继承工作指导老师，在中医治疗胰腺癌方面卓有建树。李教授认为脾虚湿热内蕴是贯穿胰腺癌发病始终的核心病机，因此提出健脾益气、清热化湿为主要治则，临证常用健脾益气、清热化湿之品，方选参苓白术散化裁：党参、土茯苓、白术、砂仁、薏苡仁、陈皮、厚朴等；并将疏肝散结、补肝血、调肝用作为胰腺癌重要的补充治则，因此常用疏肝散结养血之品，方选柴胡疏肝散化裁：柴胡、川芎、陈皮、香附、郁金、炙鳖甲、桃仁等。

该患者确诊时已为胰头癌晚期，就诊时经皮肝穿刺胆道引流，伴黄疸、厌食、焦虑、口干舌燥等症，治宜疏肝健脾、利湿散结。胰腺癌患者多有肝气郁结，李教授在健脾利湿的基础上配合疏肝理气之品，以柴胡、陈皮、香附、佛手、合欢皮疏肝解郁理气，川芎、赤芍、郁金、桃仁、白芍养血活血化瘀，茵陈、虎杖、土茯苓利湿退黄，鸡内金、焦三仙、槟榔、生薏苡仁健脾益气养胃，鲜地黄、石斛、麦冬养阴生津，白芍养阴柔肝止痛，鳖甲软坚散结消癥，半边莲解毒抗瘤，共奏疏肝健脾、利湿退黄、抗肿瘤之效，达到解郁、改善黄疸、提升食欲、抗肿瘤的目的。李教授在治疗时常加用养肝之药白芍，与当归共用养肝血，预防和治疗肝转移。二诊时患者口服替吉奥单药化疗中，黄疸好转，出现夜尿频、下肢皮肤发痒，证属脾肾不足，治宜补肾健脾，服用中药后患者夜尿好转，下肢皮肤瘙痒改善，食欲可。以后复诊均随症加减，治疗原则总以健脾益气、清热化湿、疏肝散结、活血化瘀为主，随访症状均有所缓解。

二、何世东辨治胰头肿物医案 1 则

患者，男，68 岁。

初诊：2017 年 11 月 17 日。

病史：因纳差，恶心呕吐，皮肤黄染，尿黄，在某三甲医院检查上腹部CT 增强提示胰头肿块（约 40 mm×26 mm），考虑恶性肿瘤（胰腺癌）可能性大，并以上肝内外单管扩张，胰管轻度扩张，肿块与胃窦、十二指肠分界不清。肝功能检查：TBIL 313.5 μmol/L，DBIL 230 μmol/L，IBIL 83.3 μmol/L，ALB 36.4 g/L；尿常规：大量胆红素，亚硝酸盐（+）。当时已高度怀疑胰头恶性肿瘤，诉只能活 3 个月时间，嘱尽快治疗，当时患者拒绝行西医进一步诊治，转求诊中医治疗。

现症见：患者面黄、皮肤黄染如橘色，小便黄如茶色，大便烂、稀溏，腹胀，纳差，伴有恶心感，无呕吐，疲乏，巩膜黄染，舌淡红、苔白腻，脉弦滑有力。

西医诊断：胰头恶性肿瘤待查。

中医诊断：黄疸。

辨证：湿热壅盛。

治法：清利湿热，疏肝行气。

处方：紫苏梗 15 g，砂仁（后下）、栀子、木香（后下）、厚朴（后下）各 10 g，白花蛇舌草、薏苡仁、茵陈、半枝莲、茯苓各 30 g，枳实、法半夏、柴胡各 15 g，甘草 5 g。7 剂，每日 1 剂，水煎，取汁 400 mL，分早、晚口服。

二诊：2018 年 3 月 19 日。患者服上方 7 剂后，自觉无恶心，精神好转，饮食转佳，二便正常，自感有效，再连服原方 28 剂后，疲乏好转，体力渐复，黄疸等体征较前明显消退，唯觉口干，效不更方，继续清解湿热，恐苦寒败胃故去栀子，恐辛燥伤阴故去厚朴。加白芍 20 g 养阴和血，再加鸡内金、蒲公英各 15 g，金钱草 30 g 以加强消积散结之力。

三诊：2018 年 3 月 28 日。患者黄疸等体征消退，纳眠可，二便正常，

体力恢复良好，无诉明显不适，舌淡红、苔白，脉弦细。当前邪退正虚，脾胃虚弱，治以益气健脾，祛瘀化痰散结。以黄芪四君汤加减，处方：黄芪、茯苓、白芍、鸡内金、石见穿各20 g，白术、枳实、冬凌草、香附、法半夏各15 g，金钱草、皂角刺、薏苡仁、半枝莲各30 g。7剂，每日1剂，水煎服400 mL，分早、晚服。

四诊：2018年7月9日。患者服上方共49剂后自觉纳眠好转，大便通畅，无疲乏感。体重增加10余斤，前后判若两人。2018年7月1日患者再次复查上腹部CT增强：①胰头肿块（23 mm×19 mm），较前缩小，并以上肝内胆管、胰管稍扩张，较前减轻，原肿块与胃窦、十二指肠分界不清。②胰体、尾部多发低密度灶，较前缩小；胰腺体尾部体积较前缩小。治疗上仍固守脾胃，佐以攻邪。处方：黄芪25 g，白术、枳实、香附、赤芍、法半夏、冬凌草各15 g，茯苓、鸡内金各20 g，薏苡仁、金钱草、皂角刺、半枝莲、石见穿各30 g。7剂。此后，患者坚持每日服中药1剂，以此法随证加减，随访至今，活如常人。

按语：何世东教授是国家中医药管理局第三批全国老中医药专家学术经验继承工作指导老师。何老认为胰腺癌为本虚标实，其本在脾胃。患者因平素饮食失节、情志失调、久病劳倦等多种因素损伤脾胃功能，导致脾胃气机运化失司，津停痰聚，阻滞气血运行，其血愈滞而津愈停，郁而化热蕴毒，日久终成痰瘀毒胶结积聚于脏腑间，形成肿块，阻滞脏腑升降之气机。胃失和降，脾失运化故见腹胀、恶心；肝失疏泄，致使胆腑藏泄失司，湿热发于皮肤，故可见黄疸。

本案患者虽未确诊为恶性肿瘤，已明确有胰头肿物。初诊示湿热为患，影响脏腑气机升降，湿热相蒸，影响肝胆疏泄，发于腠理，故身目黄染；湿热下注，蕴积肠腑及膀胱，以致大肠传导失司，膀胱气化不利，故见大便稀溏，小便浓赤；脾胃气机升降不和，故见腹胀恶心；脾主肌肉、主四肢，胃主受纳，故见纳差；苔白腻则为湿浊内蕴之象，脉弦滑有力则为湿热壅盛之象。湿热最易影响脾胃升降气机，此时治疗上更不能盲目攻邪，不然徒伤胃气，补益则助长湿热。故初时需以理气疏肝、祛湿解毒为法施治，以茵陈蒿汤加减，加用枳实、法半夏、紫苏梗、木香等行气导滞之品，恢复脏腑升降气机；白花蛇舌草、半枝莲、蒲公英清热解毒之品，以除体内久郁之湿热毒邪。中期湿热祛之八九，而邪退正虚，脾胃气血相对较虚弱，治疗上宜扶正健脾，佐以化痰散结之品。后期胃气逐渐恢复，但机体仍存在痰瘀互结之邪，治疗上扶正驱邪，调养脾胃，以育化生机，佐以活血祛瘀，化痰散结。故三诊、四诊时开始治以扶正化痰散结、清热祛湿解毒为法，以四君子汤、参苓白术散等益气健脾之剂，培补后天；并加予石见穿、冬凌草、半枝莲、皂角刺、赤芍、莪术等祛瘀化痰散结之品。何老辨治本例患者注重整体性及阶段性辨治，无论祛湿毒、化瘀血、散痰结，始终皆以顾护脾胃为要，存一分胃气，便有一分生机。

三、张磊用大柴胡汤加味治疗胰腺癌案

患者，女，68 岁。

初诊：2016 年 1 月 27 日。

病史：患者 1 个月前出现恶心、呕吐伴黄疸，在当地人民医院诊断为胰头癌，不能行根治性手术，行胆管吻合术缓解黄疸。经住院 1 周症状缓解，因体质较差未接受放化疗，寻求中医治疗。

现症见：恶心、呕吐、纳差，全身轻度黄染，大便 2～3 天 1 次，小便正常，舌质红、苔少，脉弦数。

西医诊断：胰头癌。

中医诊断：胰癌/黄疸。

辨证：少阳阳明合病。

治法：和解少阳，内泄热结。

处方：柴胡 10 g，黄芩 10 g，清半夏 10 g，炒枳实 10 g，生白芍 10 g，大黄（后下）10 g，麦冬 30 g，党参 10 g，冬瓜子 30 g，生薏苡仁 30 g，桃仁 10 g，生姜 3 片，大枣 3 枚，粳米 1 撮为引。

二诊：服上方 10 剂。诸症减轻，现仍有饭后上腹部隐痛伴嗳气反酸、纳少，近 10 天仅排 2 次大便，小便正常，时有呕吐少量食物，黄疸消退。舌质红、苔黄腻，脉弦，守原方减大黄（后下）为 6 g，加蛇六谷 30 g，先煎 1 小时。

按语：国医大师张磊教授善用大柴胡汤治疗胰腺癌。本例患者证属少阳阳明合病，方选大柴胡汤加千金苇茎汤与麦冬汤合方。《金匮要略》指出："诸黄，腹痛而呕者，宜柴胡汤。"经方大柴胡汤为小柴胡汤合小承气汤而成，有利枢机、启开合、消积滞之功。在急腹症痛、吐、胀、闭中，单一或并症同时出现，均可用之，且疗效较好；千金苇茎汤加桃仁、大黄是张磊教授治疗胸腹腔脏器肿瘤类疾病涤浊大法，病在中焦去苇茎；加麦冬汤以治久

吐伤津，妙在麦冬汤又可防大柴胡泻下伤津，是一众驱邪药中之扶正剂，一举两得，是张老祛邪不忘扶正的学术体现。胰腺癌病本凶险，因患者未放化疗，正气尚未亏虚，可予攻补并进，衰其大半可止。故二诊加蛇六谷以加强祛邪力量（蛇六谷又名蒟蒻、魔芋等，为天南星科植物魔芋的块茎。本品味辛，性温，有毒。入心、肺、肝、大肠诸经。功效：化痰散积，祛瘀消肿，抗癌抑癌）。后一直以二诊处方为基础方随症加减调服至今，回访患者现在生存质量良好，其间伴有血糖高、体重下降，在服中药的同时用胰岛素控制血糖。

四、朴炳奎诊治胰腺癌医案 1 则

患者，男，61 岁。

初诊：2014 年 10 月 16 日。

主诉：发现胰头占位、身目尿黄 4 月余。

病史：患者于 4 个月前自觉进食后间断上腹疼痛，腹满不适，厌食油腻。经对症治疗无效，出现黄疸，上腹胀痛加重，进行性消瘦、乏力。于外院查腹部 CT：胰头占位大小 4.4 cm×3.5 cm×2.9 cm，肝内胆管扩张，腹膜后多发淋巴结肿大，最大约 1.5 cm×2.5 cm。临床诊断：胰头癌（分期不详）。遂行肝内胆管、胰管内支架成形术，术后黄疸消退，腹痛明显减轻，仍纳差、进食后上腹胀满，进行性消瘦、乏力，体重约减少 14 kg。拒绝放化疗，为求进一步诊疗来诊。刻下症：体力较弱，乏力，纳差，上腹胀痛、进食后尤甚，口干不欲饮水，大便秘结、4 日 1 行。既往史：既往糖尿病病史 10 余年。体格检查：面色晦暗，巩膜轻度黄染，消瘦，舌质暗红、苔白厚腻，脉弦滑、双尺沉涩。辅助检查：糖类抗原 19-9 96.0 U/mL，糖类抗原 125 53.0 U/mL，CEA 37.6ng/mL。

西医诊断：胰头占位，胰腺癌可能性大，腹膜后多发淋巴结转移；阻塞性黄疸。

中医诊断：伏梁/黄疸。

辨证：肝郁脾虚，痰浊瘀阻。

治法：疏肝健脾，理气化痰，活血化瘀，解毒散结，佐以消导。

处方：柴胡 10 g，赤芍 20 g，白芍 20 g，枳壳 10 g，枳实 10 g，郁金 10 g，延胡索 10 g，白术 10 g，山药 15 g，益智仁 10 g，乌药 10 g，香附 10 g，薏苡仁 20 g，土茯苓 30 g，莪术 15 g，半枝莲 15 g，藤梨根 15 g，黄

芪 30 g，太子参 10 g，猪苓 15 g，茯苓 15 g，白豆蔻 5 g，炒山楂 10 g，炒麦芽 10 g，炒神曲 10 g，陈皮 10 g。30 剂，水煎服，日 1 剂。

二诊：2015 年 2 月 18 日。患者坚持服药，4 个月增重 5 kg，诸症缓解，2014 年 12 月 9 日于外院复查 CT：肝内胆管、胰管内支架成形术后。胰头占位大小约 3.4 cm × 2.7 cm，腹膜后多发淋巴结肿大，最大约 1.7 cm × 3.0 cm。查糖类抗原 19-9 36.5 U/mL，糖类抗原 125 33.0 U/mL，CEA 6.3 ng/mL。舌质暗红、苔白腻，脉弦。拟原方加猫爪草 15 g，石见穿 30 g。30 剂，煎服法同前。嘱患者定期复查，2016 年 2 月因高热入院，考虑胆道感染，予以介入支架置换，抗感染治疗，随访存活至今。

按语：全国名中医朴炳奎教授认为胰腺癌的发病首先责之于正气内虚，正气内虚则血滞，血脉循行不利，痰浊瘀毒互结，久成癥积结块，提出"正气内虚"是胰腺癌的核心病机，主张"扶正培本"治则在防治胰腺癌中的主导地位，强调和胃气、调阴阳的重要性。"扶正培本"治则内涵具体包括两个方面：首先是健脾益气兼顾和胃消导，朴炳奎教授在健脾益气的同时兼顾和胃消导，常用陈皮、鸡内金、炒山楂、炒麦芽、炒神曲等消补兼施以减轻胰腺负担。其次是培补肾元注重阴平阳秘，强调扶助先天之本、培补肾元的重要性。如临床常用菟丝子、山药、枸杞子补益肾气肾精；地黄、山萸肉、女贞子顾护肾阴；肉桂、肉苁蓉、益智仁扶助肾阳。朴炳奎教授扶正不忘驱邪，聚焦湿热瘀毒病邪属性，强调消癥泄浊解毒并用。

本例患者发病原因乃平素饮食不节、过食肥甘厚味，加之情志不畅、肝脾不调，导致肝脾肾三脏功能失调，瘀血、痰凝、癌毒凝聚，久乃成积。病理因素与痰瘀、热毒、癌毒有关。病位涉及肝、脾、肾三脏，病机虚实相兼、错综复杂。患者经胆管内支架置入术后，黄疸显著消退，中焦气机升降得复，已能进食，为中医干预治疗创造了条件。以疏肝健脾和胃为法，予四逆散、参苓白术散化裁，透邪解郁，疏肝理脾，健脾益气利湿；黄芪、太子参、茯苓、白豆蔻、炒山楂、炒麦芽益气健脾，消食和胃，补后天之本以扶正；益智仁温脾补肾补先天之本；佐以入肝经之郁金、赤芍及莪术活血化瘀通血络；延胡索、香附、乌药温肾散寒，行气止痛；半枝莲、藤梨根清热解毒，抗癌散结。二诊患者坚持服药，4 个月增重 5 kg，诸症缓解，脾主四肢肌肉，说明脾胃之气得以荣养，正气充沛，故二诊在一诊的基础上加入猫爪草、石见穿清热解毒，化痰散结，重在祛邪。患者坚持服药并随访近 2 年，肿瘤未见明显进展，获得了较好的生活质量，延长了生存期。

五、徐经世诊治胰腺癌医案 1 则

患者，男，54 岁。

初诊：2012 年 4 月。

病史：2011 年 1 月患者反复出现剧烈腹痛，伴右肩背部疼痛，后于某医院行腹部 CT 检查：胰尾部占位，肝内占位。2011 年 8 月 16 日行 CT 引导下肝肿物穿刺活组织检查，病理结果：神经内分泌癌。2011 年 8 月 22 日行胰腺肿物细针穿刺细胞病理学检查，报告：胰腺神经内分泌癌。先后予舒尼替尼片靶向治疗、经导管肝动脉化疗栓塞术及奥曲肽针剂抑制胰腺分泌。2011 年 12 月 6 日上腹部磁共振检查：胰腺体尾部癌伴胰腺多发肿大淋巴结，及肝内多发转移。后予 EP 方案化疗 3 个疗程，于 2012 年 4 月来门诊寻求中医治疗。

现症见：患者诉持续上腹部隐痛不适，乏力纳差，时感脘腹胀满，嗳气，偶有恶心呕吐，口干苦，脱发，大便偏稀、每日 1～2 次，小便偏黄，消瘦，面色萎黄，巩膜轻度黄染，双下肢轻度浮肿，舌尖红、苔微黄腻，脉弦数，重按无力。

西医诊断：胰腺体尾部癌伴胰腺多发肿大淋巴结；肝内多发转移。

中医诊断：腹痛/黄疸。

辨证：脾虚湿困，湿热瘀滞。

治法：醒脾和胃，清化湿热，理气和络。

处方：姜竹茹 10 g，枳壳 15 g，陈皮 10 g，半夏 12 g，绿萼梅 20 g，延胡索 15 g，厚朴 10 g，石斛 15 g，炒黄连 3 g，白花蛇舌草 30 g，车前草 15 g，炒谷芽 25 g。

服用 10 剂后脘腹胀满疼缓解，纳食有增，湿热渐清，转方予太子参、黄芪、白术益气健脾，枸杞子、石斛、淮小麦养阴，灵芝、薏苡仁、白花蛇舌草、半枝莲扶正抗癌，半夏、陈皮、谷芽健脾理气、增进食欲，绿梅花、合欢皮开郁醒脾，并予鳖甲煎丸，每日 3 次，每次 8 丸。

二诊：1 月余后诸症明显缓解。后徐老予抗胰腺癌基本方加减调治，期间多次复查肿瘤指标、肝肾功能，虽有反复，但 2013 年 4 月 10 日复查上腹部 CT 示胰腺尾部肿块及肝内肿块稳定。患者体重增加，生活如常，偶有血糖波动，至 2014 年 12 月仍坚持门诊服用中药。

按语：徐老是第四届国医大师。徐老认为胰腺癌黄疸病机主要是肝经郁

热、脾湿困阻、湿热相搏，"郁"寓于其中。故徐老强调，针对晚期胰腺癌出现的腹胀纳差等症，除清肝健脾利湿大法外，一定要注意调达肝气。

本例患者系化疗后脾胃受损，气机失调，湿热余邪留滞，气阴两伤。胰腺癌后期出现的黄疸、脘腹胀满疼痛、纳差、呕吐等症，其核心病机在于肝热脾湿，湿热相搏，气机困阻，予清热燥湿、理气通腑、利尿退黄之复法大方，诸症皆可见退。但随着病情的发展，加上长期使用清热燥湿、利湿退黄等药，多数患者又可现口干口苦、烦躁、皮肤干燥、乏力盗汗、下肢浮肿等症，分析其病机为湿热余邪未清，气阴两伤，治疗须转施益气养阴、清利余邪之剂，方能对病情起到扭转的作用。腹胀纳差与黄疸均是晚期胰腺癌常见的表现，肝热脾湿、湿热相搏是其发病的关键，而腹胀纳差、黄疸等表现则是此病机的集中体现，故治疗上取黄连温胆汤加减辛开苦降，以清化中焦湿热，中焦湿热得化，脾胃升降功能得健，湿去气转，则诸症自减。半夏、姜竹茹、陈皮、枳壳、黄连、厚朴清热燥湿，理气化痰，利胆和胃；延胡索行气止痛；白花蛇舌草、黄连清热解毒抑癌；炒谷芽消食和胃，补中焦之脾土；车前草清热利尿通淋，使邪有出路。诸药配伍，共奏清热燥湿、解毒抑癌之功。肿瘤患者常可出现因病而郁，故在健脾祛湿的同时，少佐香附、绿萼梅、佛手等疏肝理气之品。

参 考 文 献

[1] 国家卫生健康委办公厅. 胰腺癌诊疗指南（2022 年版）[J]. 临床肝胆病杂志，2022，38（5）：1006－1030.

[2] 张稚淳，贾梦冉，田劭丹，等. 李佩文教授治疗胰腺癌经验探讨 [J]. 天津中医药，2019，36（12）：1160－1162.

[3] 陈文伟，何世东. 何世东辨治胰头肿物医案 1 则 [J]. 新中医，2020，52（3）：187－188.

[4] 罗天帮. 张磊用大柴胡汤加味治疗胰腺癌案 [N]. 中国中医药报，2017－07－21（005）.

[5] 姜晓晨，刘福栋，庞博，等. 朴炳奎辨病分期论治胰腺癌经验 [J]. 中华中医药杂志，2022，37（6）：3231－3234.

[6] 庞博，花宝金，刘刚. 朴炳奎治肿瘤"和合"学术思想述要 [J]. 北京中药，2016，35（12）：1146－1150.

[7] 郑勇飞，刘忠达. 徐经世治疗胰腺癌经验 [J]. 中医杂志，2015，56（18）：1542－1544，1547.

第二十章　胰腺炎

第一节　急性胰腺炎

急性胰腺炎是指胰腺组织的炎症性疾病，病情复杂多变，是目前外科急腹症中棘手的疾病之一，是指由多种病因引起胰酶激活，以胰腺局部炎性反应为主要特征，伴或不伴其他器官功能改变的疾病。临床以上腹部、常向背部放射，多为急性发作，呈持续性，少数无腹痛，可伴有恶心、呕吐、发热等症状和血清淀粉酶升高等为特点，胰腺炎胰头肿胀，压迫胆管，导致胆道下段梗阻，进而导致胆汁引流不畅，可引起梗阻性黄疸。西医治疗原则以去除病因、控制症状、纠正改善胰腺内外分泌功能不全及防治并发症为主。中医药治疗通过整体调理、辨证论治，可以较好地缓解患者症状，提高其生活质量，并能有效地改善预后。

《素问·六元正纪大论》"民病胃脘而当心而痛，上支两胁，膈咽不通，饮食不下"及《灵枢·厥病》"痛如以锥刺其心，心痛甚者，脾心痛也"，记述了类似胰腺炎疼痛的特征。胰腺炎根据其发病部位及临床特点，中医可命名为"腹痛"，还可将其归属于"胃心痛""脾心痛""胰瘅"范畴。其病位在脾，与肝、胆、胃等脏腑功能密切相关。胰腺炎基本病机为腑气不通，各种致病因素均可引起气机不畅，脾胃运化失司，痰湿内蕴，郁久化热，久则血瘀、浊毒渐生，有形邪实阻滞中焦，气机不畅、血行瘀滞，肝胆失于疏泄发为黄疸、腹痛等症。本病初起多因气滞食积或肝胆脾胃郁热，病久则生湿蕴热，进而演变为瘀、毒之邪内阻或互结，瘀毒兼夹热邪，或热伤血络，或上迫于肺，或内陷心包，从而导致病情复杂化。治疗以通里攻下、清热解毒、利胆退黄为主，方选大柴胡汤、龙胆泻肝汤等。

一、姚乃礼从邪伏膜原论治急性胆源性胰腺炎

患者，男，55岁。

初诊：2019年7月4日。

主诉：间断发热、腹痛、身目尿黄2月余，再发2天。

病史：患者2个月前因进食油腻出现右上腹疼痛、发热、恶心、腹胀、皮肤发黄、目黄、小便黄。2019年5月30日磁共振胰胆管成像：胆囊炎，胆结石，急性胰腺炎，少量腹腔积液、胸腔积液。诊断为"急性胆源性胰腺炎、胆囊结石、梗阻性黄疸、急性肝损伤"，给予抗感染、内镜下取石等对症治疗，症状缓解。后仍间断发热，体温最高38.7℃，伴腹痛、恶心、畏寒、寒战、身目尿黄。多次予抗感染等对症治疗，但发热、腹痛症状反复。2天前患者因饮食不节再次出现发热，体温最高38.2℃，伴腹痛、腹胀，查血清淀粉酶、胰脂肪酶均升高，给予抗炎、抑酶等治疗，症状仍未缓解。

现症见：低热、上腹痛、皮肤发黄、目黄、腹胀、纳差、恶心、偶有肠鸣、大便日1行、尿黄。舌暗、苔黄厚腻，脉沉细涩。

2019年7月2日辅助检查，生化：血清淀粉酶253 U/L，脂肪酶160 U/L；腹部B超：胆囊结石，胆囊炎。

西医诊断：急性胆源性胰腺炎。

中医诊断：腹痛/黄疸。

辨证：肝胆湿热、邪伏膜原。

治法：清热化湿，疏肝利胆，透达膜原。

方药：达原饮加减。

处方：北柴胡15 g，黄芩15 g，厚朴15 g，焦槟榔12 g，知母12 g，草果15 g，党参12 g，苍术12 g，白芍15 g，枳实15 g，杏仁10 g，法半夏12 g，酒大黄6 g，甘草6 g。7剂，水煎，1剂/天。

二诊：2019年7月11日。患者诉服药后未再发热，腹痛减轻，身目尿黄减退，仍有乏力、恶心、多汗、口干、口腻、食欲不佳，眠可，二便调。查唇暗，舌淡暗、苔薄黄腻，脉右沉细，左弦细涩。方药组成：太子参20 g，茯苓20 g，炒白术15 g，豆蔻（后下）12 g，竹茹12 g，柴胡12 g，黄芩15 g，青蒿15 g，法半夏10 g，陈皮12 g，鸡内金15 g，厚朴15 g，藿香10 g，炒谷芽15 g，炒麦芽15 g。14剂，煎服法同前。

三诊：2019 年 8 月 3 日。复查血清淀粉酶 60 U/L、脂肪酶 50 U/L。2019 年 8 月 15 日电话随访：患者诉未再发热，身目尿黄、腹痛已消，食欲增加，饮食渐复，体力恢复。

按语：姚教授是第四、第五、第六批全国老中医药专家学术经验继承工作指导老师，首都国医名师。姚教授提出从膜原论治急性胆源性胰腺炎。认为急性胆源性胰腺炎以发热、腹痛、呕吐、黄疸等为邪伤及肝胆、脾胃，属湿热阻遏于半表半里之膜原证，具有起病急、反复发作的特点，与邪伏于膜原、正邪于膜原之处相争有诸多相同之处。其基本病机为湿热蕴阻膜原、阻遏气血、肝胆疏泄失司、脾胃气机壅塞，治当责之肝胆、脾胃，需用透达膜原之法才能疏利蕴伏之邪，以免伏邪复发，多以达原饮加柴胡剂，宣达膜原湿热之邪、疏利全身气机。

本案发热、腹痛、黄疸，伴腹胀、纳差、恶心、肠鸣等肝失疏泄、脾失健运表现，发热特点为憎寒壮热、发无定时，乃中医邪在膜原之症，发热、舌苔厚腻是其临证中应用达原饮的主要指征，故取达原饮加柴胡剂治疗。方中草果、槟榔三药辛宣湿、苦燥湿、香化湿之力，辟秽除湿，舒畅气机，外达腠理，内及脘腹，直达膜原，透邪外出。黄芩、苍术、知母清中焦湿热，法半夏、酒大黄活血散结、通脏腑，杏仁、柴胡、枳实升降和用、舒畅上下气机，党参、白芍甘酸益气养阴生津，甘草调和诸药。二诊患者未再发热，腹痛减轻，仍有乏力、恶心、多汗、口干、口腻、食欲不佳，眠可，二便调。查唇暗，舌淡暗、苔薄黄腻，脉右沉细，左弦细涩。患者膜原气机通畅，湿热之邪外出，但脾气虚，运化不足，中焦气机壅塞。方药用茯苓、炒白术、豆蔻健脾化湿；法半夏、陈皮、鸡内金、厚朴、炒谷芽、炒麦芽理气健脾，消食散结；太子参、竹茹生津止渴；黄芩、青蒿清中焦余热，藿香、柴胡畅通气机。

二、名中医朱培庭治疗急性胆源性胰腺炎的经验撷要

患者，男，66 岁。

初诊：2012 年 4 月。

主诉：中上腹持续性疼痛 2 天，加剧伴身目尿黄半天。

病史：患者有慢性胆囊炎，胆囊多发结石病史 8 年，平时进食油腻饮食后可出现中右上腹闷胀隐痛，服用利胆药物能较快缓解。本次发病前 2 天，患者无明显诱因出现中右上腹胀痛，呈持续性伴阵发性加剧，伴有发热、恶

心、呕吐。曾服用利胆药、解痉止痛药及补液等，但病情无缓解，就诊前半天患者腹痛明显加剧且出现身目尿黄。

诊查：患者神清，痛苦状，皮肤、巩膜黄染，中右上腹部压痛，无肌紧张，腹部无包块，肝区有叩击痛，无移动性浊音。血清淀粉酶 667 U/L，尿淀粉酶 2300 U/L，TBIL 84 μmol/L，DBIL 58 μmol/L。B 超检查提示胆囊结石，胆总管扩张。CT 提示胰腺肿大，胰腺周围少量渗出。舌质红、舌苔黄腻，脉弦滑。

西医诊断：急性胆源性胰腺炎。

中医诊断：脾心痛/黄疸。

辨证：肝胆湿热。

治法：清热利胆，化湿通下。

方药：锦红汤加减。

处方：生大黄（后下）9 g，红藤（大血藤）30 g，蒲公英 15 g，厚朴9 g，生地黄 9 g，胡黄连 9 g，生山楂 12 g，砂仁 6 g，蔻仁 6 g，半夏 9 g，薏苡仁 15 g。每日 1 剂，分 2 次从胃管中注入。医嘱：禁食不禁中药，胃肠减压，中药从胃管中注入，并夹闭 1 小时，补液，适量应用抑制胰液、胃酸分泌的药物及抗生素，密切观察病情变化。

二诊：治疗 2 日后，患者中上腹部压痛减轻，呕吐、发热消失，黄疸减退，大便稀、日行 3 次，仍感腹胀，口渴不欲饮，小便黄赤，舌质红、苔薄黄腻，脉弦滑。嘱进少量清淡流质饮食，少食多餐，加炒谷麦芽各 12 g，淡竹叶 9 g。7 剂。

三诊：患者腹胀减轻，便稀、日行 2 次。口渴不欲饮、小便黄赤消失，精神渐佳，舌质红、苔薄白，脉弦。查血清淀粉酶、血白细胞均降低，上方去蔻仁，加郁金 9 g，续 10 剂而愈。后随诊未见复发。

按语：朱培庭教授是首批上海市名中医。朱教授根据急性胆源性胰腺炎的病机及其传变规律，认为急性胆源性胰腺炎病位在胰，与肝胆、脾胃、肠腑关系密切，把急性胆源性胰腺炎发作期分为蕴热期、湿热期、热毒期、恢复期，治疗上应正本清源，从肝论治、疏肝通络、清肝祛湿、养肝益阴为其大法，同时不忘脏腑同治，注重利胆通腑。

本案初诊以腹痛为主，伴有黄疸症状，舌质红、舌苔黄腻，脉弦滑，无明显热毒症状，诊断为湿热期——肝胆湿热证，治疗予清热利胆，化湿通下。方用锦红汤加减；朱教授重用红藤（大血藤）、蒲公英清热解毒、活血止痛，砂仁、蔻仁芳香化湿气，生地黄清热解毒、凉血生津，配合薏苡仁淡渗利湿引邪外出，取半夏、厚朴生、山楂、胡黄连化浊散结之效清中焦湿热之浊，生大黄后下解毒消痈、泻下攻积通便。二诊患者腹痛减轻，呕吐、发热消失，黄疸减退，大便稀、日行 3 次，仍感腹胀，口渴不欲饮，小便黄赤，舌质红、苔薄黄腻，脉弦滑。患者病情日久，有形邪气已大出，脾气渐虚，加炒谷麦芽理气健脾，淡竹叶清胃热，生津利尿。三诊患者腹胀减轻，便稀、日行 2 次，口渴不欲饮，小便黄赤消失，精神渐佳，舌质红、苔薄白，脉弦。患者病入恢复期，以气阴两虚为主，治疗应佐以益气生津，去蔻仁，加郁金驱除郁热，除热以存阴保气。朱教授大量临床经验总结，使我们在临床急性胆源性胰腺炎的诊治过程中有了一个更加明确的方向和标准。

三、石志超诊治急性胰腺炎医案 1 则

患者，男，38 岁。

主诉：上腹痛伴恶心、呕吐、发热 30 小时。

病史：患者 30 小时前因饮酒后出现上腹痛伴腹胀、恶心、呕吐、发热。急诊查血常规：WBC 15.9×10^9/L，血清淀粉酶 763 U/L，血糖 18 mmol/L。上腹部超声：胰腺肿大，胰内及胰周围回声异常。腹部 CT：坏死性胰腺炎，腹盆腔广泛渗出、积液；脂肪肝或胰腺炎继发肝损害，脾脏增大。查体：体温 38.5 ℃，血压 100/70 mmHg（1 mmHg≈0.133 kPa），心率 87 次/分。心肺查体未见异常。上腹部压痛，Cullen 征（＋）。西医诊断：急性胰腺炎（重症），给予禁食、补液、抗感染、胃肠减压等对症治疗后上述症状未见明显缓解，且出现身目尿黄。

现症见：皮肤、巩膜黄染，上腹痛伴腹胀、恶心、呕吐、发热，小便量少、色如浓茶，大便不通，无食欲，舌淡、苔白腻，脉滑数。

查体：体温 38.9 ℃，血压 105/75 mmHg，心率 79 次/分。复查血常规：WBC 21×10^9/L，血清淀粉酶 1105 U/L。腹部 CT：胰腺广泛明显增大，胰周及肝周均有积液征，肠积气及扩张征。复查腹部 CT 较前未见明显变化。

西医诊断：急性胰腺炎（重症）。

中医诊断：腹痛/黄疸。

辨证：少阳阳明合病。

治法：通腑泄热，和解少阳。

方药：小柴胡汤合大承气汤。

处方：柴胡 15 g，清半夏 9 g，党参 15 g，黄芩 10 g，生姜 3 g，大枣 3 g，大黄 15 g，芒硝 10 g，枳实 15 g，厚朴 10 g。嘱煎水后频频饮服。服药 3 小时，患者恶心、呕吐缓解，腹痛腹胀明显减轻，身热大退，体温 37.8 ℃。次日体温波动在 37.1～37.5 ℃，患者进食欲望明显（给予流食），排气排便正常。查体：腹部柔软，无压痛，肠鸣音 3～4 次/分。上方去芒硝，大黄减至 5 g，又服 2 剂后，身目尿黄、腹胀等症除病愈。复查血常规：WBC 9.5×10^9/L，血清淀粉酶 46 U/L，随机血糖 7.5 mmol/L。腹部 CT：胰腺炎渗出区域较前明显吸收减少。

按语：石志超系第四批全国老中医药专家学术经验继承工作指导老师。急性胰腺炎发热、腹痛、黄疸属现代医学"急腹症"范畴，石老认为临床辨治急腹症可以小柴胡汤为基础，临证应审因论治，随证治之，辨证辨病相结合，重视虚实，遵循实则阳明、虚则太阴的原则。治病关键是分清虚实真假，灵活运用"腑以通为用"。首先，一切急腹症临床上均可见有少阳证，如往来寒热、胸胁苦满、默默不欲饮食、心烦喜呕等症，"但见一症便是，不必悉具"，故均宜以小柴胡汤作为基础方施治。其次，所有急腹症均合并消化系统症状表现，如不欲饮食、恶心呕吐、腹胀腹痛、腹泻便秘等症。急腹症初起，体质尚实者多见少阳阳明合病，宜用小柴胡汤合承气汤之类和解攻下；但遇久病患者或年老体弱或用苦寒攻泄之品致虚者，多见太阴虚寒病证，当从少阳太阴合病论治，此时可用小柴胡汤合理中丸、补中益气汤之类治疗以补虚扶正。本案中小柴胡汤为三军（全方）之帅，调和枢机，恢复中轴升降之职，清阳自升，浊阴自降，阴阳调和，热邪自退。大黄、芒硝、枳实、厚朴为大承气汤原方，通腑泄热，注意泄后腹痛、呕吐等腑气已通、腑热大去时应酌减通腑泻下药，以免过下伤正。

四、万铭治疗胆源性胰腺炎验案 1 则

张某，男，38 岁。

初诊：1998 年 5 月 5 日。

主诉：上腹疼痛、身目尿黄 2 天。

病史：患者 2 天前无饮食诱因而突感上腹疼痛，呈持续性。查体：体温 38.9 ℃，血压 16/11 kPa（1 mmHg≈0.133 kPa），皮肤、巩膜轻度黄染，上腹部压痛以左侧为甚，腹肌紧张，无反跳痛，墨菲征（±），麦氏点压痛（－）。实验室检查：血常规：WBC 14×10^9/L，NEU 0.87×10^9/L，血

清淀粉酶 128 U/L（温氏），尿淀粉酶 64 U/L（温氏），ALT 70 U/L。B 超：胆囊炎，胆石症，急性胰腺炎表现。入院诊断：急性胆源性胰腺炎。即予禁食、解痉镇痛、抗感染及支持治疗，2 日后病情无明显好转，遂请中医科会诊。

现症见：上腹疼痛呈阵发性加剧，恶寒发热，目黄口臭，纳呆，时有恶心欲呕感，腹满拒按，大便 4 日未解，舌淡、苔黄厚腻，脉弦小数。

西医诊断：急性胆源性胰腺炎。

中医诊断：腹痛/黄疸。

辨证：肝经郁火，腑气壅滞。

治法：清肝通腑，理气止痛。

处方：龙胆草 15 g，栀子 8 g，黄芩 12 g，大黄（后下）12 g，川楝子 6 g，延胡索 12 g，厚朴 8 g，枳实 10 g，紫花地丁 20 g，木香 8 g。每日 1 剂，水煎服。服药后患者解出大量稀便，腹痛随之缓解，体温亦降至 38 ℃。继进上药 2 剂。3 天后随访，腹痛已止，体温也趋正常。故改服龙胆泻肝丸 6 g，每日 2 次，配合抗感染、支持疗法等。

二诊：1998 年 5 月 12 日。体温正常，复查血常规、尿淀粉酶及 ALT 均在正常范围。

按语：万铭教授 1994 年获首批"江苏省名中医"称号。万教授认为胆源性胰腺炎原发病灶在胆，肝疏泄不利、胆汁排泄不畅进一步影响胰而使之失去正常功能，故治疗应胆胰同治，从腑论治。"六腑以通为用"，本案"不通"的病理机制是肝经郁火，腑气壅滞，不通则痛。对"其实者，散而泻之"即可收效。故宗《医方集解》龙胆泻肝丸及《小儿药证直诀》泻青丸化裁，着重于清泻结合。其中对龙胆草的运用万老有其独特见解，主要是严格掌握剂量。病变早期可用 10～15 g 取其入肝经，直折火势、清肝泻火解毒之功；本案以龙胆泻肝汤加减后腹痛止，肝胆湿热已清大半，故轻用龙胆草 6～8 g，加健胃之品以健胃，餐前服药以免损伤脾胃阳气。另外，方中黄芩、山栀苦寒清热，配大黄通腑泄热，清泄并举。厚朴、川楝子、延胡索、枳实、木香理气止痛，并助大黄攻下。紫花地丁消炎利胆，解毒化瘀。诸药相配，共奏清肝通腑、理气止痛之功。虽然急性胰腺炎病势急，病情危重，但万教授认为对急性水肿型胰腺炎无并发症出现者，中医辨证论治亦可获奇功。

参 考 文 献

[1] 张声生，李慧臻. 急性胰腺炎中医诊疗专家共识意见（2017）[J]. 临床肝胆病杂志，2017，33（11）：2052－2057.

[2] 黄天生，朱生樑，马淑颖，等. 急性胰腺炎中医证型与疾病轻重类型相关性研究[J]. 江苏中医药，2011，43（8）：32－33.

[3] 刘慧敏，王少丽，刘绍能，等. 姚乃礼从邪伏膜原论治急性胆源性胰腺炎[J]. 北京中医药，2022，41（1）：25－26.

[4] 许文捷，高炬. 名中医朱培庭治疗急性胆源性胰腺炎的经验撷要[J]. 四川中医，2015，33（6）：13－14.

[5] 石鉴泉，张洋，石志超. 石志超教授临证经验撷英[J]. 中国中医药现代远程教育，2022，20（11）：61－62.

[6] 万茜. 万铭老中医诊治杂病经验拾零[J]. 山西中医，2000，16（6）：6－7.

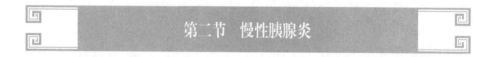

第二节　慢性胰腺炎

慢性胰腺炎疾病发病率逐年增高，是一种由食源性损伤、胆源性、药物性损伤等因素引起的胰腺组织进行性慢性炎症性疾病，其本质是胰腺腺泡萎缩、破坏和间质纤维化。临床以反复发作的上腹部疼痛、胀痛为主要表现，伴有淀粉酶升高。其中胆源性引起的慢性胰腺炎以尿、全身、巩膜发黄，伴上腹部疼痛为主，西医治疗原则以去除病因、控制症状、纠正改善胰腺内外分泌功能不全及防治并发症为主。治疗上应联合消炎止痛、退黄、利尿。中西医结合治疗胆胰疾病，不仅能缩短病程，亦可改善预后。

胆源性胰腺炎，中医可命名为"黄疸"，还可将其归属于"胃脘痛"范畴。其病位在胆、胰腺。胰腺，中医学称为脾脏，与肝胆关系非常密切，其功能归属于肝脾两脏。当肝、胆、脾发生病变时，胰腺也可发生病变，临床上以胰腺炎为常见。《灵枢·本输》曰："胆者，中精之府也。"胆汁由肝之精气化生，胆汁的化生和排泄由肝的疏泄功能控制和调节；胆的生理功能以通畅为基础，即"以通为用"。胆源性胰腺炎即以有形病理产物积于胆道为主，通道受阻，胆汁不循常道，外溢肌肤，则成黄疸，胆汁侵浸于胰腺，胰腺气机受阻，郁而发热，发为本病。其病机为湿热内蕴、腑气不通。治以清热利湿为主，理气通腑。寓通于补，为本之治，阻塞得通，则通降有序，诸症则愈，方选茵陈类、清胰汤类等。此病形成日久，恢复缓慢，常加入一些补益之品。

裴正学教授治疗慢性胰腺炎的经验

瞿某，女，42 岁。

初诊：2005 年 3 月 21 日。

病史：患者 5 年前因右胁剧痛，在某医院确诊为"急性胆囊炎合并胆石症"，经手术切除胆囊后疼痛缓解出院。此后反复发作多次，经消炎、解痉、支持等治疗后缓解。3 天前患者在进食油腻食物后，左上腹部出现持续性疼痛，向左腰及小腹放射并伴腹胀、大便时干时稀。体温 37 ℃。巩膜轻度黄染，上腹膨隆，触诊有 9 cm×3 cm 之横条状物，有明显压痛。WBC 5.55×10⁹/L，NE% 76%，粪便脂肪滴（＋＋），血清淀粉酶 210 U/L，尿淀粉酶 1150 U/L。

现症见：左侧上腹部疼痛、块状物，黄疸，腹满，便结，舌质淡、苔薄黄腻，脉弦滑数。

西医诊断：慢性胰腺炎。

中医诊断：腹痛/黄疸。

辨证：肝郁化火，湿热相合气滞血瘀。

治法：疏肝理气，泻火除湿，活血散结。

处方：柴胡 10 g，枳实 10 g，白芍 15 g，甘草 6 g，川芎 6 g，香附 6 g，延胡索 10 g，川楝子 20 g，制乳没 6 g，蒲黄 6 g，五灵脂 6 g，大黄 10 g，芒硝 10 g，三棱 10 g，莪术 10 g，生薏苡仁 30 g，败酱草 15 g。5 剂。水煎服。5 天后大便泻下大量酱黑色物，上腹部疼痛、腹满均明显减轻，黄疸消失，黄苔转薄。上方去芒硝加黄连、木香。继服 1 周诸症好转，苔薄白微黄，脉沉细弦，上腹部条状物触之不明显。裴老去前方中之延胡索、川楝子、制乳没、蒲黄、五灵脂，加入香砂六君子汤，7 剂，水煎服。7 日后诸症悉除。随访至今未见复发。

按语：裴老认为该病例西医明确诊断为慢性胰腺炎，该病以腹痛、黄疸为主要表现，属中医"腹痛""黄疸"范畴。本病病因为过食油腻导致胃肠腑气不通，郁蒸肝胆，腹满，便结，舌质淡、苔薄黄腻，脉弦滑数。属于肝郁化火，湿热互结夹气滞血瘀。治以疏疏肝理气、泻火除湿、活血散结为主。以疏肝理气为大法，柴胡疏肝散为基本方。结合健脾益气、清热除湿、活血化瘀、通腑下积等临症加减而取效。湿热郁结、腑气不通是其基本病机，故方中予大黄、芒硝清热燥湿，通腑散结；白芍、延胡索、川楝子、川芎、香附能养肝阴，行气止痛，增加胰腺血液灌注量；制乳没、蒲黄、五灵脂、三棱、莪术活血行气，散瘀止痛；柴胡、木香、枳实、延胡索具有利胆通腑、清胰作用；生薏苡仁、败酱草治疗腹部瘀浊、消痈散结、利湿退黄。复诊患者苔薄白微黄，脉沉细弦，偏虚证，裴老认为属于中气虚损、气血瘀滞。治宜扶脾柔肝、益气祛瘀。上方可去延胡索、川楝子、制乳没、蒲黄、五灵脂活血行气、伤津耗气，加入香砂六君子汤益气健脾和胃。裴老认为此病形成因素众多，不可单一通腑止痛、利湿退黄治疗，还需行气活血、消痈散结，方可祛脏腑痹滞之邪。

参 考 文 献

［1］中国医师协会胰腺病专业委员会慢性胰腺炎专委会．慢性胰腺炎诊治指南（2018，广州）［J］.临床肝胆病杂志，2019，35（1）：45－51.

［2］龙祯，张晖，孔棣．通腑泄热法在胆胰疾病中的应用［J］.世界中医药，2019，14（6）：1620－1624.

［3］白丽君，梁恬．裴正学教授治疗慢性胰腺炎的经验［J］.甘肃中医学院学报，2005（6）：3－5.

第二十一章　术后良性黄疸

术后良性黄疸的主要表现是术后近期发生的黄疸。多由原存肝胆疾病或有溶血染情况、术中术后缺血、感染、药物、麻醉剂中毒、胰腺炎引起。术后良性黄疸至今发病机制尚不明确。目前多数学者认为此型黄疸多发生于创伤较大、时间较长的胸、腹部手术及胆道术后引流不通畅、肝内外胆管炎症、损伤引起的狭窄和闭塞等，尤其是发生过休克者，循环血容量下降，致肝脏缺血缺氧时，肝细胞可有不同程度的损坏，致使肝脏对胆红素的清除率降低。虽然术后良性黄疸不如处理器质性黄疸那样棘手，但也不能消极等待其自愈。西医治疗是抗感染、保肝利胆、提供适宜的血容量，以维持心肺功能及肝脏灌注等对症支持治疗。此类黄疸属阳黄、急黄等范畴，主要是湿热瘀毒蕴结肝胆之经所致，严重者可热毒内陷心营。同时患者不仅存在黄疸加剧症状，还会出现腹痛、发热及瘀斑等症状。肝胆疾病术前患者往往是久病入络，气滞瘀血内阻，术后肝胆络脉受损，加重血瘀；术后耗气伤精，正气虚弱，脾虚失于运化，水湿内停，而生内湿；另外，术后体虚易受外来毒热之邪侵袭，以上诸因素均可引起胆汁外溢肌肤而发黄。病变脏腑在肝胆脾，治疗多以疏肝理气、清热利湿、祛瘀导滞为法，药选茵陈、柴胡类。

一、潘立群治疗食管癌手术放疗后并发症治验举隅

患者，男，52 岁。

初诊：1989 年 6 月 23 日。

主诉：食管癌根治术后黄疸不退 1 周。

病史：因食管中段癌入院拟行手术治疗。术前各项理化检查均未见肝内外胆道梗阻，肝功能正常。追询病史，患者嗜白酒 30 年，2 斤/日。完成术前准备后，于 1989 年 6 月 14 日在全身麻醉下行食管癌根治术。术中见瘤体范围约 9 cm×8 cm×4 cm，侵及奇静脉、胸导管、主动脉弓、左主支气管、左下肺静脉。胃左动脉旁、贲门旁淋巴结肿大。因此手术清扫范围相当广泛，历时 5 小时。术中曾探查肝、胆、胰、脾，均无占位性病变。术后第

2 天给予甲硝唑 3 g，氯霉素 1 g 静脉滴注。次日骤发全身黄染，皮肤瘙痒，胆红素尿。急查肝功能：II 60 U，VOB 直接（＋＋），SGPT 正常，TTT 正常，尿 BIL（＋＋＋），URO 正常，尿胆素（－）。查腹部无阳性体征。诊断术后肝内阻塞性黄疸。即停用甲硝唑，予以保肝治疗 1 周后，黄疸不退。复查肝功能同前。1989 年 6 月 23 日由潘教授接诊。

现症见：一身悉黄鲜亮如橘，大便溏泥，舌红、苔薄黄腻，脉滑数。

西医诊断：术后肝内阻塞性黄疸。

中医诊断：黄疸（阳黄）。

辨证：湿热蕴胆。

治法：清热化湿利胆。

方药：茵陈蒿汤增损。

处方：茵陈、黄柏、山栀、虎杖、田基黄、泽泻各 10 g，金钱草 20 g。5 剂。

二诊：5 剂后黄疸减退已不鲜亮，小便色清，大便仍溏。转以茵陈四苓汤加苍术、生薏苡仁。5 剂服后，黄疸退尽，诸证悉除。续进 5 剂巩固，复查肝功能，各项指标全部正常。

按语：潘立群教授是江苏省名中医，国家级名老中医。潘教授秉承《金匮要略》"黄家所得，从湿得之"的原则，从阳黄论治术后良性黄疸。本案初诊时患者骤发全身黄染，一身悉黄鲜亮如橘，皮肤瘙痒，舌红、苔薄黄腻，病因缘于手术切除的瘤体较大及瘤体侵浸中焦，中焦湿浊内蕴，术后卧床，气机不畅，蕴而发热，发为本病。病机以湿热内蕴、气机不畅为主，治疗应清热化湿利胆，方用茵陈蒿汤加减。茵陈、虎杖、田基黄清热利湿、疏肝利胆，黄柏、山栀清三焦之郁热，泽泻、金钱草清热利尿，取泽泻"利小便而实大便"防止中气虚陷。二诊患者黄疸减退已不鲜亮，小便色清，大便仍溏，实证湿热大去，虚证仍在，此乃阴黄脾虚湿滞，方用茵陈四苓汤清热利湿以除余邪，但不宜峻猛。从而影响消化。加苍术、生薏苡仁以加强健脾除湿之效。

二、印会河治疗肝癌术后黄疸医案 1 则

孟某，男，40 岁。

初诊：1992 年 6 月 8 日。

主诉：胸胁胀痛 4 个月。

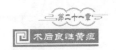

病史：患者 1992 年 1 月被确诊为肝癌并行肝右叶部分切除术，术后右侧胸腔积液不断，每日抽胸腔积液 250 mL，呈浅黄色，伴双下肢浮肿，肝区胀痛，低热 37.5～37.8 ℃，每日大便 4～5 次，皮肤、巩膜黄染且逐渐加深，舌红、苔微黄，脉弦细。

西医诊断：肝癌肝右叶部分切除术后黄疸。

中医诊断：肝经癥积/黄疸。

辨证：肝气郁滞，气滞血瘀，热毒蕴结。

治法：疏肝散结，清热解毒。

处方：柴胡 10 g，当归 30 g，赤芍 30 g，生牡蛎（先煎）60 g，玄参 15 g，川贝母 10 g，桃仁 12 g，郁金 15 g，川楝子 15 g，泽兰 15 g，茵陈 30 g，栀子 10 g，地骨皮 15 g，黄柏 15 g，青蒿 15 g，生石膏（先煎）45 g，土茯苓 30 g，土贝母 15 g，白花蛇舌草 60 g，半枝莲 30 g，半边莲 15 g，金钱草 30 g。

二诊：1992 年 6 月 18 日。病情好转，黄疸减轻，纳可，下午浮肿甚，外院 X 线复查：胸腔积液已吸收，胸膜粘连。舌脉同前。效不更方。

三诊：1992 年 8 月 17 日。患者已回原籍，来信诉精神好转，黄疸已完全消退，肝区疼痛，下肢轻度浮肿，大便每日 3～4 次，要求制丸药长期服用。取柴胡 100 g，赤芍 300 g，当归 300 g，生牡蛎 300 g，郁金 150 g，桃仁 120 g，川楝子 150 g，䗪虫 120 g，川贝母 100 g，玄参 150 g，海藻 150 g，昆布 150 g，海浮石 180 g，土茯苓 300 g，土贝母 150 g，白花蛇舌草 300 g，半枝莲 300 g，半边莲 300 g，共研末，制蜜丸，每丸 10 g，每次服 3 丸，日服 2 次。

四诊：1993 年 7 月 26 日。除有时右胁痛外，症状已基本消失，肝功能正常，1993 年 7 月 23 日 B 超复查结果：肝癌术后 1 年半，肝形态不大，内回声粗糙不均，表面呈小回声结节，右肝较大，符合肝硬化改变。舌红、苔微黄，脉弦细。效不更方，继续予疏肝散结、清热解毒治疗以巩固治疗。

按语：印会河教授系第一批全国老中医药专家学术经验继承工作指导老师。印老认为：癥积并发黄疸大多始于气郁，治以疏肝散结法，即以疏肝为前提，调畅气机，兼以理血、消瘀、软坚，最终达到结块消散、黄疸消退的目的。方取印老自制经验方疏肝散结方为主，进行加减化裁。疏肝散结方以柴胡为君药，疏肝理气解郁；玄参、川贝母、海浮石、瓜蒌除痰消癥；当归、赤芍、丹参活血化瘀；海藻、昆布、夏枯草、生牡蛎软坚散结；土鳖虫、水蛭、地龙通络化瘀；旋覆花理气化痰，消癥散结。本案是经手术病理确诊的肝癌患者，术后恢复甚差，印会河教授在疏肝散结方的基础上，加用大剂量土茯苓、土贝母、半枝莲、半边莲、白花蛇舌草清热解毒以疗恶疮，茵陈、栀子、黄柏、金钱草利胆退黄，桃仁、郁金、川楝子、泽兰疏肝理气兼活血，地骨皮、青蒿清骨蒸劳热。诸药合用，共奏疏肝散结、清热解毒之功。

三、周岱翰治疗原发性肝癌术后黄疸验案 1 则

黄某，男，32 岁。

初诊：2009 年 12 月 15 日。

病史：患者于 2009 年 7 月因右上腹部隐痛，B 超发现肝内多发性占位病变，原发性肝癌可能性大，7 月 7 日至某医院查腹部 CT：右肝巨块型肝癌，伴周围子灶。7 月 16 日行右肝 S5、S6、S7、部分 S8 段切除和胆囊切除术，病理检查结果：肝细胞性肝癌，条索型，Ⅲ级。10 月因 AFP 升至 180 μg/L 左右，腹部 B 超检查发现肝内肿物复发，行复发肿瘤射频消融术，11 月 20 日复查腹部 CT：原发性肝癌肝右叶切除＋消融治疗术后，与 2009 年 10 月 10 日片比较：肝切缘肿瘤复发或转移，肝 S2、S3、S4 低密度灶，无血供，考虑为消融术后改变，腹膜后淋巴结肿大，考虑为转移。查 AFP 507.03 μg/L。

现症见：出现身黄尿黄，消瘦倦怠，口苦纳呆，右胁肋胀痛不适，喜叹息，大便溏，尿如浓茶，烦躁口苦，夜寐不宁，舌绛有瘀斑、苔薄黄，脉弦细。

诊查：肝功能检查结果：AST、ALT 升高，TBIL 152 μmol/L，DBIL 98.2 μmol/L，IBIL 54.5 μmol/L。

西医诊断：原发性肝癌术后黄疸。

中医诊断：肝积、黄疸。

辨证：湿热互结，肝郁气滞。

治法：清肝解郁，祛湿利胆。

方药：茵陈蒿汤合小柴胡汤加减。

处方：茵陈 20 g，栀子 15 g，大黄 10 g，柴胡 15 g，黄芩 15 g，白芍 15 g，半枝莲 30 g，溪黄草 30 g，茯苓 20 g，白术 15 g。14 剂，每日 1 剂，水煎服。静脉滴注还原型谷胱甘肽 1.8 g＋5% 葡萄糖溶液 250 mL 护肝。

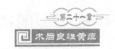

二诊：2009 年 12 月 30 日。身黄、尿黄减轻，精神、体力见恢复，胃纳好转，睡眠基本正常，大便成形，舌绛有瘀斑、苔薄黄、脉弦细。

检查：肝功能：TBIL 88 μmol/L，DBIL 64.8 μmol/L，IBIL 34.5 μmol/L。

辨证：肝热血瘀。

治法：利湿退黄，活血化瘀。

方药：茵陈五苓散合下瘀血汤加减。

处方：地鳖虫 6 g，桃仁 15 g，大黄 15 g，茵陈 15 g，栀子 15 g，茯苓 20 g，猪苓 20 g，白术 15 g，白芍 15 g，半枝莲 30 g，仙鹤草 30 g。20 剂，每日 1 剂，水煎服，静脉滴注同前。

三诊：2010 年 1 月 10 日。身黄、尿黄明显好转，患者神情开朗，刻见胃纳、睡眠佳，口苦尿黄，大便略干，舌质红绛、苔少，脉弦滑，略数。

检查：肝功能好转，TBIL 65.5 μmol/L，DBIL 46.9 μmol/L，IBIL 26.5 μmol/L。AFP 120 μg/L，体重较初诊时增加 2.5 kg。

辨证：湿热未除，肝肾阴虚。

治法：清肝利胆，滋养肝肾。

方药：茵陈蒿汤合二至丸加减。

处方：茵陈 20 g，栀子 15 g，大黄 10 g，女贞子 15 g，茯苓 20 g，半枝莲 30 g，溪黄草 30 g，仙鹤草 20 g。14 剂，每日 1 剂，水煎服，静脉滴注同前。

四诊：2010 年 1 月 20 日。肝功能、胆红素恢复正常后转为门诊中药治疗，转移病灶稳定，生活能自理。

按语：周岱翰教授是第三届国医大师。周老认为肝癌晚期、术后患者多伴有黄疸，教科书多强调黄疸为脾虚湿邪所致，而瘀血常被忽视。仲景之《金匮要略·黄疸病脉证并治》曰："脾色必黄，瘀热以行。"指出黄疸的主要病变脏腑为脾，同时指出了邪热"瘀"结于血是导致湿热发黄的病机，周老秉承仲景之意，认为"瘀"是黄疸的另一个重要病机，强调治黄要活血，常用下瘀血汤合茵陈蒿汤加减，药用茵陈 30 g，大黄 10 g，栀子 15 g，土鳖虫 6 g，桃仁 15 g 等。

本案以黄疸为主症，湿热互结为主要病机，间或见肝郁、瘀血、阴虚等兼证，故方药上以茵陈蒿汤为主，随证以小柴胡汤、下瘀血汤、二至丸等加减治疗。以证择方，据方选药，药证合拍，故疗效较好。一诊中湿热较重，故先给予茵陈蒿汤加柴胡、黄芩、半枝莲、溪黄草清热解毒、利湿退黄。二诊身黄、尿黄减轻，湿热已消过半，加地鳖虫、桃仁二味活血之品，体现了周教授"治黄要活血"的观点。三诊时舌质红绛、苔少，为伤阴之象，加二至丸滋肝肾之阴，是为驱邪不伤正之意。

参 考 文 献

[1] 夏本林. 加味茵陈五苓散治疗甲型急性黄疸型肝炎的临床疗效分析 [J]. 实用中西医结合临床，2010，10（2）：31 – 32.

[2] 普兴宏，吴国琳，余国友. 余国友治疗肝移植术后黄疸经验 [J]. 中医杂志，2011，52（22）：1963 – 1964.

[3] 潘立群. 食管癌手术放疗后并发症治验举隅 [J]. 江苏中医，1990（4）：8 – 10.

[4] 王诗雅，陈庆平. 印会河教授运用疏肝散结方经验介绍 [J]. 中级医刊，1994（9）：48 – 51.

[5] 刘展华. 周岱翰教授运用活血祛瘀法治疗恶性肿瘤的临床经验撷要 [J]. 广州中医药大学学报，2010，27（4）：427 – 429.

第二十二章 良性复发性肝内胆汁淤积

良性复发性肝内胆汁淤积（benign recurent intrahepatic cholestasis, BRIC）是一类以反复发作的自限性严重瘙痒症和黄疸为特征的胆汁淤积性肝病。BRIC 的概念是 1959 年由 Summerskill 和 Walshe 首次提出，截至 2015 年，世界范围内方有超过 100 例 BRIC 的报道。患者症状可持续数周至数月，一般不会发生进行性肝损伤和肝硬化，大部分患者在发作间期无症状。多数医家认为其初始病因多为湿热或湿热疫毒所致，毒热灼伤肝胆脏气、津血，引起血热、痰瘀相结，壅塞络道，内阻胆道而使胆汁不循常道，外溢血脉、肌肤而发生黄疸；或血受毒热煎熬，炼液为痰，复与毒热瘀血凝结，胶固难化，以致黄疸久治不退。若迁延日久，则可由初期的湿热蕴结，或因寒湿体质因素，或因初病"阳黄"而过用苦寒之剂，伤及脾胃阳气，而致寒湿内生，瘀结肝胆，终转化为寒热错杂，湿浊瘀血交阻而致"阴黄"。

流感样前驱症状和胃肠炎是 BRIC 最为常见的诱因，食欲改善通常预示 BRIC 发作的消退，继之瘙痒突然完全消失和黄疸逐渐消退。由此可见，BRIC 自限性的病程、流感样前驱症状和胃肠炎等诱因、瘙痒严重并可突然完全消失等特点与"风者，善行而数变""风盛则挛急""无风不作痒"等风邪的特性十分吻合，BRIC 可从风疸论治。"风疸"病名首见于唐代孙思邈的《备急千金要方》："风疸，小便或黄或白，洒洒寒热，好卧不欲动。"《太平圣惠方》云："风疸者，由风气在于腑脏，与热气相搏，便发于黄，小便或赤或黄，好卧而心振，面虚黑。"钱英教授十分认同《太平圣惠方》对风疸病因病机的论述，认为风疸的病因为"风"，此风属"外风""实风"，其发病为素体血虚，营卫失和，风邪直入脏腑，与热气相搏，阻滞于脾胃肝胆，导致脾胃运化功能失常，肝失疏泄，胆汁不循常道，溢于肌肤所致。相较于其他病因所致之黄疸，风疸的病程较短，预后较好。

一、康良石教授治疗良性复发性肝内胆汁淤积症的经验

患者，男，39 岁。

初诊：2007 年 9 月 27 日。

主诉：身目尿黄，皮肤瘙痒 1 个半月。

病史：患者 1 个半月前无明显诱因发病。乏力，身目尿黄，解陶土样便，量中，伴皮肤瘙痒，先后求治当地及他院，共已住院治疗 48 天，而黄疸呈进行性加深，大便颜色转淡，20 天体重下降约 7 kg，期间查自身免疫性肝病抗体阴性。B 超：胆囊壁增厚，腔消失，肝脾未见异常声像。PT 11.5 s；入我院前 6 天复查肝功能：TBIL 966 μmol/L，DBIL 600 μmol/L，ALT 53 U/L，AST 41 U/L，ALP 166 U/L，GGT 79 U/L，GLU 3.1 mmol/L。

现症见：身目尿黄，鲜如橘色，皮肤瘙痒，口略苦，食欲佳，食量正常，精神体力尚好，大便正常，睡眠稍差。

查体：皮肤、黏膜深度黄染，全身皮肤可见抓痕，散见暗红色丘疹，压之褪色，肝右肋下 5 cm、剑突下 5 cm 可及，质中、边钝、表面光滑、无触痛，肝区叩痛（－）、舌质红、苔黄腻、舌下青筋显露，脉滑。

西医诊断：良性复发性肝内胆汁淤积症。

中医诊断：黄疸（阳黄）。

辨证：湿热内蕴，痰瘀热互结，壅塞胆络。

治法：清热利湿解毒，活血凉血化痰，通腑疏风止痒。

方药：加味二丹汤合茵陈蒿汤。

处方：赤芍 45 g，丹参 30 g，牡丹皮 12 g，绵茵陈 30 g，栀子根 30 g，牡蛎 30 g，杏仁 9 g，陈皮 9 g，薏苡仁 30 g，生白术 15 g，大黄 5 g，山楂 12 g，白鲜皮 30 g，白蒺藜 9 g，甘草 6 g。并续予西药保肝退黄治疗及加用血浆置换治疗（先后共治疗 4 次），告知患者及其家属我院治疗该病的特色及优势，明确告之该病的预后相对好，患者及其家属的焦虑紧张情绪逐渐改善。

二诊：住院第 11 日，经上述综合治疗，患者黄疸及皮肤瘙痒明显减轻，即血浆置换治疗 3 次后，查看患者，舌转淡红、边有齿印、苔腻稍黄、舌下青筋显露，脉濡。考虑痰瘀热毒减轻，脾阳损伤渐显，湿滞不化致黄疸减轻而缠绵，治宜在前法的基础上增强温脾益气化湿之力，药用赤芍 45 g，丹参 30 g，牡丹皮 12 g，绵茵陈 18 g，牡蛎 30 g，杏仁 9 g，薏苡仁 30 g，炒白术

15 g，黄芪 30 g，桂枝 6 g，山楂 12 g，白豆蔻 6 g，甘草 6 g，干姜 9 g，大黄 5 g。此后继续在该方基础上加减治疗。黄疸逐步减退。

三诊：住院 41 天时，复查肝功能：A/G 33/30，TBIL/DBIL 55.4/26.2 μmol/L，ALT 64 U/L，AST 40 U/L，GGT 506 U/L，ALP 295 U/L，TBA 28.3 mmol/L，TCHO 7.84 mmol/L。住院 45 天后带药出院续服。出院 1 个月后复查肝功能正常，随访至今未复发。

按语：康老认为 BRIC 多病程长，如朱丹溪所言"血受湿热，久必凝浊"，湿热、气滞与痰瘀互为因果，形成恶性循环，以致痰湿瘀热互结，黄疸日久晦深，形容枯槁，肌肤甲错，形体消瘦，甚者腹大胀满，鼓胀渐成。应重视活血凉血、通络化痰。

本案患者初诊症见目尿黄，鲜如橘色，皮肤瘙痒，口略苦，食欲佳，精神体力尚好，大便正常，睡眠稍差，舌质红、苔黄腻、舌下青筋显露，脉滑。康老在清热利湿解毒的基础上，重用凉血化瘀，化痰以退黄，予用加味二丹汤和茵陈蒿汤。方中重用赤芍凉血散瘀，退血中瘀热，使热与湿离，湿热胶结得解，湿邪易去，加牡丹皮、大黄等药凉血活血、利胆通腑，加白鲜皮、白蒺藜以祛风通络、止痒，利用茵陈、栀子根清热利湿退黄，杏仁、陈皮、山楂理气通腑，去药物之瘀浊，薏苡仁、生白术、甘草健脾除湿、利小便，使湿黄有路可出，牡蛎软坚散结助通腑作用。二诊、三诊患者黄疸皮肤瘙痒和黄疸明显消退，此时应该注意扶正，予益气温阳、健脾补肾法可通经活络、活血化瘀、扶脾开胃以助升阳运湿，温肾回阳以温煦脾阳，使后天得济、先天得养，在前方的基础上去陈皮、白鲜皮，改炒白术、加黄芪以加强益气健脾的功效，增桂枝、干姜温通脾阳，脾胃健运如常，湿浊得化，明显加强其他利湿退黄药之功能。康老指出，在清热祛湿活血之药中配伍制附子或干姜 6～10 g 可收温通辛散之效，多在使用 1 周左右即见疗效，胆汁淤积性肝炎之顽固性黄疸得以消减，使用中强调注意观察，一见热象加重或伤津之象则须减量或停用。

二、钱英论从"风疸"治疗良性复发性肝内胆汁淤积症经验

患者，男，22 岁。

初诊：2013 年 4 月 9 日。

病史：患者 1 个月前无明显诱因出现恶心、纳差、腹胀、尿黄等症，在当地医院住院治疗，查乙肝标志物提示 HBsAg（＋）、抗－HBc（＋），

HBV-DNA（－）。查 TBIL 530 μmol/L，给予激素冲击治疗后 TBIL 下降至 317.02 μmol/L，停用激素后复升至 580.13 μmol/L。入某三甲医院给予保肝、退黄、抗感染对症治疗，行血浆置换 2 次，黄疸下降不满意。2013 年 4 月 2 日行肝穿刺病理检查，提示：①重度单纯性肝内胆汁淤积，建议基因检测除外 BRIC；②免疫组化：HBsAg（－）、HBcAg（－）。4 月 5 日查 ALT 23.7 U/L，AST 51.3 U/L，TBIL 523.9 μmol/L，DBIL 231.1 μmol/L，ALB 35.8 g/L，Cr 45.9 μmol/L，PTA 86%，WBC 10.02×10^9/L，HGB 116 g/L，PLT 319×10^9/L。病毒学指标（－）。

现症见：口干，夜间热后背出汗，排气即有大便出，咳嗽咽痒，时有白痰，夜尿 2 或 3 次，尿如茶色，大便调。舌质偏红、舌尖红、苔薄白、舌下静脉粗、舌两边可见紫暗线。脉沉细无力偏数，两尺弱。

西医诊断：良性复发性肝内胆汁淤积症。

中医诊断：风疸。

辨证：营卫不和，肝失血养。

治法：调和营卫，养血祛风。

方药：四物汤、桂枝汤合祛风药加味。

处方：桂枝 10 g，白芍 20 g，炙甘草 15 g，大枣 10 g，生姜 3 片，当归 12 g，川芎 10 g，生地黄 20 g，赤芍 20 g，射干 15 g，秦艽 60 g，制鳖甲 15 g，凌霄花 10 g。14 剂，水煎服，每日 1 剂。

二诊：2013 年 4 月 23 日。患者食欲改善，尿黄好转，排气即有大便出好转，身痒，睡前前胸发热，脚背发热，体温正常，畏凉风，遇凉风易咳嗽，白痰无泡沫，大便稀，每日 5～6 次。舌质暗、舌尖红、苔白根白腻、舌下静脉增粗延长，脉寸关滑数，尺脉弱。4 月 22 日查：TBIL 187.7 μmol/L，DBIL 96.0 μmol/L。治法：继宗前法加减。方药组成：桂枝 10 g，白芍 20 g，甘草 15 g，当归 12 g，川芎 10 g，生地黄 20 g，赤芍 30 g，秦艽 60 g，制鳖甲 15 g，凌霄花 10 g，白鲜皮 30 g，连翘 15 g，栀子 6 g，淡豆豉 20 g，杜仲 10 g，薏苡仁 15 g，炒苍术 10 g，炒黄柏 10 g。14 剂，水煎服，每 2 日 1 剂。

2013 年 5 月 6 日随访：患者周身黄疸明显好转，饮食及睡眠尚可。当日查：ALT 62.2 U/L，AST 78.4 U/L，TBIL 55.3 μmol/L，DBIL 22.1 μmol/L，ALB 39.1 g/L。患者随后出院。

按语：钱英教授从"风疸"论治 BRIC。治疗上一是注重养血祛风，认为血在风证的发生、发展和转归中起至关重要的作用。治风之法，祛风、散风为直接疗法，而治血则为间接疗法，合"治风先治血，血行风自灭"之义。钱英教授治血之法首推养血，养血之方首推四物汤，故钱英教授每以四物汤养血祛风，作为治疗风疸的基础方。二是重视调和营卫。调和营卫是纠正营卫失和、解除风邪的方法。钱英教授调和营卫首选方剂为桂枝汤。三是重用秦艽、白鲜皮祛风胜湿。临床上随证加减，获效明显。

三、白长川从"络瘀"论治胆汁淤积性肝病经验

患者，女，48 岁。

初诊：2018 年 3 月 8 日。

主诉：皮肤及巩膜黄染 1 年，加重 10 天。

病史：患者 1 年前因感冒先后使用依替米星、克林霉素、甲硝唑、布洛芬、清开灵，后皮肤及巩膜出现黄染，皮肤瘙痒，查 TBIL 410.9 μmol/L，诊断为药物性肝损伤（胆汁淤积型），先给予保肝、降黄、糖皮质激素等治疗，黄疸仍进行性加重，后接受人工肝治疗 11 次，病情仍未能有效控制。

现症见：皮肤及巩膜黄染、色暗如烟熏，皮肤瘙痒，月经期黄疸加重，头身困重，疲乏无力，口干欲饮，餐后胃胀，右足红疹，大便每日 1 次、陶土色成形软便，小便黄赤，月经量少、色暗夹血块；舌紫暗、苔黄厚腻，脉弦滑。

2018 年 3 月 7 日查肝功能指标：TBIL 323.6 μmol/L，DBIL 253.1 μmol/L，ALT 25 U/L，AST 112 U/L，ALP 895 U/L，GGT 1196 U/L，TBA 215.9 μmol/L。

西医诊断：慢性药物性肝损伤（胆汁淤积型）。

中医诊断：黄疸（阴黄）。

辨证：湿热入血，胆络瘀阻证。

治法：祛瘀通络，清热利湿。

方药：血府逐瘀汤合茵陈五苓散加减。

处方：桃仁 15 g，红花 5 g，赤芍 15 g，川芎 15 g，当归 15 g，生地黄 25 g，北柴胡 10 g，枳壳 15 g，川牛膝 15 g，牡丹皮 15 g，全蝎 5 g，没药 5 g，莪术 15 g，僵蚕 15 g，蝉蜕 10 g，鹿角霜 25 g，茵陈 35 g，桂枝 15 g，茯苓 50 g，猪苓 15 g，泽泻 25 g，木香 10 g，鸡内金 25 g，大腹皮 15 g，香附 10 g，乌药 15 g，白鲜皮 25 g。14 剂，每日 1 剂，水煎，分早晚 2 次口服。

二诊至四诊均按照初诊治疗思路随证加减，皮肤、巩膜黄染渐轻，头身困重缓解，右足红疹消退，余症均有好转，渐次加入鳖甲10 g，牡蛎50 g软坚通络，丹参25 g，郁金15 g凉血活血，益母草25 g通经活血，酒大黄10 g祛瘀生新，茵陈加量至80 g清热利湿。

五诊：2018年7月11日。患者皮肤、巩膜黄染明显减退，皮肤无瘙痒，月经量增多、色暗红、无血块，经期黄疸无加重，身重疲乏好转，仍有口干，偶恶心、胃胀、反酸，小便量少色黄，大便每日1次、先干后溏、质黏；舌紫暗有齿痕、苔黄腻由厚转薄，脉弦滑。肝功能指标：TBIL 256.5 μmol/L，ALP 785 U/L，GGT 657 U/L。病情进入中期，瘀血渐消，以湿浊蕴阻胆络为主，治以利湿化浊通络，改方为茵陈五苓散、六君子汤合小柴胡汤加减，处方：茵陈35 g，茯苓25 g，猪苓15 g，麸炒白术15 g，党参15 g，炙甘草10 g，陈皮25 g，姜半夏15 g，北柴胡10 g，黄芩15 g，厚朴15 g，枳实15 g，佛手15 g，鸡内金25 g，郁金15 g，酒大黄10 g，桃仁15 g，炒白芍15 g，鳖甲（先煎）10 g，垂盆草10 g。14剂，煎服法同前。

六诊至十三诊均按照中期治疗思路，随证加减，皮肤、巩膜黄染较前减轻，诸症均明显好转，渐次加入泽泻25 g，车前子15 g，金钱草50 g等利水渗湿，炮附片（先煎）10 g，炮姜5 g，桂枝20 g等温阳化湿，栀子10 g，黄柏15 g等苦寒燥湿，广藿香5 g芳香化湿。

十四诊：2018年11月17日。患者皮肤、巩膜黄染进一步减退，面色萎黄，动则汗出，乏力纳差，口干口渴，偶餐后胃胀，身体燥热，小便正常，大便困难、每日1次、质可；舌紫暗、苔薄黄腻，脉弦细。肝功能指标：TBIL 187.2 μmol/L，ALP 590 U/L，GGT 622 U/L。病情进入后期，湿瘀等实邪已消，虚象毕现，以胆络损伤、络虚不荣为主。

治法：补虚通络。

方药：补中益气汤、生脉散、小柴胡汤合桃红四物汤加减。

处方：炙黄芪25 g，党参25 g，白术25 g，北柴胡10 g，炙甘草10 g，麦冬25 g，五味子5 g，桃仁15 g，赤芍15 g，川芎15 g，茵陈50 g，黄芩15 g，姜半夏15 g，枳实15 g，栀子10 g，酒大黄10 g，泽泻25 g，天花粉25 g，鸡内金25 g，郁金25 g，金钱草50 g。14剂，煎服法同前。此后随证加减，炙黄芪加量至50 g，加当归15 g补血活血，鹿角霜25 g温络通脉。至2019年8月22日第二十九诊，皮肤、巩膜黄染完全消退，略有乏力，月经正常，纳食佳，二便调，舌淡红、苔薄黄，脉细。肝功能指标：TBIL

37 μmol/L，ALT 18 U/L，AST 62 U/L，ALP 449 U/L，GGT 690 U/L。

按语：全国名中医、全国老中医药专家学术经验继承工作指导老师白长川教授从"络瘀"论治胆汁淤积性肝病，认为久病入络，久病必瘀，瘀血是黄疸发病的重要病机，《金匮要略·黄疸病脉证并治》中记载"脾色必黄，瘀热以行"；《伤寒论》第236条记载"瘀热在里，身必发黄"；《医学心悟》云："瘀血发黄，……瘀血与积热熏蒸，故见黄色也，祛瘀生新，而黄自退矣。"胆汁淤积病位在胆络，与肝络亦密切相关，盖因肝胆互为表里，胆汁为肝之余精所化，排泄依靠肝之疏泄。病机为早期湿热入血、胆络瘀阻；中期湿浊蕴结、胆络不通；后期胆络损伤、络虚不荣。遵循从"络瘀"论治的思路，以张仲景治黄理论为纲，以叶桂通络之法为目，重视气分、水分、血分的相互转化，分早、中、晚三个阶段辨证施治。以通络为要。

本案初诊患者病情已迁延年余，久病入络，久病必瘀，故初诊即见面色晦暗、经期黄疸进行性加重、月经夹血块、舌紫暗等瘀血之象，提示病已入胆络血分，应属早期，治以祛瘀通络、清热利湿，方选血府逐瘀汤合茵陈五苓散加减。血府逐瘀汤为清代名医王清任所创，方中以桃红四物汤养血活血以调血，以四逆散疏肝行气以调气，气血并调，祛瘀新生；去引药上行之桔梗，取引药入肝之柴胡，载药入胆络。入络虫类药为活血通络之最强，莪术、全蝎入血分，鹿角霜温通气机，僵蚕、蝉蜕祛风通络止痒，取法于《伤寒瘟疫条辨》之"升降散"；没药散血祛瘀，莪术破血行气，牡丹皮凉血消瘀。茵陈五苓散清热利湿退黄，其中茵陈为退黄之要药。白教授认为，茵陈大剂量使用安全无毒，临证可逐渐增量，本例最高用至80 g；气行则血行，木香、香附、乌药、大腹皮、鸡内金等行气利水、兼顾脾胃；白鲜皮除湿止痒，《神农本草经》言其亦"主黄疸"。

二至四诊，患者症状渐减轻，渐次加入鳖甲、牡蛎、丹参、郁金、益母草、酒大黄诸药增强活血化瘀、利水排毒之力，达到祛瘀生新的目的，茵陈加量至80 g清热利湿。

五诊时全身黄染明显减退，皮肤无瘙痒，月经量增多、色暗红、无血块，提示瘀血之象渐退。症见偶恶心、胃胀、反酸，舌紫暗有齿痕、苔黄腻由厚转薄，脉弦滑，提示疾病进入中期。中期治宜利湿化浊通络，改茵陈五苓散为主方以利湿退黄；久用辛、凉、燥之品，症见恶心、胃胀、反酸，提示脾气受损，用六君子汤健脾和胃；湿阻气机加之脾气虚无力运化，需合用小柴胡汤调畅气机；随证加减，病程日久注重顾护阳气，加入炮附片、炮姜温阳温散行水。

六诊至十三诊患者诸症均明显好转，渐次加入泽泻、车前子、金钱草、栀子、黄柏等利水渗湿，祛除下焦湿热达"洁净府"，炮附片、炮姜、桂枝等温阳防诸药之辛寒，广藿香芳香化湿。

十四诊患者面色萎黄，出现动则汗出、乏力纳差、大便困难、脉弦细，肝功能检查已无大病，病情好转，气虚明显，提示疾病进入后期，治以补虚通络，改补中益气汤合生脉散为主方，益气养阴养络，其中黄芪的量渐大，托脾气上营于肺，助肺气宣发达、气血充盈全身；桃红四物汤养血活血，配鹿角霜温络通脉，补中有通；小柴胡汤调畅气机，白教授认为小柴胡汤为少阳引经方，可引诸药归肝胆；柴胡配伍酒大黄，一入气分，一走血分，《神农本草经》载其均能"推陈致新"。此后加减变化，予加用泽泻、天花粉、鸡内金、郁金、金钱草清余邪。历时一年半，最终肝功能基本恢复正常，TBIL降至正常水平，得收全功。

参 考 文 献

[1] 阮清发，康旻睿，康素琼．康良石教授治疗淤胆型肝炎的经验［J］．中国中医急症，2014，23（2）：277-278.

[2] 关伟，靳华，李丽，等．钱英论治"风疸"经验［J］．北京中医药，2019，38（3）：224-226.

[3] 赵亮，朱英，程秋骆，等．白长川从"络瘀"论治胆汁淤积性肝病经验［J］．中医杂志，2021，62（23）：2037-2041.